睡眠小道理

李翔 著

天津出版传媒集团

天津科技翻译出版有限公司

图书在版编目(CIP)数据

睡眠小道理 / 李翔著. -- 天津：天津科技翻译
出版有限公司, 2025. 3(2025. 4 重印). -- ISBN 978-
7-5433-4609-3

Ⅰ. R338.63-49

中国国家版本馆 CIP 数据核字第 2025XR7108 号

睡眠小道理

SHUIMIAN XIAODAOLI

出　　版：天津科技翻译出版有限公司
出 版 人：方　艳
地　　址：天津市和平区西康路 35 号
邮政编码：300051
电　　话：022-87894896
传　　真：022-87893237
网　　址：www.tsttpc.com
印　　刷：山东临沂新华印刷物流集团有限责任公司
发　　行：全国新华书店
版本记录：710mm×1000mm　16 开本　20 印张　300 千字
　　　　　2025 年 3 月第 1 版　2025 年 4 月第 2 次印刷
　　　　　定价：88.00 元

（如发现印装问题，可与出版社调换）

作者简介

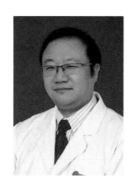

李　翔　毕业于天津市中医学院针灸系,从事精神科临床诊疗二十余年,目前为天津市第三中心医院睡眠障碍门诊主任医师。2004年组建天津市首个精神疾病睡眠障碍门诊,在以中西医结合及心理疗法治疗各类精神、心理疾患中,探索出"睡眠心身同治法",并在睡眠障碍的诊治实践中积累了丰富的临床经验。热心科普创作和宣讲,多年来一直坚持在纸媒、电台、网站等多种媒体上普及睡眠和心理知识,受众颇丰。

序 言

睡眠小道理，人生大课题

虽然睡眠对我们每个人都是再平常不过的事情了，但是却常常困扰许多人，甚至有可能影响某些人的一生。即便是像我这样"喝了咖啡都能倒头便睡"的人，也曾有过整夜难眠的痛苦经历。睡眠真是人生大课题。

我和李翔主任同事多年，他给人的印象总是那么谦和、慈祥、睿智。他文笔很好，在做年轻医生的时候就曾兼职做过报社的体育评论员，他后来从事的行政工作也都对文字能力有很高的要求。即便是近些年从事行政领导工作，他仍始终坚持睡眠障碍的诊疗工作，是天津知名的睡眠领域专家。

这两天我沉下心拜读了李翔主任的《睡眠小道理》这本科普图书，觉得非常惊喜。该书从正常睡眠、病理性睡眠、睡眠康复等方面，通过翔实的数据、丰富鲜活的案例、通俗且精准的语言将我引入睡眠科学的精彩世界。它使我们在了解睡眠知识的同时掌握了认识自身睡眠、调整改善睡眠的科学方法，使我们在压力不断、节奏加快的世界中有机会重新找回健康睡眠，迈向幸福生活。

我年轻时是个爱睡觉的人，记得高考前半年，为了保证每天 10 个小时以上的睡眠，我不得不对学校发下来的大量练习试卷进行甄别，只把不太会的题做一做，剩下的全都付之一炬，为此老师让我在班会上做检查，我也依然如故，不改每天晚上 9:30 之前睡觉的习惯。上了大学以后，由于宿舍每天晚上异常嘈杂，同学们都睡得很晚，我的睡眠时长也就适应性地逐渐缩短到每天 8 个小时。现在我已经过了知天命的年龄，每天的睡眠时间已缩短到 6 个小时左右，比李翔主任书中所给出的这一年龄段人群所需的平均睡眠时间还要短 1 个小时。好在我入睡较快、睡眠深度尚可、不觉多梦、白天精力较为旺盛，并不觉得困倦，虽然我的睡眠能力随着年龄增长在逐渐下降，但还应该算在睡眠较为正常的人群之列。即便如此，我仍然从阅读该书中受益良多。

我相信这本书一定会使读者朋友们在轻松的阅读体验中感受到睡眠科学的魅力和重要价值。祝大家每天都能睡个好觉，每天都能精力充沛、快乐、幸福……

天津市第四中心医院

2024/6/27

目　录

第一章　你睡好了吗 ……………………………… 1

　1. 漫漫长夜 …………………………………… 2

　2. 难破的纪录 ………………………………… 6

　3. 春宵四刻 …………………………………… 10

　4. 忙碌的夜间仓库 …………………………… 15

　5. 重组和降耗 ………………………………… 19

　6. 夺走你的觉 ………………………………… 22

　7. "双刃剑" …………………………………… 27

　8. 修补睡眠 …………………………………… 31

第二章　做梦那些事 …………………………… 37

　9. 好梦留人睡 ………………………………… 38

　10. 夜长梦多 ………………………………… 42

　11. 意识的后门 ……………………………… 46

　12. 日有所思 ………………………………… 50

　13. 我的未来也是梦 ………………………… 53

　14. 控制你的梦 ……………………………… 58

　15. 噩梦醒来是早晨 ………………………… 62

　16. 以梦为马 ………………………………… 66

第三章　给睡眠做体检 ……………………… 71

　17. 失眠金指标 ……………………………… 72

　18. 给睡眠打个分 …………………………… 76

　19. 找到一个客观指标 ……………………… 82

20. 鼾声背后的隐患 ················· 87

21. 都是缺铁惹的祸 ················· 93

22. "压床的恶鬼" ··················· 98

23. 随梦远行 ······················· 102

24. 想睡就睡 ······················· 106

第四章 "咬人的黑狗" ··············· 111

25. 情绪"杀手" ···················· 112

26. 珍爱生命 ······················· 119

27. 硬币的两个面 ··················· 124

28. 抑郁的"近亲" ·················· 130

29. 伤痛的心 ······················· 140

30. 病从天降 ······················· 145

31. 破碎的虚空 ····················· 151

32. 美酒飘香 ······················· 157

第五章 殊眠同归 ··················· 165

33. 来自星星的你 ··················· 166

34. 躁动的青春 ····················· 171

35. 一"网"情深 ···················· 176

36. 幸福的烦恼 ····················· 181

37. 还是激素惹的祸 ················· 186

38. 夕阳中的背影 ··················· 192

39. 岁月伤痕 ······················· 197

40. 古老的大钟 ····················· 204

第六章 寻找健康睡眠 ··············· 211

41. 睡眠与环境 ····················· 212

42. 善其事利其器 ··················· 217

43. 睡前的准备 ……………………………………… 223

44. 建立睡眠秩序 …………………………………… 229

45. 先让药物走开 …………………………………… 235

46. 重新认识睡眠 …………………………………… 242

47. 古人的智慧 ……………………………………… 249

48. 未来怎么睡 ……………………………………… 255

第七章　身药与心药 ………………………………… 261

49. 五个半问题 ……………………………………… 262

50. 白天不懂夜的黑 ………………………………… 267

51. 歪打正着 ………………………………………… 271

52. 镇静药物前世今生 ……………………………… 276

53. 爱恨交织说安定 ………………………………… 281

54. 百草争艳 ………………………………………… 286

55. 自信与乐观 ……………………………………… 291

56. 解铃系铃 ………………………………………… 296

参考书目 ……………………………………………… 303

后记 …………………………………………………… 305

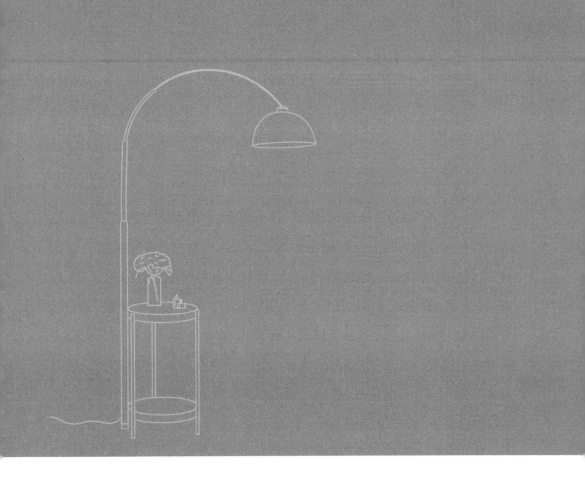

第一章 你睡好了吗

1. 漫漫长夜

从今天起，咱们就来聊聊"睡觉"这个话题，它既亲切又有点神秘。就像我们每天吃饭、走路一样，睡眠本该是人人都可掌握的生活技能。但你看，有些人一碰到枕头就能呼呼大睡，而有些人却在床上翻来覆去，难以成眠。看来，这看似简单的技能，并不是所有的人都能够操控得随心所欲。可能你也不知道为什么，也不知道从哪天开始，你那本来安稳的睡眠就突然变得不翼而飞。更糟糕的是，也许只是一个晚上偶尔出现的失眠，可能会让你接下来的一两个月，甚至一两年都难以再次拥抱那美好的梦境。看来睡眠这件事，确实值得我们深入探究一番。

要想参透睡眠的玄机，还得从最基本的睡眠常识入手。你肯定听过很多关于睡眠的科普，它们往往都是这样开场的："人的一生有三分之一的时间都是在睡眠中度过的。"那我们今天就从甄别这句话的真伪开始，一起解开睡眠的神秘面纱。

这句话在睡眠知识读物中的出镜率很高，可能大家都听得耳朵起茧了。但是凡事就怕认真二字，仔细推敲起来，就会发现这句话其实有不少可以深挖的地方。

就拿咱们身边的例子来说，你看，邻居家那个上小学的小朋友，暑假里能睡到日上三竿；而隔壁那位80多岁的老人，看着电视就能打起瞌睡；篮球巨星科比，每天凌晨4点就开始在球场上训练；创业初期的比尔·盖茨，有时候到凌晨3点一天的工作还没有结束。他们的睡眠时长显然是大相迥异的。那我们能简单地用"每天时间的三分之一"这个标准来衡量他们的睡眠吗？

咱们换个角度想想，其实即便是同一个人，随着年龄的增长，睡眠模式也会发生改变。比如说，有些人年轻时能睡到日上三竿，但到了七八十岁，可能就会早早醒来，困意皆无。由此可见，睡眠受年龄的影响是较为明显的。再比如，我前两年去新疆和田地区出差，那里和北京时间存在两个小时的时差。在和田，早上9点钟天刚蒙蒙亮，晚上9点太阳才开始落山，所以和田地区和国内其他地区的作息时间明显不同。虽然和田地区也用北京时间，但当地人普遍都是早上10点钟上班，晚上8点钟下班，时间轴比东八区的北京时间晚了两个小时。如果按照常规在北京时间早上6点钟起床，外面还是漆黑一片，而到晚上10点钟准备睡觉时，外面大街上刚刚华灯初上。所以，在不同年龄、不同地区、不同环境，我们的睡眠是存在很大差异的。

抛开人类的睡眠，即便是不同的动物，对睡眠的需求其实差异化也很明显。有研究专门探讨了这个问题，同样属于哺乳动物，像马这种站立睡觉的动物平均每天只睡3个小时；大象比马睡得稍微久一点，但也不过4个小时。跟它们比起来，我们人类的8小时睡眠只能算是中等水平。豹子每天的睡眠需求相对要多一些，可达到11个小时；人类的近亲大猩猩每天竟然要睡14个小时。目前已知的对睡眠需求最多的哺乳动物是树懒，它每天有22个小时以上都是在睡眠中度过的，每天只有不到2个小时的清醒时间，在它睡眠期间，你甚至可以轻易地把它抱走，它几乎不会有任何反抗。

为什么物种与物种之间、人和人之间在睡眠问题上会有这么大的差别呢？这里就涉及一个后面要反复提到的名词——"个体差异"。简单地说，就是每个个体、每个种群，因为自身的遗传原因、生理原因、心理原因，或者是外界的环境原因等，使得每个个体的"平均睡眠"都有所不同，这就是所谓的个体差异。

说了这么多，现在，我们再用稍微精准点的语言重新描述人的睡眠时长："对于大多数成年人来说，每天大约三分之一的时间是在睡眠中度过的。"这样来表述这句话可能更为贴切。

不过，即便是这样说，也未必严谨，实际上，我们一生中的大部分时间的睡眠是占不到三分之一的，我们不妨按照一个人的成长时间轴来梳理一下不同阶段的睡眠需求（表1.1）。

通常情况下，新生儿和婴儿在他们生命的最初几年里，对睡眠的需求是人一生中最旺盛的。婴幼儿每天的睡眠时间要接近16个小时，几乎占据一天时间的三分之二。在这个阶段，良好的睡眠是孩子们生长发育的重要保障。正如老话所说，"能睡的孩子长大个"，这句话正是对婴幼儿期睡眠重要性的生动描述。

随着孩子的成长，他们每天所需的睡眠时间也在逐渐减少。到了学龄时期，孩子们每天需要大约10小时的睡眠。在这个时期，儿童的大脑活

表 1.1 睡眠时间表

序号	年龄	每日睡眠时间
1	65 岁以上	6~7 小时
2	45~65 岁	7~8 小时
3	26~45 岁	7~9 小时
4	18~25 岁	7~9 小时
5	14~17 岁	8~10 小时
6	6~13 岁	9~11 小时
7	3~5 岁	10~13 小时
8	1~2 岁	11~14 小时
9	0~1 岁	12~15 小时

动、社会交往都会明显增加，因此，确保这一阶段的孩子们有规律的作息时间，对于他们未来的健康发育至关重要。

当孩子到了 18 岁以上，他们基本上已经成长为成年人，此时他们的睡眠需求也基本上稳定在 8 小时左右。这个年龄段也是人体最健康的时期，基本没有病痛困扰，生活也没有太大的压力，正常状态下，他们都能享受到良好的夜间睡眠。然而，这个年龄段的年轻人也最容易忽视睡眠的重要性，往往挥霍自己的睡眠时间，晚上熬夜玩游戏，白天补觉打瞌睡，这几乎成了他们的一种常态。这个阶段不良的睡眠习惯也很容易为将来出现的睡眠障碍埋下隐患。

从成年一直到 55~60 岁，大多数人的睡眠时间都相对固定。一般来说，男性平均每天需要约睡 8 小时的睡眠，而女性的睡眠时间略短，平均约 7.5 小时。这三四十年的睡眠就是我们普遍意义上说的"八小时睡眠"。

但随着年龄的增长，人体内激素水平呈持续下降状态，衰老的迹象也日益明显，我们的睡眠需求也相应越来越少。到了 65 岁时，大多数人的睡眠基本已经达不到 8 小时，平均睡眠时间只能达到 6~7 小时，甚至更少。而这种下降的趋势是进展性的，意味着随着年龄的增长，我们对睡眠的需求会逐渐降低。到了 80 岁及以上的年龄，如果每天能够保证大约 4 小时的睡眠，就足以满足一天的体力消耗。这就是许多老年人常说的"岁数大了，觉却没了"的原因。

需要指出的是，前面提到的睡眠时间是针对不同年龄段人群的平均值。8 小时只是成年人睡眠需求的平均数，而每个人一夜睡几个小时才能满足缓解疲劳、恢复体力的需求也是很具有差异性的。

2. 难破的纪录

很多人可能会注意到，在办公室里，即使是同龄人，他们的睡眠和精力状况也存在显著差异。例如，小张总是能吃能睡、体能充沛，每天中午一定要在院里走上三圈才觉得浑身舒畅。而小李则常常显得困倦，春困秋乏，如果中午不休息半小时，他下午的工作表现就会大打折扣。同样是三十多岁的成年人，为什么他们的睡眠需求会有如此大的差距呢？

在讨论成年人的睡眠需求时，个体差异这个词又要被重新提起。除了可能的健康问题，每个人对睡眠的需求本身就有很大不同。就连一些我们熟知的历史名人，在睡眠习惯上也是与众不同的。例如，法国皇帝拿破仑·波拿巴，他每天的睡眠需求只有 3 小时；英国首相丘吉尔，平均每天只睡 5 小时就开始工作；发明电灯的爱迪生也不喜欢睡懒觉，他每天的睡眠时间只有 4 个多小时。大家可能发现了他们身上的共同点，这些名人的睡眠时间都异常短暂，却能在短时间内迅速恢复精力，这实在令人惊讶。那么，还有比他们睡得更少的人吗？

医学文献中曾记录过一名灯塔兵，他被认为是世界上睡眠时间最短的男性。虽然他没有前面提到的历史名人那样广为人知，但他的平均睡眠时间仅为每天 1 小时 36 分钟。在服役前，他的睡眠模式是正常的，但是在灯塔上的服役期间，由于要求执勤者每两个小时必须巡视一次，他的睡眠时间被限制在不超过两小时。当他完成巡视回到床上时，却发现难以再次入睡。日复一日，他每晚只能睡不到两小时，其余时间则只能依靠灯塔的光线阅读书籍，度过漫长的夜晚。这样的睡眠习惯一旦养成，即便有条件睡眠时，却已积重难返。到他退役后很多年，即使已经没有执勤任务了，他每天仍然只能睡两个小时，剩下的时间依旧靠阅读书籍度过。这位灯塔兵的故事告诉我们，睡眠时长可以因后天的需求而改变；而睡眠习惯一旦固化，就很难纠正过来。

世界上睡眠时间最短的女性是一名护士。与灯塔兵不同，没有人强迫她半夜必须起来查房，但是她似乎对睡眠的需求并不强烈。研究人员对她进行了连续7天的睡眠监测发现，这名女性平均每天的睡眠时间只有67分钟，尽管如此，她白天依然精力充沛，没有因为睡眠时间过少而出现工作上的差错。67分钟几乎是人类已知的睡眠时长的极限了，至今也没有发现比这个时间更短的纪录。值得注意的是，这样的世界纪录是在正常睡眠情况下监测的，而不是依靠睡眠剥夺来创造的。我们将在后面讨论，困倦时不睡，强制性地让机体保持清醒的做法是非常有损健康的，甚至可以被视为一种折磨。而如果为了创造纪录连续几天不睡觉，更是很容易出现生命危险，这也是每一位医学研究者所不提倡的。因此，在新方法、新技术出现以前（如我们后面将会提到的脑机接口），请大家千万不要为了试图打破这个纪录而尝试着挑战自己的生理极限。

我们已经讨论了许多名人，他们都是短睡眠的代表人物，这可能会让人产生一种错觉：睡得少的人更聪明。但事实并非如此简单，实际上，也有很多例子表明，长睡眠者也许更能创造出非凡的成就。比如著名物理学家爱因斯坦，他每天的睡眠时间都要超过10小时，只有睡得好，爱因斯坦才能在第二天精神饱满地投入相对论的研究中；如果睡眠不足，他会感到头脑昏沉，只能在床上继续休息。因此，决定睡眠时间的并不是智商，而是个人的生理需求，这种需求因人而异，差异很大。这种差异就是我们反复提到的那个词——个体差异。就像鞋子是否合脚，只有穿鞋的人最清楚；你到底需要多少睡眠，也只有你的身体最了解。在睡眠这个问题上，我们千万不要简单地套用他人的经验。

人们对于睡眠的需求差异很大，从 2 小时到 10 小时，这个数字上的差距可以达到数倍之多。那么，我们应该如何判断自己每天到底需要多少睡眠时间呢？

关键在于第二天的身心状态。

这是一个非常重要的指标。睡眠本身就是人体修复和代偿的一种机制。睡眠的短期目的，是让你的机体能够在第二天以饱满的精神状态开始新一天的生活。因此，无论你是像那位每天只睡 2 小时的灯塔兵，还是像需要睡 10 小时以上的爱因斯坦，衡量自己是否睡好了的标准，都在于第二天你的精力是否充沛、头脑是否清晰、体能是否恢复、心情是否愉快。如果这些条件都能满足，那么你能睡几个小时其实并不那么重要。

实际上，第二天的状态只是衡量良好睡眠的指标之一。评估健康的睡眠，我们需要关注四个主要的指标，下面我们来进行逐一分析。

第一个重要指标就是入睡快不快。当我们评估睡眠质量时，首先要考虑的就是入睡时间。如果躺在床上翻来覆去两个小时才能入睡，即便之后能睡上七八个小时，睡眠质量也是糟糕的。那么，多长的入睡时间才算是合格呢？一般认定的标准入睡时间是半小时左右。如果躺在床上超过半小时还没有进入浅睡眠阶段，就容易产生焦虑情绪，长期如此，不仅会影响夜间的睡眠质量，还会对白天的情绪造成负面影响。

第二个重要指标是睡眠深不深。说得通俗些，就是睡觉香不香，解不解乏。深睡眠对于第二天身体的恢复至关重要，它决定了你能否精力充沛地迎接新的一天。因此，深睡眠的时长决定着你这一晚上的睡眠是否有效。有些人虽然夜间能够睡得着，但是睡得很浅，很容易惊醒，第二天醒来会感觉身体僵硬，好像没睡一样。这样的睡眠，即便时长超过 8 小时，也是一个无效的数字，对于恢复体能没有实质性的帮助。

　　第三个重要指标是做梦多不多。睡眠期间能够做一个甜美的梦是很多人求之不得的，后面我们会提到，做梦也是人体生长和发育的重要环节。其实正常情况下，我们每晚都会做梦，而且还不止做一个梦。对于良好的睡眠来说，梦境一般应该是美好的，至少不会在噩梦中惊醒，而且一般在第二天清醒后的 4 小时左右，梦境会逐渐模糊，几乎被遗忘，这就是所谓的"春梦了无痕"，这才是健康的梦境体验。相反，如果每天夜间的梦境写出来像一本长篇小说，情节曲折、故事冗长，而且噩梦纷纭，甚至经常从噩梦中惊醒，那么这可能意味着你的睡眠质量出现了问题，需要好好调整一下了。

　　第四个重要指标，也是最关键的指标是精神好不好。这就是我们刚才提到的第二天精力是否充沛，能否完全恢复体力，进入新一天的工作、生活状态。睡眠的目的就是休息，所以第二天的状态决定着你这一夜的睡眠是否有效，是不是从睡眠中获得了收益。如果第二天你感到头脑昏沉，即便睡眠时间再长，这种睡眠也是无效的，说得通俗点就是"一宿白睡了"。如果出现这种状况，就需要注意了，这很可能是我们的身体或精神出现了问题，一定不要掉以轻心。

　　评估良好睡眠的四大指标非常重要，但是我们也不要把好的睡眠轻易理解为"整夜安眠"。实际上，在我们看似平静的一夜睡眠中，我们的身体却像坐过山车一样经历了 4~5 个周期的波动。

3. 春宵四刻

"把大象装冰箱里,总共需要几步?"

"三步。打开冰箱门,把大象装进去,把冰箱门关上。"

"那么睡一宿完整的觉,总共分几步呢?"

"似乎只需一步……闭上眼睛,再睁开,一夜就过去了。"

然而,实际情况远非如此简单。尽管大象体积庞大,但只要冰箱足够大,将大象放入其中也是轻而易举的事情。睡眠看似简单,但在鼾声如雷的夜里,你的身体实际上经历了至少 4 个周期的起伏。严格地说,从我们晚上上床到早上被闹钟唤醒,我们每个人一夜要睡的不是一觉,而是 4 觉(当然,由于个体差异,也有一些人会把整夜睡眠时间分成 5 段甚至更多,为了便于说明,我们这里统一按照 4 觉来计算)。按照普遍认为的平均睡眠时间 8 小时来计算,这 8 小时大致可以分为长度为 1~2.5 小时不等的 4 段。这里先给大家留个悬念:这 4 段睡眠长度并不是平均分布的,我们将在后面详细解释这一点。

下面,我们还是先对每个平均时长 2 小时的睡眠时段进行深入探讨,再深入一个层面来说,每一个时长 2 小时的睡眠时段又被分解成 5 个不同的时期,我们的大脑和神经系统分工合作,在一夜之间不停地进行劳逸的转换(图 1.1)。

一夜睡眠分成 4 段,每一段又分成 5 个时期,听起来可能有些复杂,但其实并不混乱。下面,让我们慢慢拆解每一段睡眠。首先是睡眠的第一个时期,叫作**"嗜睡期"**,顾名思义,这个阶段是从清醒过渡到昏昏欲睡的

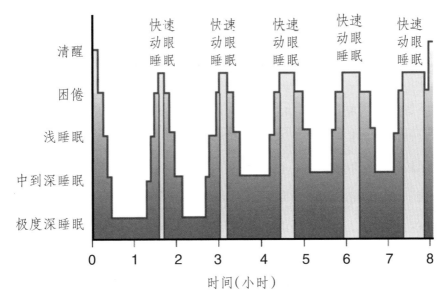

图 1.1　典型的 8 小时睡眠周期。

时期。那么，人是如何感觉到困倦的呢？我们之所以能够在白天保持清醒，主要是与一种名为乙酰胆碱的神经递质有关。这种物质由位于脑干的中枢神经系统控制，具体位置大约在颈部后方，也就是颈部和头部连接的地方。当夜晚来临，我们开始感到困意时，脑干尾部的睡眠中枢就会通过一种上行系统向大脑发出信号，这种信号通过乙酰胆碱的传递，沿着大脑皮质传导到整个脑部，人就开始打瞌睡了。在这个阶段，我们的眼皮变得沉重，心跳减慢，大脑反应变得迟钝，但是对周围的声音仍然有所反应，甚至在看电视时还能断断续续知道电视剧中的情节，能够清楚地感知到家人从身边走过，钟表的滴答声也能听得一清二楚。说得通俗些，这个阶段大脑开始放松警惕，撤哨换岗，准备进入轮休状态。这个时期一般要维持 20 分钟到半个小时左右。

嗜睡期之后，我们进入了睡眠的第二个阶段——**"浅睡期"**。这个阶段从字面上也很好理解，就是睡得比较浅的意思。从这个阶段开始，我们的大脑真正进入了睡眠状态。在这个时期,我们的心跳、呼吸都会减慢,意识变得模糊,脑电图显示的波形也变得缓慢,表明大脑已经进入休息状态。尽管如此,我们的神经系统并未完全放松,仍有一小部分保持警觉,对外界的声音和光线刺激还有所反应。如果有人在这时大声说话,我们可能会不高兴地回应:"别吵了,我正在睡觉呢!"这个时期相对于嗜睡期来说,持续时间较长,大约会维持1个小时。

接下来,我们来谈谈睡眠中最重要的第三个时期——**"中睡期"**,从名称上就可以看出,这个阶段的睡眠深度进一步增加,从神经系统到消化系统都开始进入休息状态。身体的各项代谢活动逐渐减少,开始进行修复工作。这个阶段正是身体从极度疲劳中逐渐恢复活力的重要时期,但遗憾的是,这个阶段持续时间较短,只有20分钟左右。

在中睡期之后,我们迎来了睡眠的最后一个时期——**"深睡期"**。这个名称很好理解,我们的身体在这个阶段进入完全不设防的修复状态。在这期间,我们呼吸变得缓慢,代谢活动减少,类似于进入冬眠状态,很多人形容睡得深为"打雷都吵不醒",指的就是这个时段。在一些小说中,有时会描述某人在深睡中被抬走,醒来时发现自己身处陌生之地,这样的情节很可能发生在深睡期,因为只有在这个时期,人的睡眠才是最不设防的。由于第四阶段的深睡期与第三阶段的中睡期在脑电图上都显示出慢波,只是深度有所不同,所以现在很多教科书都将中睡期和深睡期合为一个时期,统称为"慢波睡眠期"。无论名称如何,这个阶段是身体真正休息和恢复的关键时期,体能恢复得好坏,以及第二天精力是否充沛,完全取决于这个时期的修复效果。这个时期虽然重要,但持续时间并不长,只有20分钟到半小时,可以说是"春宵一刻值千金"。

有些心急的读者可能会问,这才讲了4个时期呀,那第5个时期呢?别着急,第5个是快速动眼期,这个时期很神奇,后面我们会用很多篇幅来详细介绍,在这里先留个悬念。目前,我们只需知道这4个阶段再加上快速动眼期构成了一个完整的睡眠循环即可。在8小时的睡眠中,这样的循环我们至少要经历4个。这就是我们前面提到的8小时睡眠要经历4个分布不均匀的时段,每个时段又包含5个时期,其实并不复杂。

有些朋友或许会说:"我终于知道自己为什么每天都困,总想睡觉了,原来是深睡期持续的时间太短了,不过也不用太悲观,毕竟一晚上要经历4个睡眠循环呢,一个循环中深睡期就算只有20分钟,那4个循环加起来也将近80分钟了,足够我恢复体能的。"很遗憾地告诉你,这种想法只对了一半。要知道,在这4个循环里,嗜睡、浅睡、中睡和深睡四个时期的分布比例是不平均的。总体情况是,慢波睡眠在每个循环里呈逐渐减少的趋势。也就是说,如果第一循环里由中睡期和深睡期构成的慢波睡眠能占到半个小时的话,到第4个循环就减少到只剩下大概10分钟了。实际上,虽说我们每晚至少要睡4觉,但每一觉的深睡眠时长越来越短,睡眠效率也越来越低。

说到这几个循环的时长,不禁让人想起一个笑话:有人吃了一个烧饼,感觉不饱,于是又吃了一个,还是不饱,连续吃了三个,直到吃到第四个才觉得饱。这个人后悔地说,早知道吃第四个能饱,前面三个就不吃了!我们的四个睡眠循环其实和这四个烧饼有相似之处。当人真的非常饥饿时,是第一个烧饼更能缓解饥饿感,还是第四个烧饼呢?当然是第一个。在饿得两眼昏花时,吃了这个烧饼会让人觉得这简直是世间最美味的食物,这个烧饼就如同"雪中送炭"。等吃了三个烧饼之后,胃里已经有了食物,再吃一个不过是让胃部的满足感更强些,所以第四个烧饼就像是"锦上添花"。那么大家认为,"雪中送炭"和"锦上添花"究竟哪个对我们来说更重要呢?

睡眠的情况也是如此,事实上,8小时睡眠的第一个循环,也就是最初的两个小时睡眠是最能帮助我们消除疲劳的。这是为什么呢？这又回到了我们之前讨论的知识点——这个时段的慢波睡眠是最长的。慢波睡眠决定了睡眠的深度和质量。也就是说，当我们感到极度困倦时，其实只需要睡上两个小时，就能迅速恢复大约 80% 的体能。这可算得上是"充电十分钟，通话两小时"的睡眠版！但随着睡眠时间的推进，一直到第四个睡眠循环，每一段循环的深睡眠长度和睡眠总长度都在逐渐减少，到了觉醒期的末端，我们的慢波睡眠几乎消失，此期间睡眠的效能和作用也越来越弱。

　　有人可能会问，既然慢波睡眠减少了，那么哪些时间延长了呢？在这段时间里，大脑不休息，它在做些什么呢？在这里，我们先留个悬念，暂且不公布答案。现在，我们先来探讨一下在睡眠过程中，我们的大脑和神经系统究竟在忙些什么。

4. 忙碌的夜间仓库

　　读到这里，我们已经开始意识到睡眠真是一个神奇的过程，每天我们的机体正是依靠慢波睡眠来逐步休养和恢复。从这个层面来讲，睡眠在生命当中所处的地位，恰似食盐一般，倘若完全不放，则索然无味，放太多了又难以接受，优秀的厨师总是能把控得恰到好处，使五味调和。睡眠的量也是如此，正如宋玉评价美女时所说："增之一分则太肥，减之一分则太瘦。"只有适量的睡眠时间和优质的睡眠质量，才能发挥恢复体能的重要效果。睡眠在我们的生命中总是扮演着默默无闻的导师角色，陪伴着我们成长、发育，直至衰老。当它相伴左右时，或许我们并不会留意到它的存在；而一旦它悄然离去，我们便会惊觉身体或许早已拉响警报，只是自己一直未曾察觉，待发现时却已追悔莫及。

　　关于睡眠对生命的重要性，我们的祖先早已有所总结。传统中医认为："能眠者，能食，能长生。"用更通俗的话来说，就是"睡得好的人吃得香，活得久"。这是古人从实践中总结出的朴素唯物主义经验，虽然指出了现象，但睡眠与生命之间更深层次的内在联系却远不止于此。现在，我们用现代医学的理论来进一步探讨，睡眠对人体究竟有哪些重要作用。

　　简单来讲，睡眠的作用主要有四个方面：成长、恢复、进步、节能。

　　先说第一个，成长。人体的生长发育，并非仅仅依赖于日常的饮食和休息，起到决定性作用的是体内一种重要物质——"生长激素"（HGH）的分泌。然而，这种激素并不是持续不断地分泌，随着年龄的增长，其在人体内的分泌时间和总量会逐渐减少。在婴儿期和儿童期，由于生长发育的需求，生长激素的分泌量较大。随着年龄增长，生长激素的分泌量在 20 岁左右达到顶峰,平均每天分泌总量大约为 500 毫克。达到顶峰后,分泌量开始下降,到了 60 岁时,每天的分泌量降至 300 毫克左右,仅为顶峰时期的 60%。而对于 80 岁的老年人来说,生长激素的分泌量更是减少到每天只有 25 毫克,仅为 20 岁时的二十分之一。在这个阶段,衰老成为生命的主要特征。现在普遍认为人体发育的极限大概在 30 岁,除了生长激素以外,几乎所有的体内激素在 30 岁时都会达到峰值,此后便会呈逐渐下降趋势。

这时,有人可能会问,生长激素既然负责生长发育,那么它和我们讨论的睡眠又有什么关系呢? 奇妙之处就在于这种激素的分泌周期恰恰和睡眠周期有着密切的关系。在白天,生长激素的分泌量只占全天总量的 25%,而到了夜间,生长激素的分泌量激增,几乎达到白天的 3 倍(图 1.2)。如此一来,便能够确保我们的身体在白天进行工作、学习,在夜晚则专注于生长发育。正如我们之前提到的,"能睡的孩子长大个",这实际上是睡眠期间生长激素大量分泌的结果,也是睡眠对生命最重要的贡献之一。

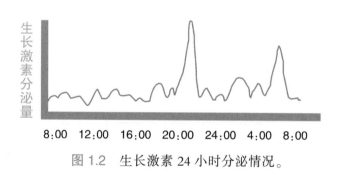

图 1.2   生长激素 24 小时分泌情况。

睡眠的第二个主要作用是恢复体力。这常常是人们在周末喜欢赖床的常见理由。不过要清楚,这仅仅是个理由罢了。如果你没有睡着,只是躺在床上摆弄手机,那可就是纯粹的犯懒了,和恢复体力并没有什么直接关联,可别把这责任推到睡眠身上。

体能得以恢复的关键时段主要是深睡眠期。我们在前面讲述"春宵四刻"时就提到过,当人体进入睡眠状态后,血压会逐渐下降、脉搏逐渐减慢、呼吸逐渐变缓、新陈代谢逐渐降低,直至进入慢波睡眠阶段,身体所有的能量消耗基本上降到最低。之所以出现这些改变,实际上是体内"副交感神经"开始发挥作用了。

我们体内的自主神经(植物神经)分为两大类,一类是**交感神经**,另一类是**副交感神经**。别看它们名字有些相似,可这二者的特性却截然不同。交感神经就像是个急性子,它一旦兴奋起来,身体各个器官就都开始紧张忙碌起来,心跳加速、血压升高、代谢增强,人也表现得兴奋,工作节奏加快。而副交感神经的性格和它的"兄弟"恰好相反,是个慢性子,只要它在身体里占据主导,我们的身体就进入了慢节奏模式,心率减慢、血压下降、代谢降低,人也会变得安静,甚至开始感到困倦(图1.3)。

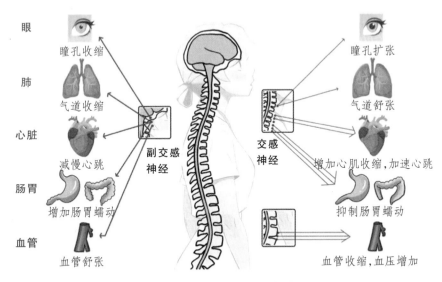

图 1.3 交感神经与副交感神经。

这两类自主神经在人体内相互抑制、同时并存、彼此牵制,这样人体才会出现工作和休息两种状态。我们设想一下,如果人体长期处于交感神经兴奋的状态,而副交感神经不进行调节,那会是怎样一番情形呢?交感神经的主要职责是让身体处于兴奋状态,如果它不受约束,那么人的身体就会一直处于亢奋状态。哪怕你只是在安静地绘制一幅工笔画,可心脏接到的指令却像是要去跑 800 米,心率、血压也一直处于紧张的高水平运行状态,你拿着羊毫笔的手却好像时刻准备着冲刺,这样一来,你笔下原本要画的工笔美人恐怕最后只能画成张飞那般模样了!而且长此以往,人体就如同一辆高速行驶却得不到休息的汽车,在高速公路上一直狂奔不停歇,用不了多久就会因为发动机持续过热而彻底抛锚,无法正常运转。

反之,如果副交感神经长期处于兴奋状态,又会出现什么情况呢?副交感神经是让身体放松的,一旦它长期占据主导地位,那么人体就会感觉慵懒懈怠,眼皮沉重,思维迟钝,想要站起来都会感觉全身无力,只能瘫坐在沙发上,总是像没睡醒一样,即便是紧急情况也难以迅速行动。没有交感神经的平衡牵制,只有副交感神经单独作用,身体就会变得懒散无力,昏昏欲睡。

实际上,交感神经和副交感神经并不是相互排斥的,它们在工作时是相互配合、保持平衡的伙伴,不会出现一方完全压倒另一方的极端情况。正是这种平衡,我们的身体才能达到一种和谐的状态,类似于中医所说的"阴平阳秘"。

这样一来,我们就不难理解交感神经和副交感神经在睡眠和觉醒期间起到的抑制和反抑制作用了。在睡眠期,身体处于休息状态,副交感神经占据主导地位,使得身体放松,同时也抑制了交感神经的兴奋作用。而正是这种放松有助于为第二天储备能量,当交感神经在第二天占据主导地位时,就能为身体提供充沛的精力和体力。因此,睡眠的重要作用之二就是为身体充电,以便我们在第二天能够更有效率地工作。

5. 重组和降耗

　　睡眠的第三个重要作用是**进步**，即提升脑动力。在白天，我们的感知觉系统会接收大量杂乱无章的信息，其中有些信息是非常重要的，而有些则无关紧要，甚至还占用了我们的认知空间。在睡眠期间，我们的大脑会对这些信息进行整理和分类，就像是一个白天堆满杂物的仓库，在夜间需要重新整理，将有用的物品归类存放，无用的物品则被清理出去，为第二天的新信息腾出空间。在睡眠过程中，我们的大脑并没有完全休息，表面上看似平静的大脑实际上正在进行着繁忙的工作。这种夜间的大脑整理工作有什么好处呢？其核心的任务就是加强与重组认知和记忆功能。

　　关于认知和记忆的奥秘，我们目前的科学知识还只能触及表面，对于大脑运行的机制仍有许多未知。但可以肯定的是，睡眠能够改善记忆，部分原因是皮质激素和乙酰胆碱这类神经递质的作用。这一点已经通过科学家们进行的实验得到了证实。

　　提及科学实验，我们不妨聊聊一些题外话。临床试验在情感上是一个颇具争议的话题。在医学史上，很多实验现在回顾起来都是不人道的，甚至是残忍的。例如，我们用来消灭天花的关键疫苗——牛痘的实验过程，用现在的眼光来审视是非常令人难以想象的。1796年，英国医生爱德华·琴纳从一位挤牛奶女工的水疱中提取液体，注射到一位名叫菲利普的8岁男孩体内，随后又将天花患者的脓液注射给菲利普，当观察到菲利普"幸运地存活"后，琴纳才宣布牛痘对治疗天花确实有效。按照今天的标准，用一个8岁孩子的生命进行结果未知的实验是难以想象，甚至是违背伦理的行为。在实验前，家属是否签署了知情同意书？如果实验失败，琴纳医生又如何赔偿一个 8 岁孩子宝贵的生命？如果实验给孩子造成了不可逆的身体或心理伤害，是否有保险公司愿意为菲利普的未来生活提供补偿？

这些问题可能当时琴纳医生、菲利普本人及其家属都没有深思熟虑，但正是这样的大胆实验为人类最终消灭天花病毒提供了可能。临床试验是一把双刃剑，如果当年的牛痘实验也严格遵循四期临床试验的规程，天花病毒可能还会在地球上肆虐多年，夺走数百万人的生命。当然，随着科学的发展和人文关怀的提升，临床试验的流程也逐渐规范化，并催生了"现代医学伦理学"这一临床学科分支。

下面，我们再回到乙酰胆碱的实验话题。这项实验的过程很简单，没有任何残忍或血腥元素。研究者在受试者睡前给予一些皮质激素与乙酰胆碱的抑制剂，以限制这两类神经递质发挥作用，然后第二天再对受试者进行记忆力的评估。通过评估可以发现，使用了抑制剂的受试者记忆力出现了明显下降。这一发现恰好证实了皮质激素和乙酰胆碱等神经递质，在认知记忆重组中发挥了关键的作用；而夜间睡眠期间，正是我们重新整理记忆、提高认知能力的重要时刻。

对于许多处于生长发育阶段的学生而言，睡眠不仅是休息，也是巩固日间学习成果的关键时期。过去有一种流行的睡眠记忆法，建议学生在睡前复习一遍老师当天讲授的内容，然后立即入睡。到了第二天早上，你会发现睡前复习的内容在脑海中的印象更加深刻，这说明你的大脑在夜间并没有完全休息，而是在持续整理睡觉前接收到的各种信息，那些被保留下来的记忆，就是大脑在夜间工作的结果。

睡眠的最后一个，也是最重要的作用是**节能**。为什么说这是最重要的作用呢？这要从人类的动物本性谈起。实际上，睡眠是动物界的一种生理本能，有学术观点认为，对于大多数动物而言，睡眠的原始目的主要是为了节省能量。包括人类在内的许多动物,日常的食物储备往往是匮乏的,在没有食物来源时,就只能减少能量消耗以维持生命,遵循自然界的法则,动物们常常不得不忍受饥饿,过着饥一顿饱一顿的生活。在没有食物来源的情况下,睡眠成了动物减少能量耗损的有效方式。通过这一理论,我们也可以很容易解释,为什么棕熊、松鼠等动物在冬季来临前会在洞穴中储备大量食物,身体也要吃得脂肥肉厚,然后通过冬眠来降低身体的能量消耗,以度过漫长的寒冬。因为只有这样,它们才能确保在大雪封山、食物难寻的日子里,不至于因寒冷和饥饿而死亡。

能量消耗的减少,还带来了另一个好处,即延缓机体的过早老化。正如我们前面提到的,睡眠期间主要是副交感神经在体内起主导作用,整个机体处于一种慢节奏状态,心率降低、代谢减缓,这样的模式也使得机体的消耗和磨损降到最低,从而延长了机体的寿命。这就像一辆汽车,如果平时一直停在车库里,只在周末偶尔开出去兜风,那么这辆车的使用寿命肯定比长期在高速公路上行驶的车辆要长得多。

磨损消耗与使用寿命之间存在着反比关系。让我们再次以冬眠为例,比如棕熊,在冬眠期间,它们的体温会下降 4~5℃,心率每分钟减慢 20~30 次,能量消耗因此降低,身体各部位的损耗也随之减少,这自然而然地延长了它们的寿命。具有冬眠习性的棕熊可以活到 30 多岁,而生活在热带、从不冬眠的马来熊平均寿命只有 25 岁,冬眠的作用可见一斑。这个例子可以启发我们进一步思考:许多科幻小说中描述了人类进行长途星际旅行时,为了延长生命,会将人体置于低温冬眠状态,直到抵达目的地后再进行人工唤醒。看来这种设想并非完全是小说家凭空想象,也是有一定科学依据的。

6. 夺走你的觉

　　我们已经探讨了睡眠的诸多益处,它就像我们日常的三餐一样不可或缺。那么,如果我们在夜间不给予身体充足的睡眠,不让自己舒适地睡到自然醒,会有哪些后果呢? 如果你真的这样做,你的身体会"非常不满",其后果"相当严重"。

　　首先对睡眠不足提出抗议的是你的心脏、血压和消化系统。许多人可能都有过这样的经历:如果前一晚熬夜没有休息好,第二天就会感到头晕目眩、哈欠连连,严重时甚至会出现心跳加速、心神不宁。更严重的可能会影响食欲,进食时会觉得食物变得索然无味,甚至完全没有胃口。对于许多女性来说,失眠还可能导致内分泌失调、月经不规律,以及面部出现痤疮。这些反应实际上是身体对睡眠不足的一种代偿性抗议,也是身体的一种自我保护机制。正如我们之前所讨论的,睡眠是对身体的一种修复,以便让我们在第二天能够有更充沛的精力开始生活。如果前一天的睡眠质量不佳,身体没有得到充分的恢复,那么第二天身体就必须消耗额外的精力来进行修复和补偿,这种补偿过程表现在身体上就是我们之前提到的各种躯体化不适症状。

　　如果只是偶尔一个晚上没有休息好,我们的身体尚能勉强应对,通过一些补偿机制来弥补这一不足。然而,如果连续几天都没有得到充分休息,未能达到身体所需的恢复水平,那么紧接着我们的精神状态和情绪也会开始提出抗议。在这种情况下,除了身体上的各种不适持续存在之外,我们的精神状态也会受到影响,表现为萎靡不振、日间昏昏欲睡、反应迟钝、注意力不集中、工作效率降低等。据研究统计,约80%的交通事故与当事人睡眠不足导致的注意力不集中有关。苏联切尔诺贝利核电站的泄漏事故,事后分析发现,也是操作员因睡眠不足而执行了错误指令,导致了这场悲剧,教训极为深刻。由此可见,睡眠不佳不仅影响健康,还可能引发严重的后果。

比精神萎靡更为严重的是,睡眠质量不佳可能引发的后续情绪问题。一些失眠患者可能会变得异常易怒,对周围的事物感到不满,容易因小争执而爆发冲突。另一些人可能会出现情绪低落,对任何活动失去兴趣,甚至变得沉默和懒散,缺乏活力。幸运的是,这些症状多是因睡眠质量不佳导致的偶发状况,一旦恢复正常睡眠,这些问题也会逐渐得到改善。然而,真正的麻烦在于长期累积可能导致的性格改变。长期失眠的人可能会变得过分敏感和多疑、喜怒无常,对他人抱有敌意。从旁人的视角来看,长期失眠患者的性情变化巨大,与失眠前判若两人。我曾有一位患者,原本是一位性格开朗的女性,在工作中总是礼貌周到,被同事称为"开心果"。但在经历了连续的失眠之后,她不再快乐,变得沉默寡语,感觉被生活欺骗,时常感到悲伤,认为自己遭受了极大的不公。当有人试图安慰她时,她反而会变得防御性极强,直接反驳,导致人际关系非常紧张。工作效率也大幅下降,面对单位领导的善意谈话,她认为是在找碴儿,甚至在公共场合摔门离去,让领导陷入尴尬。最终,她在单位的处境变得十分不愉快,不得不调换到其他岗位。事后分析,"开心果"的遭遇是多种负面因素叠加的结果,但睡眠障碍无疑是这一切问题的根源。由此可见,睡眠不仅关系到日常事务,有时还可能影响到一个人的职业生涯。

如果将之前讨论的短期症状视为可以通过药物和心理治疗来纠正的问题,那么随着失眠的持续和症状的加剧,一些真正严重且可能不可逆的后果会逐渐显现。我们之前提到,睡眠是身体的一种补偿和修复,而长期的失眠会导致身体始终处于一种拆东墙补西墙的代偿性修复状态。久而久之，身体自然会提出强烈抗议，甚至可能出现功能的罢工，具体表现为免疫力的下降。我们身边可能就存在这样的患者，他们以前身体状况良好，饮食正常、活动自如，一年到头也很少感冒。但一旦因为某些原因连续几周睡眠不佳，他们的健康状况就会急转直下，变得整天无精打采，虚弱无力，白天提不起劲，总想躺着，说话也有气无力。原本正常的生活秩序被失眠彻底打乱，健康身体的最后一道防线也开始崩溃。更严重的是，原本健康的机体对外界病原体的抵抗力也会丧失，稍有风吹草动就可能出现打喷嚏、咳嗽等症状，甚至引起感冒发热，严重时还可能长期低热不退。这些都是机体抵抗力下降、防御系统失衡的明显迹象。《黄帝内经》中说："正气存内，邪不可干"。然而，失眠就像在本来坚固的机体防线上撕开了一个缺口，让外部邪气得以长驱直入，内部正气无力抵抗，身体内部怎能不发生混乱呢？

科学家们曾经进行过一项实验，让健康的小白鼠生活在一个滚轮笼内，给它提供充足的食物和适宜的温度、湿度，以保证它们的生命质量。在小白鼠清醒时，滚轮保持静止，小白鼠可以自在地吃喝，享受着舒适的环境。然而，一旦小白鼠开始感到困倦并打盹，科学家就会启动滚轮，迫使小白鼠进行被动运动，无法进入睡眠状态。这种强制不让睡眠的行为有一个专用名词，叫作"睡眠剥夺"。

实验的过程虽然残酷，但结果更是令人震惊。尽管小白鼠有食物和水，但是缺乏睡眠使它表现出明显的烦躁和焦虑，甚至出现了自残行为。仅仅一周之后，小白鼠的体温调节开始失控，两周后，小白鼠的免疫系统功能开始衰退。最终，小白鼠并非因疲劳或饥饿而死亡，而是因为免疫力的严重下降，使得微生物侵入小白鼠衰弱的身体，引发全身性感染性休克，导致死亡。这一实验清楚地表明，长期的睡眠障碍确实可能导致致命的免疫力下降。

在后续的研究中,科学家们选择了另一种实验动物——狗,来探究睡眠剥夺的严重影响。在初步的实验中,科学家们在正常条件下每天只给狗提供水,而不给予食物。在这种条件下,这些可怜的狗能够存活25天。随后的实验则更为严酷,科学家们对另一只狗实施了睡眠剥夺,竭尽所能阻止它入睡。在最初的5天里,实验狗尚能忍受,尽管体温明显下降,但之后开始出现站立不稳、行为狂躁等症状。到了第11天,这只实验狗终于无法承受这种折磨,结束了生命。科学家对这只狗的尸体进行了解剖,发现连续十余天的睡眠剥夺已经导致狗的中枢神经系统发生了器质性的改变,也就是说这种不可逆的改变直接导致了动物的死亡。

这些实验都是以动物为对象进行的睡眠剥夺研究。在1964年,一位名叫兰迪·加德纳的美国高中生自愿参与了斯坦福大学的一项人类睡眠剥夺实验,目的是观察人体在缺乏睡眠的情况下,身体出现的一系列反应。在实验最初的24小时,加德纳感觉尚好。但随着睡眠的缺失,这位17岁的青年开始出现反应迟钝、脾气暴躁的变化。36小时以后,加德纳开始频繁进食,且情绪变得极为暴躁,以此抵抗困意。72小时后,加德纳已无法理解实验人员的指令,甚至在站立时都能打瞌睡。他的免疫系统也开始出现应激反应,出现了类似幻觉的精神症状。在实验的最后,加德纳目光呆滞,已无法辨认实验人员,也几乎无法理解他们的言语。这位高中生最终坚持了264.4小时,也就是11天零24分钟。实验结束后,研究人员发现,在实验后期加德纳的免疫系统、神经系统、消化系统几乎全部受损,若非实验及时终止,这位17岁的少年几乎有生命危险。

回想中世纪时期,一位法国国王曾发明了一种名为"不准入睡"的酷刑,用于惩罚那些犯下重罪的囚犯。这些囚犯虽有充足的食物和水,但每当他们感到困倦时,看守就会用各种手段将他们弄醒。根据这位国王的"研究",一个健康的人在得到充足的食物和水的情况下,若被剥夺睡眠,他的生存极限是7天。许多遭受这种酷刑的囚犯最后的遗言都是"宁愿早死,不愿再受折磨",这足以说明睡眠剥夺对人的身心都是极其残酷的惩罚。让我们将兰迪·加德纳的睡眠剥夺纪录留在历史中,千万不要尝试着挑战自己的健康极限,去尝试自己不睡觉会有什么后果,那无异于拿生命开玩笑了!

7. "双刃剑"

如前所述,由于个体差异,每个人所需的睡眠时间并不相同。有些人似乎天生就需要更多的睡眠,他们甚至奢望每天有 26 个小时可以安睡;而另一些人则能熬夜一整晚打麻将,第二天依然精神抖擞。同样是生活在地球上的人类,对睡眠的需求为何会有如此大的差异?实际上,这仅仅是因为我们每个人属于不同的睡眠类型。现在,我们来探讨最常见的四种睡眠类型。

第一类是**早睡早起型**。这类人就像是传说中的模范生,他们拥有稳定而规律的作息,是我们学习的榜样。他们每天早晨 5~6 点钟迎着第一缕阳光准时起床,早晨的时间安排得井井有条,甚至还能进行适量的晨练,然后开始一天忙碌的生活。上午精力充沛地处理工作和生活事务,中午有大约半小时的午休时间。晚饭后,他们逐渐进入休息状态,不再进行剧烈运动,通常在晚上 10 点钟左右准备就寝,很快便能进入梦乡。

从理论上讲,这种睡眠模式非常健康且有规律,从作息时间上来看,几乎无可挑剔。然而,看似完美的生活实际上潜藏着隐患,一旦外部环境或内心状态发生变化,睡眠就可能受到影响。毕竟,我们不是生活在一个恒定不变的空间里,每个人都会遇到各种各样的生活事件,这要求我们的睡眠模式也要随之调整。例如,对于球迷来说,四年一度的世界杯足以让你牺牲一个月的规律作息,半夜起床看球。如果你支持的球队获得了一场大胜,这更会让你兴奋得整夜无法入睡,直到第二天中午仍然精神亢奋。当然,你的身体也会为此付出代价,第二天的哈欠、困倦和提不起精神是不可避免的。再比如,你去欧洲旅行,如果还坚持每天早上 6 点钟起床,那可能就会误事,因为当地已经是晚上休息的时间了。如果时差没有快速调整过来,自然会出现晚上难以入睡、早上难以起床的情况。因此,尽管早睡早起的睡眠模式可以被认为是最佳作息模式,但这只能是一种理想状态。我们真实的睡眠总是受到各种外界因素的干扰,需要不断地进行调整。

在1879年爱迪生发明电灯以前,我们的祖先大多都属于早睡早起型,遵循着"日出而作、日落而息"的作息模式,他们的作息时间和阳光的照射规律相吻合,一切都显得那么和谐自然。在农耕时期,夜幕降临后,先民们除了睡觉,几乎没有其他的夜间活动。天一黑,他们便上床睡觉,这样做既安全又节省能源,既能躲避野兽的攻击,又能为第二天储备体力。虽然有油灯或者蜡烛等人造光源,但那毕竟是少数人才能享用的奢侈品,普通百姓是舍不得每晚点灯耗油的,否则就不会有"囊萤映雪""凿壁偷光"这样的励志故事流传至今。如果150年前有宇航员从夜空俯瞰地球,无论是乡村还是城市,夜晚一定是一片漆黑,绝大多数人都已进入了梦乡。

然而,电灯的问世彻底改变了人类的作息习惯。人们可以在夜晚继续完成白天没有做完的工作,不再因缺乏光线而被迫停止手中的活计。比如大家读到的这段文字,就是我在晚上11点钟,借助台灯的光亮完成的。如果没有电灯,此刻我可能早已在黑暗中上床休息了。除了工作,夜晚的空闲时间还可以用来娱乐,有些人甚至可以夜夜笙歌,将黑夜当作白昼,过着黑白颠倒的生活。这种生活方式催生了另一种睡眠类型——晚睡晚起型。

研究数据显示,在电灯发明后的150年间,人类的平均睡眠时间已经缩短了70多分钟,而且随着夜生活的丰富多彩,这个平均睡眠时间还在呈逐年下降的趋势。电灯无疑是近200年以来改变人类作息时间的两大关键因素之一(另一个因素稍后揭晓)。夜晚的空闲时间被重新利用,人们的睡眠结构被彻底改变了,导致生理时间的重新分配。生活变得更加多姿多彩,节奏也变得更快,人们忙于奔波,很少有时间停下来认真思考,甚至忘记了我们忙碌的最终目的。这种变化究竟是好是坏?未来人类的睡眠时间会减少到何种程度?目前尚无法给出确切的答案,但睡眠减少的整体趋势对于人类发展的影响已经不可逆转。

现在,让我们放下这个沉重的话题,继续来探讨第二种睡眠类型——**晚睡晚起型**。正如我们之前提到的,电灯的出现改变了一部分人的作息习惯,使得晚睡晚起型的人群逐渐增多,尤其是年轻人,他们逐渐成为这一群体的主力军。随着现代社会的发展,自由职业者日益增多,许多人已经不再适应朝九晚五的作息时间,开始寻找更加适合自己的作息方式。我有一位患者,在一家跨国公司工作,他每晚都要参加地球另一端老板召集的视频会议。会议结束后,他还要继续打电话、制订方案、讨论工作,夜晚成了他一天中最忙碌的时段,而白天则变成了他的休息时间。当家人去上班、上学后,他会拉上窗帘补充睡眠。因此,他的作息时间就变成了每晚三四点钟睡觉,上午十一二点再起床。如果某天恰巧他的妻子出差,需要他来接送孩子上学、放学,那么他的白天就像是在上夜班一样,会迷迷糊糊,不停地打哈欠。偶尔发生这样的情况还能勉强应对,但如果他的妻子出差一周,他就会非常痛苦,几乎每天都要在紊乱的睡眠节奏中挣扎,夜里开会时精神不集中,白天开车时头昏脑涨,有时候需要很长时间才能调整回正常状态。

虽然上述情况可能是个别案例,但在我们日常的诊疗中,经常会遇到需要轮班工作的失眠患者。他们可能刚结束了一个白班,晚上服用了药物,睡得很好,但紧接着第二天就要转夜班,晚上不仅不能服用药物,还要保持精神饱满,集中注意力工作。他们如何合理安排自己的睡眠呢?这的确是个难题。如果确实由于工作需要,无法调整班次或减少夜班,先不要急躁,也不要把责任归咎于领导或工作,而是应该从自身出发,寻找规律,探索适合自己的作息规律。例如，对于一个需要轮班的患者，如果他的班次是一天白班、一天夜班、一天下夜班休息，一个简单的办法是将他的作息时间安排为一个 3 天的大周期，也就是说，我们正常的作息周期是 24 小时，而他应该以 72 小时作为一个完整的周期来安排作息。对他来说，第一天的睡眠时间可以稍晚一些，时长也可以稍长一些，以补充精神和体力，为第二天的夜班做准备。第二天夜班时，要保持清醒，确保工作效率。第三天下夜班后，可以进行一个短暂的两小时睡眠补充，晚上再恢复正常睡眠，为下一个睡眠周期储备精力。第四天再开始新的 72 小时大循环。通过这种分时段的睡眠安排和调整，尽可能让身体适应规律，进入良性循环。

对于晚睡晚起类型的人群，虽然他们每天看似也睡了 8 个小时，但是长期作息时间的颠倒也会导致生物钟紊乱。夜晚来临，和其他人一样，他们的副交感神经会自动激活，心脏、肝脏等器官也开始进入休息状态，而他们的机体却需要强迫自己保持清醒，已经准备休息的身体各器官要被重新唤醒，开始工作。长期处于这种违背自然规律的状态，机体自然容易发生紊乱。

晚睡晚起型的人群常常会面临应激调整能力下降的问题。这意味着，如果他们在白天突然接到重要的工作任务或者必须参与的社交活动，往往会因为体能的不足而导致失误，甚至出现尴尬的情况。例如，像之前提到的那位跨国公司的员工，有一次他被邀请作为主宾参加一个中午举行的婚礼，而这段时间本应是他休息的时刻。结果，在婚礼上出现了令人尴尬的一幕：当司仪热情地邀请他登台发言时，他却已经在主宾席上酣然入睡。

8. 修补睡眠

如果说前两种睡眠类型还能够勉强达到每天 8 小时的睡眠标准,那么接下来我们要讨论的两种睡眠类型可能带来的问题就需要我们更加审慎地考量。比如,我们即将讨论的第三种类型——**早睡晚起型**。这类人群相当普遍,他们似乎天生对睡眠有着极高的要求,每天晚饭后不久就开始感到困倦,早早地就寝,但即便很早入睡,第二天早上依然不愿起床。如果没有工作或学校的约束,他们可能会一直睡到中午。甚至,即使晚上的睡眠时间很长,白天他们也不愿错过任何能休息的时间。午饭后,他们一定要午休,哪怕没有进入深睡眠,也要躺下休息一个多小时。他们整天看起来都昏昏欲睡,只要有机会,就愿意舒舒服服地躺下。

可能有人会问,我们之前提到,随着年龄的增长,睡眠时间会逐渐缩短,新生儿每天需要睡 16 个小时,学龄儿童每天也需要大约 10 个小时的睡眠,他们是否也属于早睡晚起型呢?

实际上,这两者之间有本质的不同,儿童在生长发育期需要充足的睡眠来促进生长激素的分泌,一旦成年,身体发育达到一定水平,就不再需要那么长的睡眠时间,睡眠时长也会相应调整。而早睡晚起型人群的特点在于,无论年龄大小,睡眠成了他们生活中的重要追求目标,他们绝对是那种"午觉不睡,下午崩溃"的类型。这既与对睡眠质量的需求有关,也与个体差异密切相关。我们可以观察到,部分早睡晚起型人群体形偏胖,饮食偏好油腻肥甘,平时少言寡语,甚至有些沉默,白天不愿意进行剧烈活动,稍微活动就容易出汗、气喘。他们的性格通常比较随和,不容易发脾气,甚至在他人眼中显得有些迟缓,动作总比别人慢半拍。有的人可能只具备这些特征中的一两项,而有的人则可能几乎全中。

至此,或许一些读者已经注意到,这类人群的特征恰恰与中医理论中的"脾虚湿盛"症状非常相似。那什么是"脾虚湿盛"呢?这需要从中医的五行学说讲起。由于中医体系博大精深,不是简单几句话就可以完全解释清楚的,我们仅用通俗的语言简要说明。

根据中医理论,世界由"金、木、水、火、土"五行构成,而人体的五脏"心、肝、脾、肺、肾"也与这五行相对应(实际的对应顺序是"肺、肝、肾、心、脾"),不仅是五脏,我们的身体,包括六腑、七窍、经络,乃至情志、行为、声音,甚至季节、方位、颜色等,都能与五行相联系,形成五个井然有序的系统(表1.2)。这样,人体与自然界就形成了一个相互制约、相互促进、和谐统一的整体。在这个体系中,脾脏属土,"土爱稼穑",肥沃的土地能够生产粮食,满足人们的生存需求,脾脏为后天之本,它的特性也与土地的性质

表1.2　脏象系统简表

季节	春	夏	长夏	秋	冬
系统	肝	心	脾	肺	肾
腑	胆	小肠	胃	大肠	膀胱
生化	生	长	化	收	藏
体	筋	脉	肉	皮毛	骨
官窍	目	舌	口	鼻	骨髓
华	爪	面	唇	毛	发
色	青	赤	黄	白	黑
神	魂	神	意	魄	志
情	怒	喜	思	悲忧	恐
藏	血	脉	营	气	精
液	泪	汗	涎	涕	唾
方位	东	南	中	西	北

相对应。在人体内,脾的主要功能之一是输送给养、运化水饮,湿性黏滞,一旦脾的运化功能不足,湿气就会在体内积聚,表现为少气懒言、喜食肥甘、多卧少动等症状,这些都是脾虚湿盛导致的结果。

花费太多时间躺在床上并非好事。一方面,身体活动减少,可能会导致脾虚症状加剧,水饮的运化停滞,使得身体在主观上更不愿意活动,从而陷入恶性循环;另一方面,过多的卧床休息还反而会造成睡眠质量下降,这与总体睡眠时间过多有关。在临床上,我们计算睡眠时间,不仅计算深睡眠期,还要把全部的卧床时间纳入睡眠总时间。也就是说,只要你处于平卧状态,即便你的大脑是清醒的,对周围环境有所反应,这段时间也会计算在睡眠时间之内。可能有些人不明白为什么要这样计算,但如果在这个阶段进行睡眠脑电图检查,就会发现你已经进入了睡眠的第一期——嗜睡期。简而言之,即便你觉得没有睡着,只要你保持平卧姿势,就已经进入了事实上的睡眠状态。这就解释了为什么许多长期卧床的骨折患者总是告诉医生他们难以入睡。他们白天已经有十几个小时处于平卧的浅睡眠阶段,到了晚上再让他们进行 8 小时的常规睡眠,这显然是不现实的。卧床时间过长的直接后果就是睡眠质量下降。人的睡眠需求是相对固定的,睡眠质量和睡眠时长是成反比关系。如果把睡眠总量比作一包奶粉,每天的卧床时间就是冲奶粉的水。同样的奶粉,水加得越多,冲出的牛奶就越稀;同理,卧床时间过长,就相当于稀释了睡眠质量,睡眠质量自然会降低。因此,对于那些喜欢躺在床上玩手机的朋友来说,要想获得良好的睡眠,重要的是在不打算睡觉的时候要让身体保持坐姿,避免大脑长时间处于半梦半醒的状态。

最后,我们来探讨第四种睡眠类型——**晚睡早起型**。这类睡眠模式在年轻人中相当普遍。由于他们白天精力比较旺盛,晚上困意往往来得较晚,即便躺在床上,也要玩手机直到实在睁不开眼才关灯睡觉。这类人群因为具有年龄优势,他们的睡眠自我修复能力很强,即使偶尔出现睡眠失衡,也能够迅速恢复。有些年轻人甚至可以在网吧通宵达旦地玩网络游戏,第二天看起来却毫无倦意。哪怕偶尔感到头昏脑涨,只要下午小憩片刻,晚上又能精神焕发,继续享受夜生活。然而,这种修复能力并非无限。如果不良的生活习惯成为常态,即使是再好的睡眠修复能力也会受到损害,就像再昂贵的黏合剂也无法将破碎的镜子恢复原状一样。因此,如果在年轻时过度消耗自己的睡眠修复能力,到了中年以后,可能就要为年轻时的不良睡眠习惯付出代价。

随着年龄的增长,以及睡眠自我修复能力的下降,我们的睡眠也变得更加脆弱。许多人可能都有这样的体验:比如,老少两代人一同参加一个行程紧凑的欧洲五国八日游,这样的行程往往安排得非常密集,几乎是一下飞机就直奔景点,很少给游客留出在酒店调整时差的时间。对于年轻人而言,跨越时区的旅行带来的兴奋感远远超过了短暂的不适应。他们凭借强大的睡眠修复能力,很快就能精神饱满地参与各种活动,脸上看不出丝毫疲惫。然而,同样的行程对老年人来说却是一大挑战,他们一到达目的地就开始感到困倦,参观景点也只能勉强支撑,晚上回到酒店反而精神起来,躺在床上只感到疲惫,却毫无睡意。由于始终未能调整好时差,整个旅程都在昏昏沉沉、哈欠连天中度过,不仅没能享受旅行的乐趣,血压也有所上升。好不容易过了一周,基本适应了时差,但旅行结束了,旅行团又乘飞机返回,回到国内还需要重新调整时差。这场"日夜颠倒、半梦半醒"的欧洲之旅听起来或许有些滑稽,但也揭示了一个严肃的问题:随着年龄的增长,我们的睡眠机制变得越来越脆弱,自我修复能力逐渐减弱,稍有变化就需要重新适应。

晚睡早起型睡眠模式并非仅是年轻人的专属,但不良的睡眠习惯确实在一定程度上增加了这一人群的数量。之前我们提到了近200年改变人类作息时间的两大因素,其中之一是电灯,那么另一个是什么呢?我们在深夜不睡觉,手里拿着手机在做什么?没错,上网。这第二个因素就是互联网。电灯让我们能够将夜晚当作白天来使用,而互联网则在此基础上缩短了人与人之间的社交距离,并且为夜间活动提供了丰富多彩的内容。过去,我们晚上拜访他人,无论聊天多么愉快,到了睡觉时间,主人开始准备休息,客人也会识趣地告辞。但现在,有了网络,时间和空间的界限被彻底打破,我们可以随时随地进行社交活动,无论对方是谁,无论他们在做什么,无论现在是深夜还是清晨,无论对方身在何处。你的睡眠习惯不再只是个人的事情,而是需要与你的社交对象协调同步。互联网的发明,不仅重组了人类的社交关系,也在很大程度上改变了人们的作息习惯。网络让社交成为一项随时随地可以进行的活动,不再有白天和黑夜的区分,也让睡眠从个人私事变成了一个我们社交伙伴都可能知晓的公开秘密。

　　电灯和互联网真的是两把双刃剑,它们在为我们的生活带来便利的同时,也在悄然改变着我们的作息习惯。这种改变究竟是好是坏?除了电灯和互联网,是否还会有第三个因素影响我们的作息?也许,只有时间能给出答案。

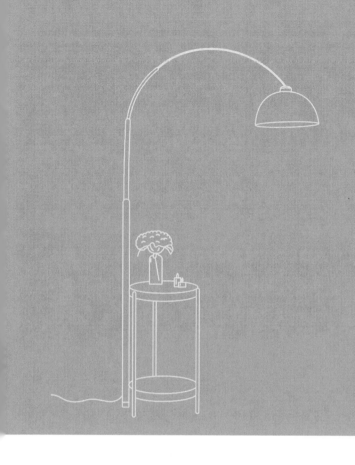

第二章　做梦那些事

9. 好梦留人睡

在之前的章节中,我们详细讨论了睡眠的基本结构、作用和类型。细心的读者可能会注意到一个问题:如果每段睡眠包含 5 个时期,而上一章我们只提到了"春宵四刻",即嗜睡期、浅睡期、中睡期和深睡期,那么第 5 个时期是什么呢?我们的大脑在进入深睡眠以后,还会发生些什么?

实际上,在深睡期之后,我们的大脑并没有休息,而是进入了充满神秘色彩的"快速动眼期"。什么是快速动眼期呢?顾名思义,在这个时期我们的眼球会快速而不规律地移动,就像弹跳的皮球一样,而大脑则忙于进行一项重要的活动——做梦。

关于快速动眼期的发现,还有一个颇具趣味的医学史故事。1952 年,一位名叫**尤金·阿瑟瑞斯基**(Eugene Aserinsky)的研究生在研究婴儿的睡眠模式时,观察到了一个有趣的现象:许多熟睡的婴儿的眼皮下,眼球似乎在有规律地跳动。他的直觉告诉他,这些婴儿的大脑在睡眠中一定在进行某种活动。在做什么?尤金大胆推测——他们可能在做梦。但是,由于婴儿还不会说话,如何证实这一猜测呢?尤金决定进行更深入的实验来探索这一现象。

在这次实验中,尤金和他的团队选择了能够表达自己感受的成年志愿者作为实验对象,他们招募了 20 名成年志愿者,并将敏感的电极装置连接到他们的眼皮上,这样一旦受试者的眼球在跳动,装置就能立即发出信号。受试者们被引导进入自然睡眠状态,尤金和助手在一旁认真观察。每当电极装置发出信号,尤金就会立即唤醒受试者,并询问他们是否正在做梦。

实验结果在很大程度上证实了尤金的推测。在 27 人次因眼皮跳动而触发报警设置并唤醒受试者的情况下，有 20 人次都能够清晰地描述他们所经历的梦境，而另外 7 人次也能大致判断自己可能在做梦。相反，在没有收到报警信号的情况下，尤金随机唤醒了 23 人次，其中 19 人次明确表示他们没有在做梦，4 人次则不太确定自己是否刚刚从梦境中醒来。这一发现为快速动眼期与梦境活动之间的联系提供了有力的证据。

梦境研究的神秘面纱就此揭开。随着研究的不断深入，科学家们发现，在深睡期之后，人的眼球会出现快速跳动，这种跳动贯穿整个梦境，直到梦境结束才会停止，这个阶段就被命名为**"快速动眼期"**。后续的研究发现，不仅人类会做梦，大多数哺乳动物在睡眠中也都会做梦，只不过它们梦醒之后不会像人类一样回忆和讲述梦境。养宠物狗的朋友们可能会注意到，宠物狗在睡觉时也会出现眼皮的跳动，这表明它们也进入了快速动眼期。如果你在这个时候唤醒宠物狗，它们就会表现出烦躁、咆哮、警觉性增强等一系列行为，而这些反应与人类从梦中被唤醒的表现颇为相似。然而，有一个例外，那就是澳大利亚的针鼹。这种动物的睡眠时间与人类相近，大约为 8 小时，但它的整个睡眠过程中没有快速动眼期，使针鼹成为目前已知唯一不会做梦的哺乳动物。

1998 年 7 月 22 日，尤金·阿瑟瑞斯基因在驾驶时睡着了，在圣地亚哥遭遇车祸，不幸离世。他的一生因揭示了睡眠中的快速动眼期而备受尊崇，却也因一时的瞌睡而遭遇了致命的意外。这真是"成也睡眠，败也睡眠"，让人不禁感慨命运的无常。

让我们回到睡眠的话题。在我们从深睡眠过渡到快速动眼期的过程中，大脑并没有休息，而是忙碌地进行着从平静的慢波睡眠到活跃的快速动眼期的转变。这一转变的关键是由体内两种重要的神经递质推动的，分别是叫 5-羟色胺和去甲肾上腺素。与我们在前一章提到的乙酰胆碱一样，这两种物质的调控中心都位于脑干的一个叫中缝核的区域。5-羟色胺的控制系统位于中缝核上部，而去甲肾上腺素的控制系统位于中缝核下部。实际上，从嗜睡期到深睡期，主要是 5-羟色胺在起主导作用，而梦境的控制则主要由去甲肾上腺素负责。正是这两种物质的交互作用，我们的睡眠才会在深睡和梦境中完成交替。

我们的快速动眼期出现在深睡眠之后、下一个睡眠周期之前，那么这段时间里的梦境究竟持续多久呢？在回答这个问题之前，让我们先回顾一下广为人知的"南柯一梦"的故事。故事讲的是主人公淳于棼，他在某一天酒酣沉醉，倚在树根下进入梦乡，在梦中，他稀里糊涂地交了好运，先是在大槐安国——其实就是树下的蚂蚁洞——成了驸马，接着担任南柯太守，最终升至丞相，达到了权力的顶峰。但随后，他的人生急转直下，因贪污腐败而遭受重创，厄运连连，直至被罢官驱逐。等醒来后，他不禁感慨，所有的荣华富贵不过是过眼云烟。回首淳于棼的梦境一生，既波澜壮阔又引人深思，在梦中他经历了几十年的风雨，看透了槐安国的世态炎凉，醒来时才意识到人生不过是一场梦。那么，问题来了，淳于棼在梦中度过了几十年，几乎像是一生的时间，但他的梦境实际上持续了多久呢？

答案也许出乎你的意料，只有不到 20 分钟。

尽管有些人在梦境中可能观看了一场 90 分钟的足球比赛，甚至能清楚记得每个进球发生的时刻；还有些人在梦境中经历了结婚生子，度过了 70 年的漫长人生，许多生活的美好瞬间在梦醒之后依然记忆犹新。但无论你在梦境中待了多久，实际上每次梦境的时间一般都不会超过 20 分钟。

为什么会这样呢？因为在梦境中，我们对时间的感知与现实生活中的时间流逝并不成正比。这就像阅读一本小说，作者可能用几千字细致描写主人公短短 5 分钟的心理活动，而你阅读这段文字可能需要半个小时；而对于一年中没有特别情节的时间,在书中可能仅用"冬去春来"四个字就概括了。所以,即使你在梦中经历了一次充满回忆的长途旅行,但对于你的大脑而言,可能只是眼球快速跳动了一两下而已。

有些人可能会好奇,尽管理论上每个梦大约只有 20 分钟,但为什么感觉上整夜都在做梦,几乎没有间断? 是不是所有的快速动眼期都连续起来了,才让我们感觉大脑整夜都没有得到休息? 实际上,正如我们之前讨论的,大脑在一整夜的睡眠中会经历大约 4 个快速动眼期,每一个快速动眼期的时长并不相同。第一个睡眠周期中的快速动眼期最短,只有不足 10 分钟,而接近睡醒前的快速动眼期则是最长的,接近 20 分钟。如果你恰好在最后一个快速动眼期过程中醒来,梦境的记忆就会非常清晰,感觉就像是做了一整夜的梦。相反,如果你的最后一个快速动眼期非常短暂,或者在快速动眼期结束以后才醒来, 那你甚至都分辨不清自己在夜里是否曾经做过梦,更不用说回忆起梦境中的细节了。

10. 夜长梦多

　　我们的传统文化中，梦境一直是充满传奇色彩的话题。无论是广为人知的庄周梦蝶、一枕黄粱、南柯一梦、梦笔生花等故事，还是在元代杂剧中的蝴蝶梦、扬州梦、东坡梦、绯衣梦、黄粱梦等，梦境始终是人们寄怀抒情的重要载体。这些丰富多彩的梦境故事，往往与做梦者的人生经历紧密相连，被记录在历史的长河中，因此梦境常常被笼上一层神秘的色彩。

　　实际上，我们的祖先对梦境的研究有着悠久的历史，并且在独特的文化背景下，形成了一套独立的体系。在中国东周时期编纂的官方典籍《周礼》(可以看作是周朝人行为规范)中，就明确地把梦境分为正梦、噩梦、思梦、寝梦、喜梦、惧梦六大类，并对每一类梦境都进行了详细的分析和解读。尽管《周礼》不是一本医学著作，但它作为官方文件的性质表明，古人对梦境给予了极大的重视，认为通过一个人的梦境可以推断出个人的命运、事件的发展，乃至国家的兴衰。

　　在先秦时期的医学专著《黄帝内经》中，我们发现古人对梦境的解析已经更为深入和具有科学性，《素问·脉要精微论篇》中说："是知阴盛则梦涉大水恐惧，阳盛则梦大火燔灼，阴阳俱盛则梦相杀毁伤，上盛则梦飞，下盛则梦堕，甚饱则梦予，甚饥则梦取，肝气盛则梦怒，肺气盛则梦哭，短虫多则梦聚众，长虫多则梦相击毁伤。"这段话的大致意思是说，如果体内的阴气强盛，就容易梦见寒冷的水；反之阳气强盛就容易梦见炎热的火；阴气和阳气都强盛则容易就梦见战斗和伤害；上焦气盛就容易梦见飞翔；下焦气盛就容易梦见坠落；吃得过饱就容易梦见给予，反之饥饿就容易梦见索取；肝气强盛就容易梦见愤怒，肺气强盛则容易梦见哭泣；腹中有蛲虫容易梦见人员聚集,腹中有蛔虫则容易梦见互相攻击。

《黄帝内经》对梦境的成因及内容的分析,在中医理论体系中具有一定科学基础,并且与现代医学对梦境的分析形成了初步的共识。现代医学认为,梦境中的场景和内容往往是身体潜在疾病的一种反射。例如,有慢性胃溃疡的患者,白天胃肠道常有不适,这种长期的慢性刺激会在大脑中留下印记。到了夜晚,大脑会重新组合白天的记忆碎片,因此在梦境中可能会出现与饮食相关或是关于胃部不适的内容。这种观点揭示了梦境与身体健康状况之间的联系,为我们理解梦境提供了新的视角。

梦境中反映的疾病和症状,有时候可能是我们在日常生活中容易忽视的潜在健康风险。通过分析梦境内容,我们有可能反过来推断身体可能存在的问题。例如,如果有患者经常梦见自己蹚过冰冷的河水,这可能就是疾病在夜间向大脑发出的警示。在这种情况下,我们会建议患者进行相关检查,以排除骨质疏松、风湿病,或者是慢性肾炎等疾病。这些观点与《黄帝内经》中提到的"上盛则梦飞,下盛则梦堕,甚饱则梦予,甚饥则梦取"有着相似之处。但是,对于"肝气盛则梦怒,肺气盛则梦哭"的解释,又是基于什么原理呢?

在上一章中,我们讨论了中医理论是基于脏腑五行学说的。人的五脏分属五行,而六腑又与五脏关联对应(严格来说,我们的身体结构应该是六脏六腑,除了心、肝、脾、肺、肾五脏以外,还有一个名为"心包"的脏器,在六腑中对应是"三焦",五行中对应的是"相火",这里暂且不深入讨论)。五行中每一行都有其独特的特性:"水曰润下,火曰炎上,木曰曲直,金曰从革,土爰稼穑。"以肝脏为例,肝属木,木的特性是生长发育,肝脏的功能也与木的特性相似,主要负责促进机体生长发育、疏解调理的作用,肝"脏"所相表里的"腑"是胆,因此也具有相应木的属性。同理,木对应的方位是东方、颜色是青色、季节是春季、气候是风、味道是辛、情绪是怒、器官是筋等,都具备和木相类似的"曲直"的属性。

如果肝脏气旺,人体可能会表现出一系列与"木盛"相关的症状,如目赤胁痛、恶心厌食、情绪急躁等,这正是《黄帝内经》中提到的"肝气盛则梦怒"。同样地,肺在五行中属金,情绪上属悲,因此会有"肺气盛则梦哭"的表现。从这个角度来说,中医认为梦境内容往往是五脏过盛或亏缺的一种表现。梦境背后可能暗示着身体相应脏器的潜在疾病。这种理论在一定程度上客观地反映了古人对于梦境的认知和辨识。

尽管梦境充满神秘,但它们的出现总有其原因。按照常理,我们在一个睡眠周期中已经经历了嗜睡期、浅睡期、中睡期和深睡期,尤其在慢波睡眠阶段,大脑和身体都得到了充分的休息和恢复。那么,为什么还需要快速动眼期呢?梦境的真正意义是什么?难道仅仅是为了给我们的睡眠增添一些值得回忆的片段吗?

当然不是那么简单。目前我们对梦境成因和深层含义的理解还不够深入,主要是因为我们对梦境的解析能力有限。根据现有的知识体系,我们可以确定的是,梦境可能是大脑皮质不完全休息的功能性代偿的结果。有研究表明,许多哺乳动物的快速动眼期维持的时间比人类要长得多,而进化程度更高的人类,梦境时间却相对较短。这可能暗示梦境是人类进化过程中的一种不完善表现,也就是所谓的**返祖现象**。当然,这种观点虽然具有普遍性,但却不具备绝对性。例如,我们在前文提到的从来不做梦的针鼹,我们总不能说它们比人类进化得还要高级吧?

另一种观点认为,梦境可能是大脑在睡眠期间定期向身体发送的一种**激活信号**,以此来告诉身体"我还活着"。这种信号促使身体翻身或有所动作,避免身体在长时间副交感神经控制下的慢波睡眠中过度放松,导致唤醒障碍。一个典型的例子就是大脑受损的植物人,他们的身体长期处于心率和血压减慢的深睡状态,缺乏唤醒机制。因此,除了意识上无法觉醒外,他们的周围神经系统和肌肉也因为缺乏唤醒机制,得不到运动指令而出现萎缩和废用。这就需要通过按摩等方式,逐步激活周围神经系统进入觉醒状态。正是梦境这种阶段性的唤醒,才有效防止了身体陷入"长眠不醒"的状态。

除了返祖和激活两种作用以外,梦境的产生对于我们的**休养生息**、发育成长也具有重要的意义。正如我们之前讨论的,在慢波睡眠期间,副交感神经开始活动,我们的身体会出现心率减慢和肌肉放松的现象。而在快速动眼期,情况则完全相反,我们的肌肉处于紧张状态,心率加快,大脑中的蛋白质合成速度也较清醒时大幅增加。在这个阶段,我们的记忆和智力的发育也在悄然加速。慢波睡眠和快速动眼期的交替,一张一弛,使我们的身体才得以持续修复和完善,从细小的幼苗长成参天大树。

对于成长中的青少年而言,慢波睡眠和快速动眼期都至关重要。梦境作为生长发育的"助推器",对青少年的发育起到了重要的促进作用。大多数婴幼儿每天需要超过 16 小时的睡眠时间,其中近一半的时间都被梦境所占据。随着年龄的增长,当生长和发育不再是身体的主导需求时,快速动眼期的时长也会相应减少。有些老年人到了 70 岁以后,甚至可能不再经历梦境,真正达到了"老来无梦"的阶段。

11. 意识的后门

关于梦境产生的具体机制,至今科学界尚未达成一个明确的共识。尽管我们的祖先已经尽其所能,以当时的知识水平对梦境进行了科学的解释,但由于技术手段的限制,他们得出的结论各不相同,质量参差不齐。相信很多人都听说过那部流传了两千年、销量无法估量的神秘之作——《周公解梦》。直到今天,各种版本的《周公解梦》仍然在图书销售排行榜上占有一席之地。虽然无法考证周公姬旦是否真的编写过这本书,但在其流传的过程中,后人无疑加入了许多超越本意的内容,这是不容忽视的事实。我曾经翻阅过一个版本的《周公解梦》,惊讶地发现其中竟然包含了对"梦见手机或平板电脑"的梦境解读。惊愕之余,我也不得不由衷叹服后人这种与时俱进、推陈出新的创新精神。

客观地说,我们的先人对梦境的研究大多是严谨的,只是在当时的知识体系框架之内,无法实现学术上的突破。直到近代,随着弗洛伊德建立精神分析学派,人类对梦境的探索和解析才逐步进入一个更加科学和理性的阶段,正规的研究也随之不断深入。

让我们来认识一下**西格蒙德·弗洛伊德(Sigmund Freud)**,他是 20 世纪最伟大的心理学家之一,精神分析学派的创始人。他于 1856 年出生于奥地利的一个犹太家庭。父亲是一名商人,这为弗洛伊德提供了良好的教育机会。自幼便展现出过人智慧的弗洛伊德,很快在同龄人中脱颖而出。尽管当时犹太人面临诸多职业歧视,弗洛伊德还是在政策允许的范围内选择了当一名医生,并在年轻时专注于神经外科的研究,投入多年时间深入学习外科手术。如果不是后来他的研究重心转向精神心理学科,他很可能会成为一名优秀的外科医生。

真正激发他对精神分析产生兴趣的,是他28岁时经历的一个偶然事件。当时,他接收了一位从其他医生那里转诊过来的癔症患者。在治疗初期,弗洛伊德采用了宣泄疗法,也就是我们现在所说的"谈话治疗",类似于现在临床上的心理治疗。随着对病情的深入了解,弗洛伊德进一步丰富和升级了治疗手段,增加了催眠疗法作为辅助治疗,具体操作方法是医生将手放在患者的额头上,帮助患者回忆过去。然而,随着治疗的深入,弗洛伊德发现,对于许多精神心理疾病来说,单纯的心理疏导和催眠并不能解决所有问题。这促使弗洛伊德深思:我们对患者进行这些治疗目的究竟是什么? 催眠唤起的是什么? 人的精神心理活动的本质究竟是什么?

带着这些疑问,弗洛伊德在行医的同时,也积极寻找着答案。终于,在1900年,也就是弗洛伊德44岁那年,他正式出版了著名的《梦的解析》,这本书为精神分析学派奠定了理论基础。这部巨著的内容颇为深奥,即使用最通俗的语言也难以完全解释清楚,有兴趣的读者可以深入研究原著。在这本书中,弗洛伊德将人的意识划分为三个层次:意识、前意识和潜意识。潜意识进一步体现在本我、自我和超我三个方面。他认为潜意识的本质就是性欲,也就是说,人的一切行为动机都与"性"有关。但由于社会传统伦理道德的约束,这种性的动机在白天的现实生活中无法明确表达,只能隐藏在潜意识中。潜意识就像是一个巨大的垃圾场,白天不能公开展示的想法都被悄悄地藏在这里,待到夜深人静时再被挖掘出来。敏锐的精神分析师就像是垃圾场中的分拣工人,能够熟练地区分出有价值的物品和无价值的垃圾。同时,精神分析师又像是经验丰富的侦探,在潜意识中准确捕捉到隐藏在海量信息中的线索,逐步揭示出人们在现实生活中的真实想法。

这样的分析过程无疑令人深思。弗洛伊德毫不避讳地将"性"与日常生活中的吃喝拉撒睡、行动坐卧走等行为相提并论,直接将一个人最私密的念头暴露在众目睽睽之下，这自然让许多传统学者难以接受，也让一些道德卫士感到尴尬。这也是弗洛伊德的理论在最初难以推广的原因之一。要知道，弗洛伊德生活在主张禁欲的维多利亚时期，在这样的背景下提出这样的理论确实需要勇气。从另一个角度看，这无疑是一颗深水炸弹，在学术界引起了巨大震动。当时，许多专家认为弗洛伊德的观点过于低俗，不宜在学术界讨论。加之书中的许多理论深奥晦涩，导致这本书刚出版时销量惨淡，首版只印了 600 本，用了 6 年时间才卖出去 351 本，而弗洛伊德从出版社获得的稿费仅有 209 美元。

在中西方文化的碰撞中，弗洛伊德的一些观点与我们先人的部分理论不谋而合。孟子曾提到"食色性也"（这句话出自另一位先贤告子之口，但因记录在《孟子·告子上》中，常被误认为是孟子所说），这也是强调了性和饮食一样，是人类最基本的生理需求。孟子与弗洛伊德在这一点上有相似之处，但弗洛伊德对性的理论更为直接、深刻，也更具有挑战性，因此在当时更难以被普遍接受。

随着时间的推移，经过多年的理论探讨和实践检验，学术界普遍认同弗洛伊德是精神分析学派的巨擘，他所建立的梦境分析理论更是精准地解释了人的行为与梦境之间的联系。这些成就我们暂且不深入讨论。需要特别强调的是，弗洛伊德提出了一个与梦境密切相关的重要概念——**潜意识**。

潜意识究竟是什么？我们可以这样理解：假设我们的大脑一天中接收了 1000 条信息，但由于处理能力有限，大脑皮质只保留了其中 50 条最重要的信息，那么剩下的 950 条信息去了哪里呢？他们并没有被丢弃，而是被潜意识悄悄保存起来，只有掌握了正确方法的人才能开启这些记忆的宝库，解读这些信息。比如，你早上进入公司时遇到了一位不太熟悉的同事，礼貌性地打了个招呼，然后挤进拥挤的电梯，注意到每层楼都有人进出，恰巧这时你发现鞋带松了，于是弯腰系好鞋带，接着走出电梯，开始一天的工作。这些细节看似微不足道，你可能很快就会忘记它们，好像它们从未在大脑皮质留下痕迹，但实际上你的潜意识已经默默地记录了这一切。当夜幕降临，你进入梦乡之后，潜意识就会打开一扇秘密的门，悄悄地在记忆与梦境之间搭建起一座桥梁，让这些被埋藏的记忆重新浮现。如果此时有一位催眠师在场，能够唤醒你的潜意识，那么早上你遇到的人是谁、电梯在哪一层最拥挤、你在哪一层楼系的鞋带等细节，都能够被逐一挖掘出来。梦境，正是开启潜意识之门的金钥匙。

弗洛伊德曾明确指出："梦，它不是空穴来风，不是毫无意义的，不是荒谬的。也不是一部分意识昏睡，而是只有少部分乍睡还醒的产物。它完全是有意义的精神现象。事实上，是一种愿望的达成。它可以算是一种清醒状态精神活动的延续。"根据弗洛伊德的理论，我们白天的思维活动和夜间的梦境是紧密相连的，每个人的梦境都有其根源。即使你不承认梦境与日常生活存在联系，你的潜意识却可以揭示这些隐藏的秘密。

在弗洛伊德的著作中，他提到了一个案例，涉及他的一位年轻同事佩皮。每天早晨，房东太太都会叫醒佩皮，提醒他去医院工作。一个周日的早晨，房东太太忘记了是休息日，依旧像往常一样叫醒他，佩皮翻了个身后继续睡觉，没有起床。但随后他做了个梦，梦见自己躺在医院的床上，床头挂着写有自己姓名的卡片。他的潜意识在梦中告诉他，已经在医院了，不需要再专程前往。于是，佩皮的身体放弃了为觉醒做出的准备，安心地继续他的睡眠。这个故事告诉我们，尽管房东太太在周末像往常一样唤醒佩皮，但潜意识在梦中告诉佩皮：今天不需要去医院了。尽管梦境中呈现的是佩皮自己住院的场景，但这实际上是他内心想法的反映，潜意识在这里起到了催化剂的作用。

12. 日有所思

关于潜意识的力量,我们可以通过口误的例子来进一步理解。弗洛伊德曾有一句名言:"没有口误这回事,所有的口误都是潜意识的真实的流露。"这句话揭示了口误实际上是潜意识的一种表达,有时我们说出的话似乎未经思考,但实际上是我们内心深处的想法在不经意间流露了出来。当我们发现自己说错话时,其实不要刻意去纠正,因为这些看似漫不经心的口误很可能就是我们内心的真实感受!

潜意识的力量就像原子能一样强大,如果能够正确利用,它可以像核聚变一样为人类提供无穷的能量;但如果处理不当,它也可能像核裂变一样具有破坏性。虽然潜意识有时候会带来麻烦,但更多时候,它为我们提供了一条"捷径",让我们白天纠结的问题能够在夜晚的梦境中找到答案。正是由于潜意识的不可预测性,我们的梦境常常带给我们惊喜和意外的发现。

在化学史上,有一个广为流传的故事,它展示了梦境如何成为科学发现的催化剂。故事的主人公是德国著名化学家弗雷德里希·凯库勒(Friedrich A. Kekule)。从 1861 年起,凯库勒就致力于研究苯的化学结构。苯是一种从煤焦油中提取的重要有机化学物质,由 6 个碳原子和 6 个氢原子组成。让我们简单回顾一下中学化学知识:通常情况下,1 个独立的碳原子要和 4 个氢原子结合才能达到化合价的平衡,而苯的化学结构组成却只有 6 个碳原子和 6 个氢原子,这在理论上是一种并不稳定的化学结构。那么,这 6 个碳原子和 6 个氢原子又是如何达到平衡状态的呢?

凯库勒对这个谜题百思不得其解,他每天都在化学分子式中寻找答案,列出了数十种可能的结构式,但却没有一种符合6个碳原子和6个氢原子的配比。这个问题让他夜不能寐,严重影响了他的睡眠,有时他每天只能睡三四个小时,有时甚至到了日不能食、夜不安枕的程度。

一天,坐在回家的马车上,疲惫的凯库勒不知不觉地打起了盹。在半梦半醒之间,他梦见了一条蛇形的碳链,首尾相接,每个碳原子旁都伴随着一个氢原子。这个奇异的梦境让凯库勒猛然惊醒,立即命令马车夫掉头返回实验室。在那里,他迅速勾勒出了苯的环状结构图,6个碳原子和6个氢原子形成了一个完美的环,化学价刚好配平!

苯环的发现可以说是白天记忆碎片在梦中进行重组的最好例证。在白天,凯库勒的脑海中充满了关于苯化学结构的各种信息,但它们并未能激发出凯库勒的任何灵感。或许,苯的环状结构也曾经在凯库勒的脑海一闪而过,但当时可能被大脑误判为无关紧要的信息而被忽略。然而在梦中,这些日间信息得到了重新组合,那条被忽略的信息被潜意识重新挖掘,被置于重要位置,环状结构的信息再次浮现在大脑皮质,促使凯库勒从梦中惊醒。

这种日间信息在夜间**重组**,梦境中的信息也可以**转换**成白天可用素材的现象,不仅在国外有例证,国内同样不乏其例。宋朝著名诗人苏东坡就曾经有过"梦中得佳句"的传奇经历。

在宋朝的某年腊月二十五,正值一场大雪过后,诗人苏东坡望着窗外的雪景,沉浸在一个美好的梦境中。他梦见自己正享用着用雪水烹制的香茗,同时有佳人在旁轻歌曼舞,为他的品茶时光增添雅兴。在梦中,苏东坡被这雪景、茶香、乐曲和佳人所环绕,生活显得格外惬意。梦境中,他诗兴大发,如同白日里的习惯,脱口吟出一首回文诗(回文诗就是正读、反读都能成诗)。醒来后,苏东坡依稀记得梦中的诗作,急忙命人取来纸笔,想要将那些梦中的佳句记录下来,但绞尽脑汁,却只能回忆起其中的一句是

"乱点馀花唾碧衫",其他的诗句却已随风而去。但这难不倒文豪苏东坡,他以这句残存的诗句为线索,挥洒自如地创作了一首题为《记梦》的回文绝句。诗云:"酡颜玉碗捧纤纤,乱点馀花唾碧衫。歌咽水云凝静院,梦惊松雪落空岩。"如果将这首诗反着读,也是一首好诗:"岩空落雪松惊梦,院静凝云水咽歌。衫碧吐花馀点乱,纤纤捧碗玉颜酡。"

苏东坡一首写罢,意犹未尽,趁着兴致,又提笔写下第二首《记梦》:"空花落尽酒倾缸,日上山融雪涨江。红焙浅瓯新火活,龙团小碾斗晴窗。"这首诗也是回文诗,倒读也别有风味:"窗晴斗碾小团龙,活火新瓯浅焙红。江涨雪融山上日,缸倾酒尽落花空。"诗兴盎然的苏东坡还将这因梦得句的全过程详细记录在了诗前小序之中。

我们无法确定苏东坡是否在梦中得到了完整的诗篇,也无法分辨他究竟是先有梦境还是先有诗作。但无论真相如何,"诗里有梦"或"梦中吟诗"都不影响这两首回文诗成为流传千古的佳作。

实际上,无论是凯库勒还是苏东坡,他们在梦中的灵感并非凭空而来。这是因为他们在日间的潜意识中积累了大量的记忆碎片,这些碎片在梦境中重新组合,形成了他们在清醒时难以想象的创意。用我们熟悉的话来解释,就是"日有所思,夜有所梦"。

换而言之,如果凯库勒没有在白天深入研究化学结构式,换成一个与化学无关的德国铁匠梦见了蛇形的碳链首尾相连,他也不会联想到苯的分子结构上。同样,如果苏东坡没有深厚的文学修养,换成长安城中的纨绔子弟梦见了那些字句,也无法将它们创作成诗。因此,日常的知识和经验积累,是梦境中记忆重组的重要基础。

13. 我的未来也是梦

弗洛伊德对梦境的解析在 20 世纪之初无疑为人们提供了全新的视角，但任何新理论的提出都不可能完美无缺。弗洛伊德认为，梦是潜意识的一种体现，而潜意识往往是对已发生事情的一种解释。然而，实际上我们梦中的内容往往是未曾经历过的，有些人会经常感到现实生活中的场景与某个梦境异常相似，甚至有些梦境中的故事与现实生活中的事件不谋而合。

一个广为流传的例子是，有人自小离开家乡外出闯荡，后来决定回乡去探亲。在启程前，他做了一个梦，梦见自己在一处陌生的院落里与一位陌生的男子交谈，院落的布局给他留下了深刻印象。第二天，当他回到从未见过的家乡，与从未谋面的族人相见时，却发现这一切与梦中的场景惊人地相似：相同的院落、相同的谈话男子，甚至连水缸、柴垛的位置都与梦中一模一样，他甚至还发现了一只和梦境中一样狂吠的狗！这一切该如何解释呢？

因此，一些学者重新提出了梦境的预测功能，并将其视为一种超自然的现象。同时，由于弗洛伊德的"泛性论"并未被广泛接受，所以在精神分析学创立后的几十年里，不断有专家对这一理论提出挑战，或者用新的理论对弗洛伊德的学说进行补充和完善。接下来我们要介绍的另一位精神分析领域的重量级人物，就是通过学术创新，将弗洛伊德的理论提升到新高度的荣格。荣格认为，虽然梦是人类潜意识的体现，但梦境更多的是对未来的预见。

卡尔·古斯塔夫·荣格(Carl Gustav Jung),这位瑞士心理学家,比弗洛伊德年轻 19 岁,在心理学史占有举足轻重的地位。他与弗洛伊德之间的关系颇具戏剧性,充满了合作与冲突。最初,弗洛伊德和荣格并无太多交集,直到荣格将自己的研究成果——关于早老性痴呆(后来更名为精神分裂症)的论文寄给弗洛伊德审阅,他们的学术交流才真正开始。1907 年,弗洛伊德邀请荣格到维也纳的家中做客,两人进行了长达 13 个小时的深入对话,彼此都感到相见恨晚。对荣格而言,弗洛伊德是他所遇见最重要的人;对弗洛伊德而言,他视荣格为精神分析学派的传承人。自此,两人在学术上开始了长达 6 年的紧密交往与合作。

然而,随着时间的推移,两人在学术上的分歧逐渐显现,尤其是在对潜意识的认知上,两人的理念存在根本性的差异。俗话说,"道不同不相为谋",最初他们还保持着师生之间的尊重,只是学术上各抒己见,但后来发展到意见相左,甚至互相攻击。在一个公开论坛上,两人的关系彻底破裂,公开争吵,最终宣布分道扬镳。在一次学术讨论中,荣格甚至直接顶撞弗洛伊德,导致弗洛伊德气得晕厥不醒。1913 年,两人正式宣布决裂,荣格也离开了精神分析学派,创立了自己的学派——分析心理学。

古人云,"君子之交淡如水,小人之交甘若醴",许多学术巨擘之间的友谊并不总是充满君子之风。当学术观点一致时,他们的关系可能很和谐,而一旦在根本观念上出现分歧,那份友谊可能会迅速破裂。值得庆幸的是,这些分歧大多局限于学术领域的讨论,并未演变为对个人品质的质疑或攻击。

让我们继续回到梦境的主题。荣格与弗洛伊德之间的主要分歧在于他们对"梦境内容所反映的意义"持有截然不同的观点。荣格虽然认同梦境是过去经历的一种反映,但他认为,梦境更多的是**对未来的一种展望**。我们之所以会梦到许多清醒时闻所未闻、见所未见的场景,甚至出现现实场景和梦境高度重合的场面,不是因为我们的梦境能够预测未来,而是因为梦境本身就是潜意识里对未来的一种期待。以我们之前提到的梦见自己返回家乡的例子来说,这实际上是我们的潜意识在梦境中提前对信息进行了搜集和整理,形成了先入为主的框架;而在现实中,我们对真实场景的感知会根据梦境中形成的框架内容不断进行调整和适应。换言之,即使梦中的家乡和现实中家乡并不完全相同,但经过不断相互修正,潜意识悄悄地引导你的大脑认为它们是一致的,从而在认知上产生了惊人的相似感。这与我们将在最后一章讨论的"重写认知"的故事有着相似之处:不是梦境中的家乡和现实中的家乡高度吻合,而是你的潜意识使你对现实家乡的认知更贴近于梦境中的家乡。

荣格曾经说过:"心灵是变化不已的,因此它必须有两种层次。一方面,心灵产生过去的遗传与痕迹的图画,而另一方面不过仍表现于同一图画内的——是未来的远景,只是心灵创造它的未来。"这段话的含义是,尽管我们在梦中经历了很多过去,但这些实际上也是我们对未来憧憬和向往的一种反射。

为了印证荣格的观点,让我们来看一个有趣的故事。1846年,在美国马萨诸塞州的斯宾塞,有一位名叫艾利斯·豪维的发明家,他一直想发明一台用来缝制衣服和鞋子的机器,但他遇到的最大困难是如何让缝纫线随着针穿过衣料。这个问题让豪维陷入了深深的思考。一天夜里,他做了一个梦,梦见一群人威胁他,如果他不能在24小时内解决缝纫机的穿线问题,就会用鱼叉将他处死。在梦中,他看到鱼叉上明晃晃的圆孔,突然惊醒。他意识到:如果把穿线的孔放在针尖上,是不是就可以解决穿线问题了呢?于是,在经历了这样一个充满恐怖的噩梦之后,豪维终于发明了世界上第一台缝纫机。

另一个故事也许更能说明梦境的预见性。众所周知,现行的元素周期表是由俄国化学家门捷列夫在 1869 年提出的。但有趣的是,门捷列夫自己曾说,这张元素周期表并非他研究的成果,而是在梦中得到的启示。这个故事与凯库勒发现苯环结构的过程有着相似之处。门捷列夫意识到已发现的元素之间存在一定的规律,但如何将这些已知元素合理地排列在一张表格中,这个问题让他颇费脑筋。直到有一天,门捷列夫在梦中清晰地看到了这张排列有序的周期表,才突然领悟。尽管还未完全醒来,他在梦中有意识地记下了元素的排列规则,醒来后立即将梦中的周期表复制到了纸上,这就是我们今天仍在使用的元素周期表。

门捷列夫总是谦虚地表示,元素周期表不过是他从梦中抄写下来的,但这个梦境实际上反映了他对未来的期待,这种期待在他的潜意识中得到了体现,让他在梦中提前体验了尚未发生的场景。这与荣格的理论更为接近,即梦境不仅仅是对过去的反映,更是对未来的一种预期和体验。

尽管荣格最终与弗洛伊德分道扬镳,但从历史的角度来看,荣格实际上丰富了弗洛伊德的精神分析理论,并在此基础上发展出了自己的理论体系。荣格并非唯一一位对精神分析学说进行深化的学者,许多大师都从各自的角度对这一理论进行了补充和完善,比如我们接下来要介绍的另一位精神分析领域的重要人物——**埃里希·弗罗姆**(Erich Fromm)。

弗罗姆,这位美籍犹太心理学家,出生在弗洛伊德发表《梦的解析》的同一年。在他的成长过程中,弗罗姆先后吸收了弗洛伊德和荣格的学术精华,并又经历了两次世界大战的洗礼,这使得他的学术立场更倾向于人本主义。他将这种人本主义理念与弗洛伊德的理论相结合,开创了"精神分析社会学"这一新的流派。弗罗姆认为,"梦可以是我们心灵最低下、最无理性及最高尚、最有价值作用的表现。"这句话的含义是,我们做梦的时候虽然不受任何法律的约束,但梦境却真实地反映了我们内心的善良或邪恶。在梦中,我们可能会拯救落水儿童、搀扶老人过马路,这反映了我们内心的善良,在现实生活中,我们遇到同样的情况可能也会这样去做;反之,如果我们梦见自己杀人放火,这表明我们内心也潜藏着这种原始冲动,只是在法律和道德的约束下,我们在现实中并未将其付诸行动。

简而言之,我们的内心深处如果住着天使,我们就会梦见天使;如果心中藏着魔鬼,梦境中也可能化身为魔鬼。

14. 控制你的梦

精神分析理论往往深奥难懂，让人听得云里雾里。对于普通大众来说，不必深究"自我""本我"和"超我"之间的区别与联系，只需理解每一场梦境背后都隐藏着我们内心深处的秘密即可。那么，我们的大脑是如何处理这些纷繁复杂而又丰富多彩的梦境的呢？

我们知道，梦境的内容与我们在白天通过感觉器官接收的信息密切相关。我们的视觉、听觉、触觉、味觉等感觉器官在白天高负荷运转，接触到大量或许有用或许无用的信息，但大脑皮质处理这些信息的能力是有限的。下面，我们通过一个比喻来说明梦境中信息的处理过程。

假设我们的大脑就是一个社区银行，每天的业务受理能力有限。然而，在发工资的日子，许多居民都会涌入银行存取款，银行应接不暇。银行经理自然会有应急预案，比如将一些客户列为 VIP，优先在柜台办理业务，同时鼓励其他客户使用 ATM 机自助服务。营业结束后，银行工作人员不仅要核对柜台的账目，还要清点 ATM 机中的现金。白天，客户通过柜台存入各种款项，产生了大量零钱。这些零钱看似不起眼，但夜班员工的主要任务就是将这些零钱整理、分类并入库，同时核对账目。但由于柜台和 ATM 机是两个不同的系统，整理过程中可能会出现一些错误，如顺序颠倒或金额记录错误等。不过没关系，第二天上班时，银行经理会带领员工重新核对账目，确保错误不会延续到下一个工作日。

有人可能会好奇，我们讨论银行的工作，这与我们的梦境又有什么联系呢？别急，让我们通过银行的比喻，来理解大脑处理信息的机制。在白天，大脑面对海量信息时，只能选择一些相对重要和紧急的信息进行及时处置（就像银行中的 VIP 客户），并将这些信息在记忆层面进行登记和存档。而那些相对不重要的信息并没有被丢弃，而是被转交给了潜意识（就像 ATM 机）。到了夜间快速动眼期，这些未能及时处理的记忆碎片会被大脑重新调取出来（就像零钱），进行重新排列和组合。大脑在夜间重组信息后形成的场景，便构成了我们的梦境。但是，大脑中的夜间处理系统和白天处理系统是两套不同的机制，它们的工作方式也截然不同。因此，同样的信息在白天和梦中所呈现的内容可能会大相径庭（就像账目出错），有的梦境内容让你感觉似曾相识，有的则感觉莫名其妙。这些实际上是记忆重组过程中的混淆，但由于梦境内容与日间的所思所见存在着千丝万缕的关联，即便出现认知上的错误也没有关系。在白天清醒时，大脑会对梦境进行再次整理和纠正，避免了我们将梦境与现实混为一谈。

这种比喻仅仅是为了简化我们对大脑处理梦境信息流程的理解。实际上，大脑中信息的传递速度极其迅速，处理整个梦境信息仅需片刻，在这个过程中，起到核心处理作用的就是位于脑干区域的蓝斑核。那么，科学家是如何发现蓝斑核在控制梦境中起到的关键作用呢？这里有一段有趣的故事。

随着快速动眼期与梦境发生的关联被广泛接受，人类对梦境的研究也日渐深入。以色列科学家在研究成年人的快速动眼期时，遇到了一个极为特殊的案例：一位名叫尤瓦尔的人声称自己成年后从来没有做过梦，也就是说，他从未经历过快速动眼期。尤瓦尔出生时与常人无异，他与普通人唯一的不同之处是在 19 岁时脑部曾受到枪伤，弹片至今仍然留在他的脑中。幸运的是，子弹没有击中致命部位，尤瓦尔幸免于难，保住了性命，并且这块弹片并未影响他的智力发展和日常生活，他甚至还可以同时身兼律师、画家、编辑等多项工作。出于对这块弹片的好奇，科学家们对尤瓦尔进行了颅脑平片扫描。结果发现，这块弹片恰好击中了脑干的蓝斑核

（图2.1）。基于这一发现,科学家们提出了一个大胆的推断:尤瓦尔不做梦的现象,是否与蓝斑核受损有关? 也就是说,蓝斑核是否是控制梦境发生的重要中枢呢?

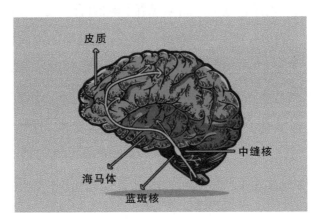

皮质

中缝核

海马体

蓝斑核

图 2.1　脑干的蓝斑核。

　　法国科学家秋柏接过了以色列科学家的研究接力棒, 对这一课题进行了更深入的研究。他的团队选择猫作为实验参照物。在确保猫的生命体征的前提下, 他们人为地破坏了猫的蓝斑核 (每次了解到这样的实验细节,都不禁让人感叹医学实验的残酷性,许多实验动物都是在人类的实验台上走完了它们的一生。然而,我们必须承认,人类医学知识的积累,是建立在这些实验动物牺牲的基础上的。在此,让我们向为科学研究献身的实验动物表示敬意), 随后,再监测猫的睡眠脑电图。实验结果与预想的基本一致,被破坏了蓝斑核的猫,其脑电图确实不再出现快速动眼期的活动,也就是说,失去了蓝斑核的猫和尤瓦尔一样,失去了做梦的能力。因此,科学家们推断,蓝斑核很可能是大脑中控制梦境发生的中枢。

　　科学是不断发展的,时至今日,我们不但知道了蓝斑核是控制梦境的中枢,还了解到蓝斑核是通过一系列神经递质来控制觉醒和梦境的。具体来说,蓝斑核的前部主要负责释放去甲肾上腺素和多巴胺,这些物质促使人体进入觉醒状态；与之相对的，脑干的另一个区域——中缝核，则释放一种称为5-羟色胺的递质，其可促使人体进入睡眠状态；而大家所关注的梦境产生区域，位于蓝斑核的中部和尾部，这里释放的去甲肾上腺素控制着梦境的发生。

虽然目前对梦境的研究已经深入分子层面，但这仅仅是我们探索梦境奥秘的一小步，未来还有许多问题等待着我们去解答。

15. 噩梦醒来是早晨

　　虽然我们的大脑能够处理复杂的梦境，但是不同的梦境对我们第二天的状态有着截然不同的影响。有些人在做了美好的梦后整天都精神焕发、心情愉悦；而有些人在经历了噩梦之后，白天可能会感到焦虑不安、食欲缺乏。难道 我们的大脑在处理这些梦境时有所偏颇吗？

　　实际上，大脑对所有信息的处理是一视同仁的。正如我们之前提到的，梦境的产生与脑干上的蓝斑核密切相关。无论是美梦还是噩梦，都是由这个区域发出信号，传导到整个大脑皮质。但通常情况下，美梦反而容易被遗忘，而噩梦则因其强烈的情感体验而让人记忆深刻。因此，我们关注的梦境往往不是那些美好的或关于未来的梦，而是那些令人挥之不去的噩梦。从医学的角度来看，判断梦境是否与某些疾病存在关联，梦境的内容只是重要因素之一，而更重要的是参考另外一个重要指标——**梦境的遗忘程度**。

　　我们的大脑在白天接收到大量信息，只能选择性地优先处理那些最重要的。到了夜间，潜意识便接手继续处理那些白天未能顾及的剩余信息。然而，潜意识的处理能力也是有限的，因此就会出现一些信息未经充分处理就被搁置的情况。这些信息在脑海中匆匆掠过，只有极少数能在瞬间激发出火花，形成梦境，而大多数信息则继续湮没在记忆深处。

　　通常情况下，当我们醒来后，大脑皮质与潜意识会进行一次"交接班"。一般经过 2~4 个小时，那些构成梦境的剩余信息会被清醒时大脑接收的新信息所替代，逐渐从记忆中淡出。因此，无论是美梦还是噩梦，梦境一般在醒来的两小时后就会被逐渐淡忘，这就是所谓的梦境遗忘现象。

也就是说,无论梦境的内容如何,只要我们在清醒后的四个小时内几乎完全忘记了梦境的内容,那就说明我们的大脑皮质已经转移了注意力,开始处理白天正常的信息,这个"交接班"过程就是顺利的。反之,如果噩梦的内容持续在脑海中萦绕,甚至一整天都挥之不去,严重时直到晚上上床睡觉时,脑海中仍然残留着前一天不愉快的梦境,那就说明我们做梦的过程可能存在问题。除了梦境持续残留之外,一些异常梦境可能还伴随其他表现形式,如在一段时间内频繁做噩梦,甚至屡次从梦中惊醒;或者连续很多天一直在做内容相似的梦等。我们将这类令人惊醒、内容恐怖的噩梦称为**梦魇**,或者睡梦焦虑发作。

这个词听起来可能令人感到不安,但实际上,梦魇是一种相当普遍的现象。据统计,50%~80%的成年人至少经历过一次梦魇,而儿童和女性梦魇的发生率相对更高一些。如果梦魇是在经历了重大生活事件,如亲人故去、自然灾害等之后频繁出现,并伴随着噩梦频繁、梦中惊醒,这通常被认为是创伤后应激障碍伴发的梦魇,这类梦魇的发生率高达80%以上。在严重的情况下,它还可能引发抑郁、焦虑等精神疾病,因此需要我们给予足够的关注。在后面的章节中,我们将详细讨论创伤后应激障碍及其伴随的睡眠障碍的治疗方法。

鉴于梦魇的高发生率,我们确实需要提高警惕。判定包括梦魇在内的睡眠问题是否构成疾病的关键指标,在于观察第二天的精力和情绪是否受到了严重影响,以及是否能从噩梦中迅速恢复,重新投入正常的生活节奏中。如果情绪、认知等受到影响,夜间频繁做噩梦、白天感到烦躁焦虑,那么就需要在医生的指导下进行睡眠和情绪的调整,必要时可能还需要药物治疗。除了系统性的药物治疗,我们还可以尝试一些自我调整的方法。例如,**"意向复述疗法"**就是其中一种自我修复的方法。

这种行为治疗的方法其实并不复杂。如果我们在一段时间内频繁从噩梦中惊醒,甚至被噩梦的内容困扰一整天,严重影响我们的正常生活,那么不必刻意回避,而应以积极、主动的心态面对这些噩梦。我们可以静下心来,用笔将那些看似恐怖的梦境以积极乐观的角度重新描述。例如,有人在梦中遭遇了僵尸的袭击,从梦中惊醒时满身冷汗,白天也感到心烦意乱,脑海中不断回放着僵尸的恐怖形象。对于这种情况,就可以采用意向复述疗法,在白天清醒时将夜间梦到的僵尸的恐怖情形记述下来,但在描述时,想象自己变成了"豌豆射手",那些恐怖的僵尸在我们的火力下纷纷倒下。无论你如何描述,核心目标都是建立一种"战略上藐视敌人"的坚定信心,并将这种信心植入潜意识,让它在夜间梦境中发挥作用。通过几次这样的练习,梦魇的发生频率就会逐渐降低。

这种治疗方法的核心在于帮助你构建一种认知,即梦魇并非不可战胜。通过自我描述的方法,将积极的思维模式深植于大脑中并不断强化。当这种思维模式在夜间的梦境中被激活时,梦境中的恐惧就不再占据主导地位。简单来说,就是通过在白天为大脑装备上战胜恐惧的"武器",让大脑明白在夜间面对恐怖的噩梦时,不再因"火力"不足而感到恐惧。这种方法不仅适用于梦魇,还可以应用到其他反复出现的梦境问题。通过在白天增强信念,强化潜意识,从而缓解症状。

除了梦魇,有些人在睡梦中还会遇到其他形形色色的问题。由于这些现象常与梦境相关,人们往往倾向于给予它们超自然的解释。然而,任何精神现象背后都有其物质基础,只是我们目前的知识体系还未能完全解读梦境,精神世界仍有许多未知领域等待探索。只要我们用科学的方法去分析这些问题的表象,就能揭示其内在本质。

让我们通过一个例子来说明这一点。或许有些朋友会分享这样的经历:我昨晚做了一个特别真实的梦,梦见自己跑了一场马拉松,甚至还拿到了名次。结果今天早上醒来,我的双腿还在酸痛,难道我真的去跑马拉松了吗？

　　如果确信这位朋友并没有梦游的行为，那么这个问题其实不难解释。这只是大脑皮质对所接收信息的一种反馈。在梦境中，脑干向大脑皮质发出了跑步的指令，大脑皮质便真的按照跑步的模式向肌肉发出神经反射信号，导致肌肉中的乳酸分泌增加。虽然你实际上并未参加长跑，但肌肉中的乳酸积累却如同你真正参加了比赛一样，这也就难怪你早上醒来时会感到双腿酸痛了。按照这一逻辑来思考，梦境其实并没有那么神秘。

16. 以梦为马

梦境如此丰富多彩，人们总是想要通过各种手段对梦境的内容进行调控，从"梦境工厂""造梦机器"到"做梦头盔"，这些概念在文学作品中屡见不鲜。例如，由莱昂纳多主演的电影《盗梦空间》，影片中的主人公是一名"造梦师"，他通过给他人注射镇静剂，引导他们进入自己构建的梦境中，甚至可以在梦境中继续使用镇静剂，构筑"梦中梦"。

故事情节精彩绝伦，但在现实中，我们对梦境的操控还远未达到电影中所展示的水平。人类对睡眠和梦境的控制尚处于初级阶段，"造梦"只是电影中的桥段，现实生活中较为可行的技术是"催眠"。

在许多影视作品中，我们常看到这样的场景：催眠师对受术者说"看着我的眼睛"，受术者便迅速进入半昏睡状态，催眠师提出各种问题，受术者都能逐一回答。直到催眠师说"你该醒了"，受术者旋即醒来，对催眠过程中的问题和回答毫无记忆，仿佛一切都未曾发生。

催眠术自诞生以来就充满了神秘色彩，许多文学作品和影视剧将其描绘得近乎神奇，似乎催眠师只需打个响指，被催眠者就会毫无保留地透露自己的秘密，完全进入不设防状态。

催眠的原理和效果神秘莫测，这让不少人对其真实性抱怀疑态度。即便是现代催眠理论的创始人詹姆斯·布雷德（James Braid）最初也是对催眠持怀疑观点的。

1841 年，那是一个科学与伪科学界限模糊的年代，催眠术在欧洲广为流行。作为外科医生的苏格兰人布雷德，最初对催眠术抱有极大的怀疑和轻视，他认为催眠不过是江湖骗术而已。布雷德的这种想法并不奇怪，因为催眠术的历史虽然非常久远，但施术者往往都是由僧侣担任，所以催眠术在当时也只是神职人员的一项辅助技能。

然而，一次偶然的机会，布雷德医生目睹了一位瑞士医生进行的催眠治疗演示，这让他开始对自己的判断产生了动摇。在整个催眠过程中，他没有发现任何常见的骗术痕迹，也未察觉到任何破绽。这次经历促使布雷德医生开始认真探索和思考催眠术的真实性，并深入探索催眠术的理论。他基于前人的经验，结合自己的研究，提出了新的见解。布雷德发现，使用水晶球对受术者进行催眠时成功率较高，这主要是因为受术者视神经疲劳，更容易诱发催眠状态。布雷德的研究为催眠术的后续发展奠定了基础。

根据布雷德的理论，催眠术实质上是催眠师通过一定的辅助用品，引导受术者进入一种半梦半醒状态，用来唤醒潜意识中的记忆，或者用来治疗和缓解焦虑等不良情绪的一种方法。换言之，催眠实际上就是催眠师利用一种媒介（可以是语言、音乐或物品，比如电影中常见的钟摆、水晶球等等）向受术者发出暗示，使受术者和催眠师的思维同频。在这个过程中，催眠师帮助受术者挖掘埋藏在潜意识中的思维，达到诊断和治疗的目的。催眠师对受术者实施催眠术时，受术者的大脑并非立即完全服从，而是在神经生理和精神心理两个层面上逐步发生变化。

首先是神经生理层面的变化。当受术者开始接受催眠的心理暗示时，大脑中枢神经的神经递质会发生改变，随之引发一系列生理反应，如心率减慢、血压降低等，这些反应有助于受术者进入被催眠的准备状态。

随后是精神心理层面的变化。在这个阶段，受术者对外界指令的敏感度降低，但对催眠师的指令却保持开放，形成了一条通往潜意识的单一通道。这意味着，受术者的信息接收范围变窄，他们主要接受催眠师的信息，而对周围的其他信息反应迟钝。

经过这两个层面的变化，受术者体内的乙酰胆碱和多巴胺等神经递质重新分配，这有助于缓解被催眠者的焦虑、情绪障碍等症状。

催眠效果虽然显著，但其作用机制却相对复杂，因此催眠术并非一项普通医师容易掌握的技术，它对施术的环境、光线、温度、噪声、受术者的情绪、身体状况，甚至体位等都有严格的要求。同时，催眠师施术时的语调、语速都可能直接影响受术者的治疗效果。曾经有一位催眠师，在一次施术时恰逢感冒，催眠正在进行时催眠师突然咳嗽了几声，这竟然导致了整个催眠过程完全失败。

催眠术的应用不仅要求催眠师具有较高的技术水平，还要求催眠师具备高尚的职业道德。例如，催眠师要对受术者在催眠过程中叙述的内容严格保密；男性催眠师在对女性患者实施催眠术时，必须要有女性医护人员在场陪同等。这些要求确保了催眠术的安全性和专业性。

除了对催眠师有一定的要求以外，受术者一方对催眠术的接受能力，以及与催眠师是否可以形成同频共振效应，都是决定催眠治疗能否够成功的重要因素。通常来说，那些认知功能完整、心理生理相对健全的受术者更容易成功地接受催眠，并从催眠中获益。相反，那些情绪控制能力差、机体内分泌失衡的受术者则较难同催眠师建立联系通道，催眠治疗也更可能以失败告终。

要想达到催眠的效果，受术者和催眠师需要在思想上高度一致，这样才能共同完成催眠过程。如果受术者始终保持高度警觉状态，无法与催眠师达成共鸣，催眠就很难成功。经常有朋友半开玩笑地挑战说，你能不能催眠我？我不信、不服，你试试看，我肯定抵抗得住。对于这一类的"受术者"，催眠师只能笑而不答了。

尽管催眠术的实施有着严格的技术和道德要求，但一些人仍然对催眠术的安全性抱有疑虑：如果我在催眠状态下无意中说出了不该说的话，泄露了心底的秘密,那该如何是好?

　　实际上,我们的大脑远比我们想象的要聪明。正如我们之前讨论的,受术者被催眠时并不是完全失去意识,而是处于一种半梦半醒的状态。在这种状态下,大脑仍然具备一定的防御机制,就像做梦一样,潜意识会在我们的脑海中站好最后一班岗,守护我们的心理防线。一旦催眠触及内心深处的私密领域,潜意识的自我保护机制就会被激活,催眠过程甚至可能被潜意识终止。这种自我保护机制不仅在被催眠时发挥作用,在睡梦中也同样有效。如果我们在梦境中遭遇危险,或者是潜意识认为梦境的内容触及了安全底线,身体会促使神经中枢尽快进入觉醒状态,这就是我们常说的"从噩梦中惊醒",实际上这是潜意识的一种保护反应。

　　将催眠术过分神奇夸大,往往是江湖术士的骗人伎俩,或者是影视作品赚取眼球的噱头。在临床实践中,我也遇到过一些患者,在向我诉说失眠的痛苦后,强烈要求我对他们进行催眠治疗以帮助他们入睡。虽然催眠和睡眠在名称上相似,但它们在本质上截然不同。睡眠只是催眠可能产生的一个副产品,并非催眠术的根本治疗目的。因此,如何解决睡眠上出现的问题,我们接下来将继续探讨。

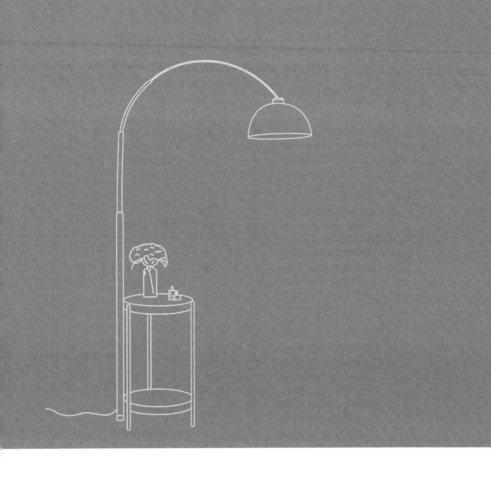

第三章　给睡眠做体检

17. 失眠金指标

　　在一次世界睡眠日（每年的 3 月 21 日）的活动中，曾有位记者采访我，询问我关于睡眠障碍的发生率。根据当时的流行病学统计数据，国内广义上的睡眠障碍发生率约为 47%。这个数字第二天就登上了报纸的头条，标题也颇为引人注目——"春眠不觉晓，一半睡不好"。

　　这一数据揭示了一个令人惊讶的事实：在看似和谐美好的世界中，竟然有将近一半的人睡眠质量不佳。实际上这个数据只是一个平均值，不同国家和地区的失眠发生率也存在一定差异。世界卫生组织的统计结果显示，全球失眠总发生率约为 27%，也就是说，平均每 4 个人中就有 1 人遭受失眠困扰。在欧美等发达国家，失眠的发生率相差不大，美国为 32%，日本为 20%，法国为 30%。相比较而言，中国的失眠发生率稍高，根据中国睡眠研究会 2016 年的调查结果，全国失眠发生率为 38.2%。按这个比例推算，全国失眠人口接近 5 亿。想象一下，每天晚上有 5 亿人与你一同辗转反侧，这令全国的睡眠科医生深感责任重大。当然，这个数字是动态变化的，每年都会随着被统计地区的政治、经济、文化等情况的影响而有所波动。即便是在国内，2016 年 38.2% 的失眠率分布也呈现出地域差异，北京、上海、广州、深圳等大城市的失眠发生率较高，平均为 57%，最高可达 68%。相比之下，二线城市和农村地区的失眠发生率则相对较低。这似乎表明，生活节奏越快、生活压力越大的地区，失眠的发生率就越高，而那些生活节奏较慢、简单恬静的地区，人们更有可能拥有良好的睡眠状态。

　　有一半的人都会发生不同程度的失眠，"一半睡不好"这样的结论听起来确实有些惊人,但是这也反映出睡眠障碍发生的普遍性。我们每个人可能都有心事重重、夜不能寐的时候,但各类失眠之间也有很大的差异。例如,年轻人因旅行前的兴奋而失眠,中年人因工作压力而失眠,老年人因身体不适而失眠,这些失眠背后的原因各不相同。同样是失眠,不同的患者在门诊向医生描述的症状不同,医生给出的诊断和治疗方案也可能迥然相异。

在睡眠门诊,患者经常会在就诊时对医生说:"医生,我昨天没睡好觉。"但从医生的角度来说,"没睡好觉"这四个字背后隐藏着许多细节,还需要进一步确认很多信息,包括:你昨晚几点上床的?躺了多久才入睡?睡到几点醒了?之后又睡着了吗?夜里睡得是否安稳?有没有做噩梦?今天白天的精神状态如何?这些问题梳理起来可能有些复杂,但我们在睡眠门诊就诊时,务必详细地向医生说明失眠的原因、症状表现、情绪状况、白天生活状态等,这样医生才能做出更准确的判断,避免走弯路。

从医生的角度来看,失眠是由多个维度组成的,如果用稍微专业的语言来定义失眠,可以描述为"患者本人对睡眠的数量或质量不满意的一种主观体验"。这个定义至少包含三个方面的内涵:首先,是对睡眠数量的不满意,也就是睡眠时间过短,或者是入睡困难,或者是早醒;其次,是对睡眠质量不满意,也就是做梦多、睡眠质量差,导致第二天精力不足;最后,是患者主观上的不满意,患者觉得很痛苦,严重影响正常生活。这三个方面无论哪一方面出现问题,都会影响我们的睡眠体验。

首先,我们来谈谈睡眠数量。正如我们之前所讨论的,由于存在个体差异,不同年龄、不同类型的人对睡眠的需求差别很大。有些人可能需要每天睡眠十多个小时,而有些人可能只要睡一两个小时就可以满足日常需求。因此,在评估个体的睡眠数量这一指标时,我们必须综合考虑患者的年龄、体质等多方面因素来进行综合评定,避免一概而论,不能仅因为某个人只睡四五个小时就武断地将其诊断为失眠症。

接下来,我们讨论睡眠质量的问题。评估患者睡眠质量的关键指标,要看深睡眠的时长,以及是否经历了漫长的梦境或是噩梦。有些人虽然睡眠总时长不长,但他们很快能从嗜睡期和浅睡期过渡到中睡期和深睡期,也就是通常说的"一碰到枕头就睡着了",这类人群往往能在短时间内获得较高的睡眠质量,即使他们的睡眠总时长比较短,也不属于睡眠障碍范畴。关于漫长的梦境和噩梦问题,我们之前已经有所介绍,一般来说,如果在睡醒后 4 小时内大部分梦境都已被遗忘,那么我们可以不判定患者属于睡眠障碍,这里就不再赘述。

睡眠数量和睡眠质量这两个指标都是可以量化的,我们将在后面详细介绍具体的检测方法,因此它们相对容易理解。然而,第三个方面——失眠的主观体验——可能更容易引起疑问:为什么说失眠是一种主观体验呢?

就像俗话说的,"鞋子合不合适,只有脚知道",对于睡眠的感受,只有患者自己的评估最为重要。我们之前提到过,睡眠需求存在个体差异,有些人即使一夜只睡三四个小时,也能满足第二天的生理需求。虽然睡眠数量很少,但是没有影响正常的生活节奏,所以这类人群不能被诊断为失眠。而真正的失眠患者,无论睡眠时间长短,总是感觉睡眠不足,白天精神不振,本人深感痛苦,这就是主观体验的一个重要指标。

在门诊中,我经常遇到患者抱怨失眠,而家属却悄悄告诉我:医生,他昨晚睡得很香,半夜一直在打呼噜。患者会立刻反驳:"我说我一宿没睡就是真的没睡,墙上钟表的滴答声,和你们的说话的声音我都听得一清二楚。"双方各执一词,那么究竟谁说的话是真实的呢?

实际上,双方说的都是事实。患者确实睡了,甚至鼾声如雷,但患者的睡眠很浅,浅到他的感知觉系统都没有进入休眠状态,患者的自我感受就是整夜未眠。这类失眠被称为"体验性失眠",是一类非常典型的睡眠障碍,也就是别人看你睡得很香,而你自己却觉得整夜未眠,导致主观上感觉非常痛苦。

因此,在评估睡眠障碍时,除了使用客观的检测系统来评估患者的睡眠数量和睡眠质量外,最重要的指标还是患者自己的主观心理感受。现在市面上很多检测睡眠质量的手环,能在睡醒以后为我们的睡眠打分,甚至还能根据它的标准评估睡眠质量。但是"子非鱼,安知鱼之乐?"——你又不是我,怎么知道我睡得到底好不好呢? 那么,如果这种测量手段不可靠,有没有客观评估睡眠质量的方法呢? 别着急,让我们继续探索。

18. 给睡眠打个分

是不是一个人在睡眠数量、睡眠质量和主观体验这三方面出现问题，我们就可以诊断他患有失眠症了呢？答案并不一定。这三个方面的异常只能说明患者出现了失眠症状，但要做出疾病的诊断，还需要考虑两个重要的指标——失眠发生频次和持续时间。《国际睡眠障碍诊断与分类第三版（ICSD-3）》对这两个指标做出了明确的规定：失眠及与之相关的日间症状每周至少发生 3 次、症状持续至少 3 个月。只有达到这样的严重程度，才可以诊断为失眠。

为什么要对失眠的病程做出这么严苛的确诊规定呢？正如我们之前提到的，人体对于偶尔出现的睡眠障碍具有一定的自我修复能力。年龄越小，这种修复能力就越强。例如，我们可能会被生活中的烦恼或者突发事件暂时影响到睡眠质量，出现难以入眠的情况。但对于抗压能力强的人来说，他们能在比较短的时间内修复自己的睡眠，迅速恢复到正常状态，这类人群不需要被诊断为失眠症。

举个例子，比如单位里的同事小张失恋了，他因此痛苦得整夜无法安睡，夜间辗转反侧，脑海中不断浮现前女友的身影，导致入睡时间和睡眠时长都受到了影响，这些问题足以说明小张出现了"失眠症状"。但如果小张在短时间内调整了心境，重新进入新的生活状态，睡眠和情绪都逐渐趋于正常，那么他就不必被诊断为"失眠症"。这种失眠被称为"一过性失眠"，通常不作为疾病进行诊断。因此，诊断标准规定，只有当失眠每周至少发生 3 次、症状持续至少 3 个月时，才具有临床诊断意义。

那么，我们能否在出现失眠症状之后，对自己的睡眠进行简单的评估,以判断其严重程度呢? 通常我们在医院初次就诊时,医生会建议:"先填写一个量表吧,做个测查。"然后医生会拿出一张表格,在询问你相关问题的同时,在纸上勾选相应的选项。测试完成后,可以计算量表的得分,医生通过得分便能大致了解你的睡眠情况。

医生常用的打分量表就是匹兹堡睡眠质量指数量表。

匹兹堡睡眠质量指数(PSQI)是美国匹兹堡大学精神科博士布伊塞(Buysse)和他的助手在 1989 年编制的,这一评分量表现在也可以从互联网上自行下载进行自测,有兴趣的读者可以尝试一下,了解自己的睡眠状况到底如何(表 3.1)。

表 3.1 匹兹堡睡眠质量指数量表

1	近 1 个月,晚上上床睡觉通常在_____点钟			
2	近 1 个月,从上床到入睡通常需要_____分钟	□≤15 分钟	□16~30 分钟	□31~60 分钟 □≥60 分钟
3	近 1 个月,通常早上_____点起床(_____点醒来)			
4	近 1 个月,每夜通常实际睡眠_____小时(不等于卧床时间)			
5	近 1 个月,因下列情况影响睡眠情况而烦恼			
	a.入睡困难(30 分钟内不能入睡)	□无 □<1 次/周	□1~2 次/周	□≥3 次/周
	b.夜间早醒	□无 □<1 次/周	□1~2 次/周	□≥3 次/周
	c.夜间去厕所	□无 □<1 次/周	□1~2 次/周	□≥3 次/周
	d.呼吸不畅	□无 □<1 次/周	□1~2 次/周	□≥3 次/周
	e.咳嗽或鼾声高	□无 □<1 次/周	□1~2 次/周	□≥3 次/周
	f.感觉冷	□无 □<1 次/周	□1~2 次/周	□≥3 次/周
	g.感觉热	□无 □<1 次/周	□1~2 次/周	□≥3 次/周

(待续)

表 3.1（续）

	h.做噩梦	☐无	☐<1 次/周	☐1~2 次/周	☐≥3 次/周
	i.疼痛不适	☐无	☐<1 次/周	☐1~2 次/周	☐≥3 次/周
	j.其他影响睡眠的事情	☐无	☐<1 次/周	☐1~2 次/周	☐≥3 次/周
	如有,请说明:				
6	近 1 个月,总的来说,您认为您的睡眠质量:	☐很好	☐较好	☐较差	☐很差
7	近 1 个月,您用药物催眠的情况:	☐无	☐<1 次/周	☐1~2 次/周	☐≥3 次/周
8	近 1 个月,您常感到困倦吗?	☐无	☐<1 次/周	☐1~2 次/周	☐≥3 次/周
9	近 1 个月,您做事情的精力不足吗?	☐没有	☐偶尔有	☐有时有	☐经常有
总分					

　　PSQI 量表包含了 19 个自我评估项目和 5 个由医生评估的项目,主要用于评估患者最近一个月的睡眠情况。量表从睡眠质量、入睡时间、睡眠时间、睡眠效率、睡眠障碍、催眠药物、日间功能障碍 7 个方面进行评估,基本涵盖了与睡眠相关的主要问题。

　　例如,评价睡眠质量的问题是:近 1 个月,总的来说,您认为自己的睡眠质量如何？认为"很好"评 0 分,"较好"评 1 分,"较差"评 2 分,"很差"评 3 分。评估入睡时间的问题是:近 1 个月,从上床到入睡通常需要多少分钟？回答"小于 15 分钟"计 0 分，"16~30 分钟"计 1 分，"31~60 分钟"计 2 分，"大于等于 60 分钟"计 3 分。其他问题整体相似，因为篇幅限制，这里不再一一列举，有兴趣的读者可以自行测试，这个测评过程相对简单，完成一次完整的测试只需要 5~10 分钟。

通过这 19 个条目的自测（其中第 19 条不计分，实际上纳入评分的是 18 个条目），可以得出总分，分值的范围是 0~21 分，得分越高，说明睡眠质量越差。

匹兹堡睡眠质量指数自诞生以来，一直是睡眠科医生的重要评估工具，因为它可以在最短的时间内对患者的睡眠障碍严重程度进行相对量化的评估，并为后续治疗提供指导。但这还不是最简洁的评估方法，除了匹兹堡睡眠质量指数，临床上还有一种更为常用和简单易答的睡眠测查量表——阿森斯失眠量表（表 3.2）。这个量表仅包含 8 道题目，分别从入睡时间、夜间觉醒、早醒、睡眠时长、睡眠质量、白天情绪、白天体力、白天嗜睡 8 个角度请患者根据自身实际情况进行评分，每道题按照严重程度分为 4 个等级，分值为 0~3 分，没问题是 0 分，问题严重是 3 分。总分在 4 分以下的，不诊断为失眠；4~6 分的，可疑失眠；6 分以上，可以诊断为失眠。这一量表简单易懂，适合各年龄段人群使用。

表 3.2　阿森斯失眠量表

自测题目	选择一 (0)分	选择二 (1)分	选择三 (2)分	选择四 (3)分	得分
1.入睡时间（关灯后到睡着的时间）	没问题	轻微延迟	显著延迟	延迟严重/没有睡觉	

（待续）

表 3.2(续)

自测题目	选择一 (0)分	选择二 (1)分	选择三 (2)分	选择四 (3)分	得分
2.夜间苏醒	没问题	轻微影响	显著影响	严重影响/没 有睡觉	
3.比期望的时间 　早醒	没问题	轻微提早	显著提早	严重提早/没 有睡觉	
4.总睡眠时间	足够	轻微不足	显著不足	严重不足/没 有睡觉	
5.总睡眠质量 　(无论睡多久)	满意	轻微不满	显著不满	严重不满/没 有睡觉	
6.白天情绪	正常	轻微低落	显著低落	严重低落	
7.白天身体功能 　(体力或精神)	足够	轻微影响	显著影响	严重影响	
8.白天思睡	无思睡	轻微思睡	显著思睡	严重思睡	
总分:					

注:总分<4 分:无睡眠障碍;总分 4~6 分:可疑失眠;总分>6 分:失眠

　　作为一种高效的临床测查手段,量表仅需医生根据患者的打分情况,就能得出相对准确的结论,实际临床应用非常广泛。尤其是在精神心理科专业,在类似于心电图、B超等物理检查被发明之前,量表能够将许多主观评价指标客观化,进行相对量化的归纳总结,为诊断提供依据。除了匹兹堡睡眠量表和阿森斯失眠量表,临床上还经常用到其他量表,如用来评估整体精神状态的"简明精神病评定量表(BPRS)"、用来评估抑郁和焦虑严重程度的"汉密尔顿抑郁量表(HAMD)"和"汉密尔顿焦虑量表(HAMA)"、用来评估治疗效果的"临床疗效总评量表(CGI)"、用来评价老年痴呆程度的"长谷川痴呆量表(HDS)"、用来测查智力情况的"韦氏成人智测量表

（WAIS）"等。量表种类众多，作用不一。有的量表非常简短，如阿森斯失眠量表只有 8 个测评项目，而有的量表非常冗长，如"明尼苏达十项人格测定（MMPI）"包含 500 多道题目，二者从体量上相差悬殊。

有些朋友可能会觉得，某些量表的评估过程过于简单，测评的准确度能够保证吗？例如，匹兹堡睡眠质量指数和阿森斯失眠量表都可以由患者本人自行评估，那么我们的睡眠状态真的能通过简单的打分就能准确判断吗？每个人对评估标准的理解可能并不相同，这些量表的可信度真的那么高吗？

实际上，任何评估工具都有其局限性。量表测查因为涉及较多主观因素，其可靠性和有效性常受到质疑。首先，评估尺度不一。正如我们之前提到的，睡眠是一种主观体验，可能小王认为 7 个小时的睡眠状态能够满足自己的生理需求，而小李却感觉这种睡眠远远不能满足自己白天的精力恢复，二者的评估分值可能也会出现较大差异。其次，技术操作可能存在误差。对于需要医生打分的他评量表，医生对量表的理解直接影响患者的得分，未经过统一培训的医生可能会对量表的评分方式有不同的理解，导致不同医生评估的分值也可能会出现较大的差异。最后，量表本身也存在设计缺陷的可能。结构越简单的量表，其实设计难度越大。设计者需要在少量题目中涵盖患者可能出现的主要症状和严重程度，同时还要考虑患者自评和医生他评过程中分值可能受到的影响。设计上的微小偏差，可能导致分值出现细微的差别，而诊断结果可能会截然不同。

因此，后来的量表设计者尽可能采用多种算法加权来弥补量表本身存在的设计缺陷。例如，明尼苏达十项人格测定，为了评估患者答题时的认真程度，题目中专门设置了一部分重复题和矛盾题。患者如果多次回答相同的题目却给出了相反的答案，那么患者回答的可信度就会降低。当可信度降至一定分值以下时，系统就可以判定患者并没有认真进行测评，同时也会提示医生这份测评可能没有临床参考价值。

19. 找到一个客观指标

无论是匹兹堡睡眠质量指数还是阿森斯失眠量表，这些量表的优势在于能够快速评估患者的睡眠情况，但它们的不足之处在于主观性太强，缺乏生物学上的客观指标。我们知道，人体的生理活动是由大脑释放电信号来指挥神经系统完成的。那么，有没有像心电图机这样的仪器，能够通过电信号的强弱来客观评估大脑的睡眠活动呢？

确实存在这样的技术指标，它就是我们通常所说的脑电波。脑电波的发现也有一个很有趣的故事。早在 1924 年，德国精神科医生**汉斯·伯格**（Hans Berger）认为人的意识活动肯定与大脑电位有关，于是他选择颅脑损伤患者作为研究对象，希望通过实验来验证大脑和电位变化之间的关系。伯格医生首先招募了一批在第一次世界大战中遭受脑外伤的志愿者，他将两个白金电极通过受损的颅骨插入志愿者们的大脑皮质，接通线路后，伯格医生惊讶地发现，两个电极间真的出现了电位变化，这表明人的意识活动很可能与大脑放电有关。但随着实验样本的增加，问题也随之而来，毕竟这个测试需要将电极直接插入受损的颅骨中，属于损伤性监测，一旦电极插入的位置稍微深一些，实验过程中患者就可能出现生命危险。伯格医生就想，是否可以直接在颅骨表面检测这种电位变化呢？

1924 年夏天，伯格医生开始在自己的儿子克劳斯身上进行实验（作为科学家的儿子真是充满风险，一不小心就成了实验对象）。他在自己儿子的头皮上放置了两个电极，连接后惊讶地发现电极间也出现了电位差。这意味着，即使隔着颅骨，人们也能监测到大脑的工作状态！伯格医生将这种大脑皮质的电反应称为**"脑电波"**。最初发现脑电波时，由于设备非常不稳定，因此记录到的波形杂乱无章。为此，伯格医生先后在自己儿子头上进行了73次脑电波监测实验，才敢确定这种与大脑活动相关的电反射是客观存在的，并非机器运行时产生的误差。而他的儿子克劳斯在那段时间里为了支持父亲的实验，只能一直保持着超短的发型。如今，我们进行的各种脑功能监测大多是基于脑电波的，因此，伯格医生也被后人尊称为"脑电波之父"。

然而，后续的发展并不如人所愿，反而让人唏嘘不已。由于德国学术界普遍对脑电波持怀疑态度，伯格医生的研究工作不得不秘密进行，他的实验室也严禁外人随意进入。经过5年的不懈努力，伯格医生认为他的研究结果已经相对成熟，于是发表了关于脑电波的第一篇学术论文。但是，德国的相关学者们并不相信伯格医生的实验结果，德国政府甚至出台了禁止脑电波实验的法令，这对伯格医生的研究工作来说无疑是一个沉重打击。随着第二次世界大战的爆发，当时的政府更是直接将伯格医生从精神病医院的主管部门免职，3年后，他甚至被当作精神病患者被关进了病房。在绝望中，伯格医生最终选择了用自杀方式做出了生命中最后的抗争。这位脑电波研究的先驱在有生之年未能见证自己的发现对后世医疗科技带来的革命性影响。历史上不乏这样的悲剧——许多名人在他们的成就被世人认可之前便已离世，比如我们熟知的文森特·梵高，生前贫困潦倒，仅售出过一幅画作。谁能料到他的作品《向日葵》如今能拍出上亿元的天价呢？相较之下，弗洛伊德的《梦的解析》在出版6年后仅卖出351本，也算是相对幸运的了，毕竟他在有生之年看到了自己的理论逐渐被世人接受和发扬光大。

让我们回到之前的话题。伯格医生发表论文后，研究者们陆续发现，人在安静、兴奋、睡眠，甚至癫痫发作时脑电波的波形都各不相同。根据波长的不同，他们先后总结出了 α 波、β 波、θ 波、δ 波等多种脑电波波形。记录这些脑电波的设备就是"脑电图机",这也为我们进一步深入研究脑功能打开了一扇窗。

如今,脑电图已成为神经系统检查的常用工具,尤其在诊断癫痫等疾病方面具有重要的特异性作用。对于睡眠研究而言,脑电图也起着越来越重要的作用。正如我们之前提到的,一个完整的睡眠周期包括嗜睡期、浅睡期、中睡期、深睡期和快速动眼期,而不同睡眠阶段的脑电图也会呈现出不同的波形。研究发现,随着睡眠的加深,脑电波的频率会由快转慢。在嗜睡期和浅睡期,θ波所占比例较大;而进入深睡期,也就是慢波睡眠阶段时,δ波所占的比例明显增加。因此,通过监测脑电图中不同波形所占的比例,我们可以评估一个人夜间的睡眠质量。

目前,临床上监测睡眠状况最常用的方式是脑电图的升级版——**多导睡眠监测**。作为睡眠科的一种常见检查项目,很多综合医院和专科医院都设置有多导睡眠监测。简单来说,这项测查需要患者在提前做好各项相关基础检查的前提下,在睡眠监测室过夜以完成监测。当然,现在也有便携式设备可供患者带回家中进行检测,这使得监测过程更加便捷和人性化。无论是在医院还是在家中进行检测,患者在睡觉前都需要在头部和身体上贴上电极贴片,用来监测睡眠过程中各项指标的变化。最初,这些电极与监测设备之间都是通过有线连接的,很多患者反映测试过程很不舒服,也会因此影响睡眠监测结果。随着科技的进步,现在的电极和主机之间实现了无线连接,这样就尽可能让患者的测查环境更接近真实的睡眠状态。通过这一夜对患者心脏、血压、血氧饱和度、脑电图、肌电图,以及打鼾情况、肢体活动情况、觉醒次数等10余项指标进行详细监测,患者醒来后就可以形成一份详尽的报告。报告中能够详细地分析患者这一夜的浅睡眠、深睡眠、快速动眼期的情况,以及呼吸暂停、不宁腿综合征的发生情况等,为医生进行准确诊断提供客观依据。

也许有读者会好奇，既然我们可以通过分析脑电图中不同脑电波的比例来评估患者的睡眠质量，那么为什么还要采用多导睡眠监测这种复杂的检查手段呢？其实，现代睡眠医学是一个综合性学科，它涵盖了精神心理科、神经科、呼吸科、耳鼻喉科等多个学科，而这些不同专科的疾病都可能对我们的睡眠造成影响。

举个例子，如果患者的家属反映，患者夜间打鼾严重，而且经常从梦中惊醒，白天又没有精神，那么睡眠科医生首先需要排除的是属于呼吸科范畴的疾病——睡眠呼吸暂停综合征（OSAHS）。我们将在后文中详细阐述这种疾病的风险。当睡眠呼吸暂停发生时，患者的血氧饱和度会下降，深睡眠时间减少，导致患者容易在夜间惊醒，继而伴发烦躁、焦虑等症状，而这些症状又属于精神心理科疾病的范畴，通常需要精神科医生与呼吸科医生进行会诊。因此，治疗睡眠呼吸暂停综合征的患者，往往需要呼吸、耳鼻喉、神经内科、精神心理等多个学科的医生进行多学科会诊，综合施治。

进一步来说，我们通常所说的"睡眠障碍"实际上涵盖了几个方面的问题。第一大类是**神经系统疾病导致的睡眠障碍**，比如我们稍后将要讨论的睡眠呼吸暂停综合征、不宁腿综合征、睡瘫症、梦游症、发作性睡病等，都属于这个范畴。这类疾病的特点是大脑皮质及周围神经系统等出现了问题，从而导致一系列异常的睡眠症状。出现这类疾病时，需要针对神经系统的基础疾病进行治疗，兼顾改善睡眠障碍。第二大类是**精神心理疾病伴发的睡眠障碍**，比如患者有抑郁症、焦虑症、双相情感障碍，甚至是精神分裂症等，或者因长期使用酒精、药物等精神活性物质引发的失眠。这就要针对每一类疾病的特点，系统使用药物治疗和心理治疗。第三大类就是**特定人群和特殊时期的睡眠障碍**，比如青少年、老年人、孕产妇出现的失眠，以及因工作需要轮班及时差发生变化而导致的失眠等。对于这类人群，除了药物治疗外，还需要同时强化心理治疗和行为矫正。在后续内容中,我们将详细分析这些常见疾病所伴随的失眠问题。

　　总之，多导睡眠监测充分利用了现有的诊疗条件，从多学科角度出发，为患者的睡眠情况提供了一套尽可能完善的综合评估，明确睡眠障碍的主要原因和伴发症状，以便采取针对性的治疗措施。虽然目前的监测项目还不能涵盖所有方面，但从匹兹堡睡眠量表到多导睡眠监测，医生对睡眠情况的评估手段越来越丰富，监测方法也逐渐从全部依赖主观指标转向综合分析客观指标。我们相信，未来还会有更科学、更完善的系统地评估我们的睡眠质量的方法。

20. 鼾声背后的隐患

接下来，我们将详细讨论一些由神经系统疾病导致的几种常见睡眠障碍，如睡眠呼吸暂停综合征、不宁腿综合征、睡瘫症、梦游症和发作性睡病等。这类疾病的特点是，神经系统疾病为根本病因，而睡眠障碍是在神经系统疾病的基础上出现的继发症状。解决这一类疾病的关键在于针对神经系统症状进行治疗，同时控制睡眠障碍症状。

在这里，我们不妨澄清一下"神经病"和"精神病"这两个常被混淆的概念。"神经病"通常是指由病毒侵袭、自然老化等原因导致的神经系统损伤，从而引发的一系列症状，如神经性头痛、多发性神经病、三叉神经痛、面瘫等。而"精神病"则大多没有明显的器质性病变，主要表现为思维、情感、意志意向等方面出现的障碍，如抑郁症、焦虑症、精神分裂症等。有些"神经病"患者可能会伴随失眠、焦虑等精神症状；而有些"精神病"患者也可能出现头痛、肌张力紧张等神经系统疾病的症状，两者之间并非完全独立。

现在，让我们继续探讨由神经系统疾病引发的睡眠障碍。首先，我们来谈谈"鼾症"。

之前讨论体验性失眠时，我们曾提到有些患者虽然鼾声如雷，家人们认为他们睡得很香，但患者本人却觉得根本没有睡着，甚至感觉非常痛苦。那么，睡眠时打鼾究竟是好事还是坏事呢？要回答这个问题，我们得先了解人为什么会打鼾。当你对着镜子张开嘴巴，发出"啊"的声音时，我们可以看到喉咙正中、舌根后面悬着一个肉坠，这就是我们通常说的"小舌头"，医学上称为"悬雍垂"。当我们睡眠时，悬雍垂会自然放松并覆盖在呼吸道口上，随着夜间呼吸时产生气流，悬雍垂会有规律地振动，拍打在呼吸道上发出的共鸣声就是我们听到的打鼾声。

打鼾通常被称为"打呼噜"，在正常情况下，大约有三分之一的人会在夜间打鼾，尤其是对于体形偏胖的人来说，在劳累或者饮酒之后，更容易鼾声大作。许多人误认为打鼾是睡得沉、睡得香的表现，但实际上，真相可能令人不安。

呼吸的主要功能是为身体输送氧气，氧气通过肺泡进入血液，由血红蛋白作为运输载体，随着血液循环输送到全身。在夜间，每次有节奏的打鼾实际上是悬雍垂定时振动，在喉咙间打开一道缝隙，让空气进入呼吸道，以维持体内正常的血氧饱和度。不过试想一下，如果我们的悬雍垂完全堵住了氧气进入呼吸道的通路，鼾声停止，又会如何呢？这时，血液中的氧气含量会急剧下降，血红蛋白结合率降低，导致血氧饱和度下降，神经系统就会向呼吸系统发出警报：氧气供应不足，无法维持正常的生理活动，必须立即增加供氧量，否则会有生命危险！呼吸道接到指令后，会立即命令悬雍垂和喉头肌肉移动位置，以便让氧气尽快进入。这时，神经系统会促使悬雍垂发出一个长长的鼾声，扩大喉头间的缝隙，就像原本紧闭的瓶盖突然错开一条缝，氧气便从缝隙中涌入，身体内的氧气供应得以恢复。这时，我们听到的就是患者在睡眠时经过长时间的沉默之后突然发出的一声长鼾，随后又继续入睡。

让我们换个角度思考一下，如果我们的中枢神经系统没有检测到氧气不足的信号，或者没有及时向咽喉部发出指令，又或者悬雍垂和喉头肌肉"抗命不遵"……无论出现哪一种情况，结果会怎样呢？睡眠中的人会不会因此窒息？

实际上，这种情况确实非常危险。在临床上，严重的睡眠呼吸暂停被形象地比作"不带氧气瓶攀登珠穆朗玛峰"，足以可见这种疾病可能导致的严重后果。我们经常遇到这样的患者：他们在睡眠中会发出持续而响亮的鼾声，但两次鼾声之间会有几秒甚至十几秒的呼吸暂停，直至突然发出一声强烈的长鼾后才恢复正常的呼吸。这种情况整个夜间反复出现，让同床共枕的人提心吊胆，担心一旦鼾声不再响起，患者会不会就此停止呼吸。这种很危险的疾病在医学上被称为**"阻塞性睡眠呼吸暂停低通气综合征"**（OSAHS）（简称"睡眠呼吸暂停综合征"），或通俗地称之为"鼾症"。据统计，女性中因呼吸暂停影响睡眠的发生率为9%，而男性则高达24%！这种疾病在呼吸科、耳鼻喉科、神经内科乃至睡眠科都属于较为严重、容易引发夜间猝死的危险疾病。

虽然医生们早已意识到严重的打鼾可能会对生命构成威胁，但至今仍有大约75%的人认为打呼噜只是小事一桩，根本构不成疾病，无须治疗，这说明许多人并未充分认识到这一问题的严重性。实际上，直到1956年，伯维尔（Burwell）医生才正式将鼾症作为一种疾病进行研究和治疗。他发现，一些鼾症患者通常体形肥胖，白天嗜睡，并且常常伴有肺心病。这些症状与著名作家狄更斯在1837年的小说《匹克威克外传》中描述的主人公乔的情况非常相似，因此伯维尔医生将这类疾病命名为"匹克威克综合征"，也就是我们现在所说的"肥胖低通气综合征"。除了夜间持续的鼾声会影响睡眠质量外，由于夜间长期处于缺氧状态，患者在白天还会出现头晕乏力、呵欠连天、困倦嗜睡等症状，其整体表现与抑郁症患者的心境低落、沉闷少语非常相像。长期的呼吸暂停还会引发高血压、冠心病，甚至糖尿病、内分泌紊乱等多种疾病。

既然鼾症如此严重，我们该用什么办法来进行治疗呢？目前，虽然睡眠监测技术在诊断睡眠呼吸暂停方面已经相当成熟，但在治疗方面，还没有找到一种一劳永逸的解决方案。

说起治疗，许多人首先想到的是药物治疗。一些抗抑郁药物、激素类药物和降压药可能对缓解阻塞性睡眠呼吸暂停有一定效果，但这些药物的治疗效果并不稳定。有些药物只能用来缓解由打鼾引起的焦虑症状，或者帮助解决打鼾导致的失眠问题。此外，这些药物通常是通过降低中枢神经系统的敏感性来治疗症状，但这也可能导致血氧饱和度降低，甚至可能增加睡眠中猝死的风险，因此，药物治疗并不是治疗鼾症的最佳选择。

其次的治疗方法是手术治疗。 目前，治疗睡眠呼吸暂停综合征的手术方法有很多种，包括扁桃体切除术、悬雍垂腭咽成形术、下颌前部截骨术、舌骨肌切断术、下颌及上颌前徙术等。这些手术名称听起来颇为复杂，操作过程也较为精细，我们这里就不详细解释了。总而言之，这类手术的目标都是减小悬雍垂体积，扩大腭弓空间，增加悬雍垂与呼吸道之间的缝隙，就像让原本紧闭的瓶盖与瓶口之间产生更大的缝隙，从而增加通气量。虽然这些方法听起来似乎会产生不错的效果，但它们也有明显的缺点，那就是不能彻底根治鼾症这一顽疾，远期效果并不理想。这是为什么呢？因为悬雍垂和腭弓的肌肉组织生长速度很快，就像水中的浮萍，清除一批后，很快又会重新生长。结果就是手术初期效果尚可，但随着时间的推移，悬雍垂与呼吸道之间的缝隙又会逐渐变小，鼾声会再次响起，患者可能需要接受新的手术。因此，除非是严重影响正常呼吸的患者，否则手术并非最佳选择。

当然，现在也有一些相对折中的手术方式，既能减轻手术的痛苦，又能延缓术后复发的问题。例如，在软腭两侧分别放置三个"生物钉"，以增强腭弓的硬度，防止呼吸道因松弛塌陷而导致气流阻塞；或者在睡觉时佩戴一个类似牙套的"口腔矫正器"，人为地为呼吸道挤出一条通道隙，增加通气量。然而，这些方法给人一种"治标不治本"的感觉，难道患者要一直戴着矫正器才能睡觉吗？

除了药物治疗和手术治疗，我们还可以采用一种非侵入性的方法来应对鼾症，那就是**使用呼吸机**。

提到呼吸机这个词，我们可能最先联想到急诊室中紧急抢救的场景，患者身上插满各种管子，面罩罩在嘴上，在意识不清的状态下依靠机器供氧来维持生命。但实际上，呼吸机并不像听起来那么可怕。如今，许多呼吸机都是专为鼾症患者家庭使用而设计的，体积小巧，放在床头就像一台加湿器。通过通气管连接面罩，戴在头上覆盖口鼻，机器会随着患者的呼吸节奏自动适应加压给气。过去，呼吸机没有自动调节频率和压力的智能设计，使用前还需要根据患者的呼吸节奏进行滴定。随着科技的进步，现在的智能化机器已经省去了这个环节，变得更加便捷实用。

然而，呼吸机也有其局限性。许多鼾症患者本身就伴有睡前焦虑，尤其是在血氧饱和度降低、睡眠中被憋醒时，他们会感到不安、烦躁和心慌。在这种情况下，再给他们戴上呼吸机面罩且捂住口鼻，虽然可以增加通气量，但可能会加剧患者的焦虑感，使入睡更加困难。因此，呼吸机虽然能暂时缓解症状，但并非长久之计。

药物、手术和呼吸机构成了现代医学治疗鼾症的主要手段。如果这些方法都未能奏效，我们不妨转变思路，看看传统医学是如何应对这一问题的。

对于打鼾这一问题，我们的传统医学很早就进行过深入的研究。隋代的巢元方在《诸病源候论》中说："鼾眠者，眠里喉咽间有声也。其有肥人眠作声者，但肥人气血沉厚，迫隘喉间，涩而不利亦作声。"这段描述主要是说身体比较肥胖的人，气血沉厚，导致咽喉空间变窄，空气流通不畅，才会在夜间睡眠时发出鼾声。从这一点来看，隋朝人对打鼾的病机分析已经与现代医学很接近了。历代医家对引发鼾症的原因也多有著述，普遍认为与痰湿内蕴、肝火上扰、肺窍不利有关。至于治法和方剂，历代医家也提出了著述和发微，多数对应病机，采用化痰除湿、平肝滋阴、宣肺理气等针对性的方法，感兴趣的读者可以在医生指导下查阅相关资料。

那么，有没有不依赖药物治疗和手术治疗来缓解打鼾的方法呢？实际上，**调整睡姿**是非常重要的一环。我们之前提到，当人仰卧时，悬雍垂就像一块布一样平铺在呼吸道上，阻碍了空气的流通，从而引发打鼾。因此，一个简单的解决方法就是采取侧卧的睡姿，这样可以让悬雍垂与呼吸道稍微错开缝隙，为气流留出更多的出入空间，从而减少鼾声的发生。

有读者可能会问，如果采取侧卧的睡姿，是左侧卧还是右侧卧更好呢？从理论上讲，这两种卧姿都可以减少悬雍垂对呼吸道的覆盖，对于缓解鼾症的效果相差不大。但由于大多数人的心脏位于身体左侧（也有大约万分之二的人心脏位于右侧），为了避免夜间身体对心脏造成不必要的压迫，采取右侧位的睡姿更为科学。当然，这并不是绝对的，对于患有反流性食管炎或临产前的妊娠期女性来说，左侧位卧姿可能更为适宜，具体原因我们将在后面的章节中详加阐述。

那么，有没有一种一劳永逸的方法来解决鼾症呢？研究发现，在相同年龄段的人群中，歌手发生鼾症的比例远低于其他人群。这是因为歌手为了能够唱出宽广的音域，需要经常锻炼腭弓，使其更富有弹性，相对其他人群而言，歌手的腭弓更不容易塌陷，在夜间发生呼吸道阻塞的情况也会较少。因此，那些长期受到打鼾困扰的人可以尝试经常唱歌，这也是一种治疗鼾症的策略。

当然，每天都练习唱歌不太现实，真正的一劳永逸的解决方案其实也是最简单的方法，那就是**减肥**。鼾症本身就是悬雍垂和腭弓过于肥厚，挤压了呼吸道，导致通气不畅。因此，让悬雍垂变瘦、腭弓变得松弛才是解决鼾症的根本方法。减肥的方法有很多，这里就不一一赘述了。总之，通过合理饮食及适量运动，一旦体重降低，你就会惊喜地发现，长期困扰你的鼾声会逐渐消失。

21. 都是缺铁惹的祸

许多疾病都会影响我们的睡眠质量，前文所提到的鼾症就是其中最常见的典型例子。但除了鼾症，我们生活中还可能遇到其他一些神经系统疾病，它们同样会给睡眠造成严重影响。我们先不急着揭晓第二种疾病是什么，先来看看你是否经历过这样似曾相识的场景。

当你刚入睡不久，突然感到一条腿异常不适，仿佛有虫子在爬，又像被针扎一样，好像有什么小东西在骨头里捣乱。这种难以言喻的不适让你不得不起床，用力捻揉、反复捶打腿部，甚至需要下地慢慢活动才能稍微缓解这种不适。腿部的不适虽然减轻了，但你却睡意全无。可能有人会认为这种情况就是睡觉时腿部发生了抽筋，是缺钙的表现。但实际上，问题并没有那么简单。

也许你觉得这只是睡眠中偶然发生的小插曲，但更糟糕的情况还在继续。随着症状的加重，你发现自己睡觉时必须保持腿部处于某一种特定的弯曲体位才能感到舒适。一旦伸直腿部，那种不适感就会再次出现。在病情严重时，这种不适感甚至会在白天也会出现。当你正在开会或坐车时，那条腿又会像夜间一样莫名其妙地出现针扎、虫咬般的不适，迫使你不得不起身捶打腿部以缓解不适。旁人看到你突然站立捶打腿部的样子，难免会投来好奇的目光，而你只能尴尬地应对这一切。

说到这里，大家可能已经对下面要介绍的这种疾病有了一定的了解。这种腿部难以名状的不适感，医学上称为**"不宁腿综合征"**。其实，人类对这种疾病的了解已经有三百多年的历史。最初，医生们注意到，那些喜欢大量饮用咖啡的患者常常会因为腿部不适而求医。早在 1672 年，英国医生托马斯·威利斯（Thomas Willis）就首次描述了这种症状，并将其命名为Ekbom综合征。这种疾病通常在睡眠的初期阶段发生，即嗜睡期和浅睡期，也就是在人们刚开始入睡、大脑处于蒙眬的浅睡眠状态时，患者常会因为疼痛而醒来，可想而知，这种疾病是多么令人烦恼。虽然这种疾病不像鼾症那样容易危及生命，但由于夜间深受疼痛的折磨，患者白天的工作效率会受到影响，从而严重影响生活质量。

尽管不宁腿综合征被发现已久，但对其发病原因的研究长期以来一直存在诸多争议。现代医学普遍认为这是一种神经系统疾病，可能与遗传、神经递质的转运等因素有关。后来，有研究发现，不宁腿综合征患者的血液中血清铁的含量明显低于正常水平，因此对不宁腿综合征的病因也有了新的解读。我们知道，铁是合成和转运多巴胺等神经递质的重要物质，如果这一过程受阻，就可能出现腿部疼痛等一系列不适症状。随着其他研究的不断证实，大多数不宁腿综合征的确与患者缺铁有关，因此"缺铁论"逐渐被学术界所接受。

不论不宁腿综合征的具体成因如何，它确实干扰了人们的睡眠，甚至影响到了第二天的情绪和心情。那么，我们应该如何有效应对这种疾病呢？

既然研究显示不宁腿综合征与缺铁有关，那么适当补铁可以在一定程度上缓解症状。但需要注意的是，我们日常饮食中包括铁离子在内的微量元素其实摄入并不缺乏，只不过大多数铁离子无法在体内存留并有效进入血液循环，这才导致血液中铁离子含量不足。因此，补铁的关键不在于吃多少含铁的食物或者使用铁锅烹饪，而在于提高铁离子在体内的吸收效率（图 3.1）。

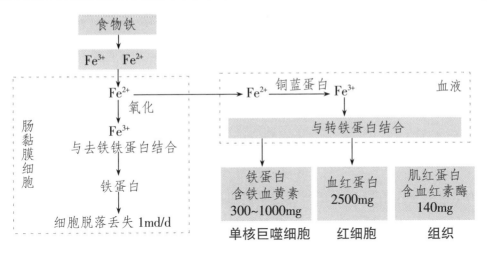

图 3.1 铁的吸收。

我们摄入的铁主要来源于食物中的二价铁和三价铁。猪肝等动物蛋白中含有易于人体吸收的二价铁；而菠菜等植物类食品中存在的是三价铁。无论是哪种形式的铁，进入体内后都会在十二指肠被吸收，并被统一转化为三价铁，然后输送到全身各处。对于一些做过肠道手术的患者来说，因其十二指肠作用发挥受阻，影响铁的吸收，即使摄入大量猪肝或菠菜，也无法避免缺铁性贫血的发生，这时就需要考虑通过药物等其他方式来补充体内的铁离子。

治疗不宁腿综合征的第二种方法是**针对性地用药**。腿部疼痛可以使用止痛药；痉挛可以使用止痉药；如果疼痛导致难以入睡，可以使用镇静催眠药。此外，现在也有采用大剂量叶酸来治疗不宁腿综合征的方法，并且能够取得较好的治疗效果。但是一定要牢记，所有使用药物的对症治疗，都是有针对性和周期性的，因此一定要在医生的指导下服用药物，切勿自行根据网络上非专业的建议用药，以免造成不良后果。

除了西药治疗，中医治疗也是一个可行的选择。在不宁腿综合征的诊断和治疗上，中医和西医的观点基本一致。中医将不宁腿综合征归类为"痹症"，其成因多与血瘀或者血虚有关。中医讲"不通则痛""不荣则痛"，无论是实证还是虚证，都可能造成血脉不通、筋脉失养。因此，补血活血是治疗不宁腿综合征的重要原则。无论是缺铁性贫血还是血虚、血瘀，中医和西医都认为应该从"治血"入手，这一点上两者是高度一致的。

然而，从中医理论来说，由于每个人的体质和病因各不相同，因此治疗方案也因人而异，不能简单地照搬他人的处方。同样一种症状，对某人有效的药物，对另一个人可能毫无治疗效果，甚至还会加重病情。这是因为虽然表面上症状表现相似，但是病机可能完全不同，有可能一个是实证，另一个是虚证。如果将阴阳、表里、虚实、寒热等弄错了，不仅治疗无效，还可能带来严重后果，甚至会出现生命危险。因此，中医治疗强调针对不同患者进行平脉辨证，因地、因时、因人制宜，这也是中医最鲜明的特点之一。

对于不宁腿综合征患者来说，**日常防护**其实比治疗更为关键。因为这类疾病日间、夜间都可能出现症状发作，虽然它不会危及生命，但确实需要我们时刻保持警惕。例如，在白天久坐时，应尽量选择舒服的姿势和便于起身的位置。尤其是在乘坐交通工具、观看电影、或参加会议时，应尽可能选取靠近过道的座位，这样一旦不宁腿综合征突然发作，就可以立刻站起来进行适当的活动以缓解症状，而不必影响到其他人。此外，夜间和白天的护理同样重要，在夜间睡眠时要注意保暖，避免因温度降低而引发腿部不适。

虽然不宁腿综合征属于神经系统疾病，但是这种疾病的发生也与精神因素密切相关。在症状发作时，患者可通过转移注意力或者适量进食饮水来改善不宁腿的不适症状。基于此，有人甚至发明了一种**"爆米花疗法"**，就像在电影院里常见的场景一样，观众们在观看电影时，通过吃爆米花转移注意力，同时刺激胃肠道，从而在一定程度上减轻不宁腿综合征的症状。

要有效应对不宁腿综合征，**预防**是至关重要的。运动是最佳的良药，保持每天进行适量运动，不仅能增强机体的活力和免疫力，还能在一定程度上预防和减轻不宁腿综合征的发生和发作。

在回顾不宁腿综合征的发现历程时，我们发现医生最初注意到，那些喜欢喝咖啡的人群中，这种疾病的发病率相对较高，咖啡在某种程度上起到了推波助澜的作用。因此，为了预防不宁腿综合征，减少咖啡及其他含有精神活性物质的饮品摄入是非常必要的。同时，日常生活中还应注意四肢末端的保温，如经常揉搓手心、脚心，以及睡前用温水泡脚，这些习惯都有助于促进血液循环，减少不宁腿综合征的发生。

22. "压床的恶鬼"

　　如果说鼾症和不宁腿综合征是相对常见的伴有躯体化症状的睡眠障碍,那么接下来要介绍的第三种神经系统疾病伴发的睡眠障碍——**"鬼压床"**,则与前面二者有所不同。

　　"鬼压床",单从名字上就能感受到这一疾病的恐怖。患者往往在睡眠过程中突然惊醒,虽然意识清晰,却发现自己身体无法动弹,想要翻身或坐起来,却连抬手臂、抬腿都做不到,想要大声呼喊,却只能无声地张嘴,仿佛身体被一股无形的力量牢牢压住,动弹不得。在这种恐怖的症状发生时,患者甚至可能看到窗外有影子晃动,耳中听到可怕的哀号声,尤其是在漆黑的夜晚,虽然意识十分清醒,但是四肢却无法动弹。相信大家听到这样的描述都会感到一阵凉意,如果真的亲身经历,那种恐惧感会更加强烈。

　　我曾经遇到过一位患者,他自诩为无所畏惧,单位同事们给他起了个绰号叫"张大胆"。然而,有一次在单位值夜班时,他经历了一场如同噩梦般的"鬼压床"。当时,他在值班室半夜醒来,想要起床去洗手间,却发现自己的身体一动也不能动,仿佛被牢牢绑在床上。张大胆首先想到的是要打开床头的台灯,但此时他的双手却像被人紧紧抓住,根本动不了。这突如其来的状况让一向勇敢的张大胆也感到了一丝慌乱。他想叫同事来帮忙,却发现自己发不出声音,大脑一片空白,只剩下一个念头:"这下完了"。张大胆从不迷信鬼神,他努力让自己冷静下来,告诉自己一定会有解决的办法。然而,内心里的恐惧却是真实而强烈的,越是着急,四肢就越是不听使唤,恐惧感就愈发强烈,时间仿佛凝固了一样。经过了近一个小时的煎熬,张大胆终十感觉到手脚有了一丝活动的迹象，他急忙从值班室爬了出来。自那以后，他再也不敢自称"张大胆"了，也没有再回到那间值班室值过夜班，甚至每次别人提起那个房间，他都感到一阵头皮发麻，恐惧的经历长时间萦绕心头，挥之不去。

无论你是否相信超自然现象，无论是在哪个国家，无论是在古代还是在现代，"鬼压床"都被赋予了浓厚的神秘色彩。从亚洲的日本到美洲的加拿大，从中世纪的法国到现代的纽约，都有一部分人坚持认为"鬼压床"是某种邪恶力量作祟的结果，从而导致身体失控。在巴西，人们甚至给压在身上的恶灵起了个名字——皮萨德拉（Pisadeira），据说这个女巫会在夜深人静时从屋顶跳下，专门踩那些不听话的人的肚子。

"鬼压床"虽然听起来可怕，但严格地说，它并不是一种疾病，而只是一种常见的生理现象。在医学上，这种现象被称为**睡瘫症**，顾名思义，就是在睡眠中感觉身体无法动弹，就像瘫痪了一样。据统计，有40%~50%的人群一生之中至少经历过一次这种躺在床上无法动弹的情况。

那么"鬼压床"是如何发生的呢？我们之前提到过，人的正常睡眠分为5个阶段，嗜睡期、浅睡期、中睡期、深睡期和快速动眼期，而我们的梦境大多发生在快速动眼期。可以试想一下，如果我们在梦中梦见自己在爬山，大脑自然会在梦中向肢体发出爬山的指令。如果我们的身体真的按照大脑的指示行动，那我们可能就会在半夜穿着睡衣出门爬山了。

实际上，我们的大脑很聪明，在漫长的进化过程中，大脑已经建立了一套完整的防御机制。在快速动眼期，大脑的交感神经开始活跃，同时释放出γ-氨基丁酸（GABA）和甘氨酸（Glycine）等神经递质来抑制肌肉活动。这样一来，无论在梦中出现多么剧烈的运动，我们的身体都会老实地躺在床上，不会真的随着梦境去翻山越岭。

所谓的"鬼压床",实际上是指人在快速动眼期突然觉醒时出现的肢体无力现象。简单地说,就是在梦境中突然惊醒,此时虽然大脑已经觉醒,但肌肉的抑制效应还未撤除,γ-氨基丁酸和甘氨酸这两种神经递质还在持续发挥作用,导致出现意识清晰,但身体却无法动弹的可怕情况。同时,由于胸部肌肉也处于被抑制状态,我们会感觉胸口仿佛被重物压迫,憋得喘不过气来。

至于眼前出现的影子和耳中听到的哀号声,这些其实是大脑中枢神经未能及时完全清醒而产生的幻觉。在产生梦境的快速动眼期,下丘脑和杏仁体较为活跃,而一旦突然觉醒,我们的视觉、听觉系统未能迅速适应,没有及时进入觉醒状态,就会出现感知觉的错乱,产生各种幻觉和错觉。

虽然"鬼压床"并非疾病,但经历时确实令人感到恐惧。遇到这种情况时,首先要保持镇定,告诉自己:"这不是超自然现象,只是睡瘫症。"这一点非常重要,只有**告诉自己这是一种生理现象**,我们的心态才能够冷静下来,避免不必要的恐慌。

其次就是**寻找觉醒的突破口**,而这个突破口的关键在于利用我们的听觉。当发生"鬼压床"时,虽然我们的四肢无法动弹,但嘴巴的肌肉群通常还能活动。我们先尝试**均匀地呼吸**,这有助于减轻恐惧感。一旦呼吸变得平稳,就可以尝试动动嘴唇,做出类似吹口哨的动作,并发出声音。如果我们能够听到嘴巴发出的声音,那就意味着我们已经开始摆脱这种状态了。接下来,我们可以从**肢体末端开始**,尝试逐渐恢复活动,例如,试着让手指、脚趾开始翘动,如果能够成功移动,就慢慢地活动手掌、上肢,直至全身。当全身肌肉重新听从指挥时,我们就能从床上坐起来,那些让人不适的感觉也会随之消失。

由于"鬼压床"的发生率相对较高,我们无法完全排除将来再次遇到这种情况的可能性。因此,在意识清醒的状态下,我们如何预防"鬼压床"

呢?最重要的是要**"相信科学,远离迷信"**。了解了它的发生机制后,即使真的遇到"鬼压床",我们也不会惊慌失措,而是能够按照科学的方法逐步恢复大脑对身体的控制,从而迅速摆脱这种状态。

其次,我们要**建立科学的作息时间**。调查表明,"鬼压床"的高发人群以青少年为主,这一方面与他们的神经系统仍处于生长发育阶段有关;另一方面也与他们不良的睡眠习惯,以及酒精、药物等精神活性物质滥用有关。因此,建立良好的睡眠秩序,以及培养科学的生活习惯是预防"鬼压床"的重要措施。此外,对于那些经常经历"鬼压床"的人来说,调整睡姿也很关键,建议多采用侧卧位睡姿,尽量避免仰卧姿势,以减少胸部的压力,并且一定要进行针对性的身体检查,并在医生的指导下进行必要的治疗。

最后,我们再来回顾一个问题。之前我们提到,在快速动眼期,也就是我们做梦期间,大脑会释放一系列神经递质,使我们的肌肉处于瘫痪状态,避免身体在梦中做出动作。那么,如果大脑没有及时释放这些神经递质,导致我们的四肢不是安静地躺在床上,而是随着梦境自由行动,那会是什么情况呢?

没错,那就是梦游症!

23. 随梦远行

在了解了睡瘫症(也就是"鬼压床")的机制后,我们可以知道,尽管它会让人感到害怕,但实际上它对我们的身体并没有什么危害。然而,接下来我们要讨论的这种疾病——**梦游症**,则截然不同,它可不是像感冒发热那样的小问题。梦游症轻则可能引发事故,重则可能危及生命。

说梦游症可能致命,并不是因为它会像鼾症那样让人在睡梦中窒息,而是因为在梦游时,患者处于无意识的状态,行为完全不受控制,这很容易给自己和他人造成伤害! 我曾有一位梦游症患者,在大学期间,半夜起床,右手攥着扫把,左手挨个拍打室友的头,嘴里还念叨着:"这个瓜还没熟。"被拍醒的室友吓得不敢出声。幸好室友们也都还"没熟",否则如果他认为瓜熟了,右手攥着的扫把(梦中他可能以为攥着的是菜刀)就可能真的砍下去了,想想都觉得后怕。

当然,梦游症伴发的也不一定都是恐怖事件。我的另一位梦游症患者,居住在农村,半夜梦游时会独自去挑水。醒来后,他发现院子里的几个大水缸都装满了水,他自己却浑然不知发生了什么事,除了感觉浑身肌肉酸痛外,根本没有察觉到自己干了一夜的重活。更令人感觉惊奇的是,他挑水的地方离他的住所将近1千米,中间还要通过一座小独木桥。患者不但能够准确地按照路线多次往返,而且从来没有从桥上掉下去,这也说明在梦游期间,他的感觉器官仍在警觉地工作着,只是大脑还一直处于睡眠状态。

梦游症是指在睡眠中出现的无意识的系统协调性活动。梦游症的发生率为1%~6%,这种情况在儿童中更为常见,男性发生梦游的概率明显高于女性。虽然名为梦游症,但实际上,梦游与做梦并没有直接联系。研究表明，梦游症通常发生在中睡期和深睡期，也就是我们通常说的慢波睡眠期。这个时段里大脑处于深睡眠状态，尚未进入产生梦境的快速动眼期。因此，发生"梦游"时患者并没有做梦，因此一些学者建议将这种疾病更名为**"睡行症"**。

　　梦游持续的时间一般在半小时左右，有时可能会达到2~3个小时。然而，也有极端的例子。在医学史上，有记录显示一位名叫阿里奥的法国人梦游了长达20年。在一次梦游中，他不仅离开了家，还独自前往伦敦，开始了全新的生活。20年后，他突然想起自己远在法国的家，于是再次离家出走，回到了阔别20年的故乡。他回到家以后第一件事就是回到自己的床上酣然入睡。第二天醒来，看到自己白发苍苍的妻子，阿里奥惊讶地问："亲爱的，你怎么一夜之间就老成这样了啊！"

　　虽然阿里奥的故事被学者们作为病例记录下来，但是否真的属于梦游还存在争议，也许这只是他欺骗妻子的拙劣手段。对于一些心怀不轨甚至实施犯罪的人来说，梦游有时也会被当作借口，为他们的不当行为提供看似合理的解释。在《三国演义》中，多疑的曹操就曾利用梦游大做文章。曹操因为害怕别人在自己熟睡时加害自己，就告诉周围的人，"吾梦中好杀人"，意在警告他们不要在他睡着时靠近，否则后果自负。某天夜半三更，正当曹操熟睡之时，他身上盖的被子不慎滑落，一名侍从好心进帐为他盖被子，却被曹操毫不犹豫地斩杀，然后曹操继续回到床榻睡觉，仿佛什么都没有发生。曹操以梦游为由掩饰自己的防备心理，但只有杨修看穿了真相，指出："丞相非在梦中，君乃在梦中耳！"然而，自作聪明的杨修最终还是被曹操找借口处死。杨修被杀其实是迟早的事，曹操是否在梦中并不重要。因此，无论是编造梦游的人还是戳破梦游的人，都不要自作聪明。

　　我们该如何判断某个人发生在夜间的异常行为是否属于梦游呢？其实梦游有一些特定的规律可循。首先，梦游通常发生在夜间所有睡眠循环的第一个循环中的中睡期和深睡期。我们通常夜间会经历4~5个睡眠周期,每个周期都包括嗜睡期、浅睡期、中睡期、深睡期和快速动眼期。梦游多发生在第一睡眠周期的后期,也就是**入睡后的两小时左右,这是梦游的高发时段**。所以,如果天快亮时出现异常行为,通常不是梦游。其次,梦游是神经系统在睡眠中的自主行为,因此梦游者的**动作都相对迟缓**,看起来并不敏捷。第三,梦游期间的行为往往是**白天发生过的熟悉的动作**,比如前面提到的梦中挑水行为,梦游者一般不会做出创新性的动作,除非白天经常经历战争,否则夜间不太可能出现梦中杀人的行为。最后,梦游者在第二天醒来后往往**对自己的行为一无所知**,梦游的过程不会在记忆中留下任何痕迹,当你在他醒来后告诉他的所作所为时,他可能会感到困惑,甚至否认那是自己所为。

梦游的行为确实很奇怪,但我们至今还没有完全破解梦游的发生机制。根据精神分析学说,梦游者可能在日常生活中承受了过多的精神压力,梦游行为是他们的一种"象征性的愿望补偿"。这种解释从精神层面为我们提供了一种理解梦游的方式。从生理角度来看,梦游是中枢神经系统在睡眠中被不正确地唤醒造成的后果。研究发现,随着年龄的增长和神经系统的成熟,梦游症的发生率会明显降低。有学者做过分组对比实验,发现梦游与遗传因素有关,如果家族成员中有人有梦游史,那么其他成员发生梦游的概率也会相对较高。

梦游中的患者往往表情呆板,而且对于外界的刺激反应迟钝,我们很难通过普通的语言或行为将其唤醒。那么,面对正处在梦游中的患者,我们是应该尽快叫醒他,还是应该不去打扰他呢?

面对梦游者时,无论是否决定叫醒他们,首要任务都是**要保证他们的安全**,因为在梦游期间,患者没有自我保护能力,他们的身体对外界危险的警觉系统也处于关闭状态。因此,一定不要让梦游患者接触到任何尖锐或危险的物品,并确保他们在行走时不会滑倒或者跌落。

除了保护梦游者本人和周围人的安全外,目前公认的治疗梦游的方法是**厌恶疗法**。厌恶疗法就是通过各种方式让梦游者及时从梦游状态中清醒过来。有些民间说法认为患者在梦游过程中千万不要去叫醒他，否则患者会出现疯癫样症状，但这种说法是没有科学依据的。实际上，当梦游者被叫醒时，他们可能会出现时间和空间的错觉，甚至出现焦虑情绪，这都是正常的反应。一旦患者恢复了清醒的意识，自然会平静下来。厌恶疗法的核心在于，每次梦游发生时，通过人为干预唤醒神经系统，经过一段时间的训练，神经系统就会对梦游行为产生厌倦的反射，从而使梦游症状逐渐减少甚至消失。

关于厌恶疗法，可以举一个有趣的例子来说明。在国外，有一位患者经常出现梦游，睡梦中他会突然坐起，用装满弹药的猎枪对着妻子比画。他的妻子无法忍受这种提心吊胆的生活，几乎到了崩溃的边缘，于是夫妻俩向医生求助。医生给出的方案非常简单：每天让妻子睡在床的外侧，并在枕边放一个警笛。当患者梦游期间准备下床，必然会首先惊醒到他的妻子，妻子随即在丈夫耳边吹响警笛，将他唤醒。这个方法非常有效，只用了两次，患者的梦游症状就消失了。

除了厌恶疗法，从心理治疗的层面上，深入**挖掘梦游者的心路历程**也是解决梦游行为的突破口之一。例如，有的孩子梦游可能是因为对父母的过度依赖；那位梦中持枪对准妻子的男子可能在现实中对强势的妻子心存不满等。针对这些潜在的心理问题进行治疗，可以有效缓解梦游者焦虑的心理状态。当然，一旦发现自己有梦游行为，还应注意合理安排作息时间，避免睡前过度劳累和紧张焦虑。在必要时，可以在医生指导下于睡前适当使用苯二氮䓬类肌肉松弛药物来减轻梦游症状。

马克·吐温曾经说过，解决梦游的最好方法就是睡觉前在床下撒上一把图钉，保证没有人再敢梦游。虽然这话听起来有些尖刻，但实际上它抓住了厌恶疗法的核心思想，只不过估计没人愿意用这种方法来治疗梦游。

24. 想睡就睡

我们已经探讨了鼾症、不宁腿综合征、睡瘫症和梦游症等几种神经系统疾病引起的睡眠障碍，现在让我们来了解一下另一种较为罕见的神经系统疾病——**发作性睡病**。

这种疾病发生时非常危险，患者可能在说话、看电视，甚至是吃饭、走路、开车时，没有任何征兆地突然倒地，酣然入睡。就像《西游记》中孙悟空吹出的瞌睡虫一样，睡意来得又快又猛，患者根本无法控制。曾经有一位女患者在和男朋友通电话时，她的男友在聊兴正浓的时候，电话那头却突然没了声音，她的男友连喊几声"喂"，只听到阵阵鼾声，原来她的发作性睡病又出现了。

有一部分发作性睡病的发作没有任何诱因；而有的发作性睡病的发作却与患者的情绪波动密切相关。尤其是在过度兴奋或激动时，患者很可能突然睡着。有一位患有发作性睡病的老师，每次在讲台上讲到精彩部分时就会发病，进入睡眠状态。她不得不时刻提醒自己要把课程讲得平淡无奇，以免情绪激动。但是这个规律被调皮的学生发现了，他们在考试时故意用言语或行为引得老师兴奋大笑，导致老师情绪波动，从而出现四肢无力，甚至进入睡眠状态，学生们便趁机作弊。所以，很多文学作品中描述的"气得晕了过去"或者是"吓得瘫软在地上"的情节，并非夸张，主角很可能就是发作性睡病患者。

发作性睡病是一种相对罕见的疾病，在普通人群中的患病率只有万分之二到万分之十，男性患者略多于女性。这类疾病的患者睡眠-觉醒时长并没有明显的异常，他们的总睡眠时间与正常人相似，大约每天也在8

小时。区别在于，正常人的睡眠是按照嗜睡、浅睡、中睡、深睡、快速动眼这几个周期规律地进行循环，而发作性睡病患者的睡眠-觉醒周期则比较混乱，在睡眠中混杂了觉醒相，而在觉醒相中又混有睡眠相，这也是这种疾病的典型特征之一。

人类发现发作性睡病的历史，可以追溯到 1672 年，当时的威利斯医生首次报道了这种奇怪的疾病。由于患者会出现突然摔倒、意识不清等症状，最初人们认为这是癫痫发作的一种表现，因此并未给予足够的重视。但随着对这种疾病研究的不断深入，人们逐渐认识到它与癫痫发作完全不同。尤其是在脑电图发明之后，发作性睡病的神秘面纱才被揭开。

那么，发作性睡病的神秘之处到底在哪里呢？研究发现，许多发作性睡病患者在猝然跌倒前会出现大量幻觉，这些幻觉往往色彩鲜明且内容恐怖，与梦境十分相似。因此，一些医生提出大胆的假设：发作性睡病患者出现幻觉时，是不是大脑正处于梦境状态呢？

实验结果证实了这一猜想。尤其是在对发作中的患者进行脑电图检查时，研究人员发现，当患者突然跌倒进入睡眠状态时，他们的大脑正处于快速动眼期。这意味着什么呢？我们之前提到过，正常人进入睡眠，会先从嗜睡期开始，然后逐渐进入浅睡期、中睡期、深睡期，最后才进入快速动眼期。正常情况下，人们需要在入睡后的 90 分钟左右才会进入梦境。然而，发作性睡病则完全颠覆了睡眠的节律，从进入睡眠的第一刻，甚至是入睡之前，就直接进入了梦境阶段。也就是说，别人是先睡觉后做梦，而发作性睡病患者却是**先做梦后睡觉**，这确实很令人惊讶。

发作性睡病的另一个奇特之处在于发病时会**出现肌肉麻痹**。这种症状表现为全身肌肉无力，无法动弹，甚至连说话也发不出声音，就好像身体被紧紧束缚住一样。这种症状与我们之前提到的"鬼压床"现象非常类似。不过，这种肌肉麻痹持续的时间比较短，一般在症状发作后的几分钟内就会自行缓解,而有些患者在被周围人唤醒后,这种麻痹症状也会逐渐缓解。

发作性睡病确实是一种令人尴尬的疾病!有些经历过失眠的人可能会羡慕地说:"如果我能想睡就睡,那该多好啊!"但千万不要这么想,发作性睡病的危险之处在于它不分时间、地点和场合,一旦睡意来袭,根本无法控制。想象一下,如果你正在开车或者走在独木桥上,这时候疾病突然发作,那后果将不仅仅是令人感到尴尬的问题了,而是真的会有生命危险!法国医生格列纽在 1880 年为发作性睡病正式命名时,记录了一个尴尬的病例:这位发作性睡病患者是一位酒商,每天发病次数高达 200 次!尤其令他尴尬的是,每当情绪兴奋时他就会发病,这导致他每次想和妻子亲热时,都会浑身无力,陷入睡眠状态,这使得他们一直未能成功生育。

此外,我们之前提到,在正常情况下,快速动眼期产生的梦境往往随着觉醒机制的建立,会在睡醒后的 2~4 小时内被遗忘。而发作性睡病患者的情况则恰恰相反,由于他们的梦境出现在睡眠之前,所以他们的梦境记忆非常清晰,甚至是难以忘记的。而且,这些梦境通常色彩鲜明,有时还带有恐怖色彩,每天被噩梦困扰,你还觉得随时随地想睡就睡是件幸福的事吗?

这种奇怪的病是如何产生的呢?最初,人们认为发作性睡病与患者压力过大或精神上的挫折有关,因此心理治疗和催眠疗法成为治疗发作性睡病的主要手段。随着科学的进步,人们发现发作性睡病与大脑中的多巴胺和乙酰胆碱有着密切的关系,这一发现为药物治疗发作性睡病提供了新的思路。

如果你身边的人不幸患上发作性睡病,我们该怎么帮助他呢?首先最重要的工作其实是**做好防范措施**。虽然这种疾病本身不会对身体造成不可逆的损害,但其突发性可能导致患者在任何时间、任何地点突然倒地或入睡,从而引发意外伤害。因此,患者需要对可能出现的突发状况有所准备,尽量避免在疾病发作时出现二次受伤。

　　研究表明,发作性睡病是一种典型的遗传性疾病。流行病学调查显示,发作性睡病患者的一级亲属同时患有各种睡眠疾病的比例高达74.6%!因此,如果家族中有人曾经出现过突然昏睡的情况,其他家族成员应尽早进行睡眠脑电图的监测,密切关注自己的睡眠健康状态,及时发现并排除潜在风险。

　　其次,是**做好疾病的科学普及**。目前,许多人对于发作性睡病知之甚少,很多人不理解、不清楚,根本不知道这类疾病的危害,甚至还会误解患者是在偷懒或装病。因此,如果患了发作性睡病,千万不要感觉羞愧,而应积极向家人和同事解释这种疾病的严重性和危害性,尽量不从事危险性过高或强度过大的工作。

　　最后,是**药物治疗**。过去有观点认为发作性睡病实际上与睡眠过多有关,于是对于睡眠时间过长的患者,可以使用一些神经兴奋剂来减少睡眠时间,简单来说,就是让患者减少睡眠,以抑制病情。然而,随着研究的深入,新的治疗思路逐渐浮现:既然发作性睡病是发生在快速动眼期的疾病,属于"先做梦后入睡",那么通过使用药物抑制快速动眼期的发生,减少梦境,也能有效控制病情。因此,有效控制快速动眼期的发生和持续时间,是预防发作性睡病的重要策略。

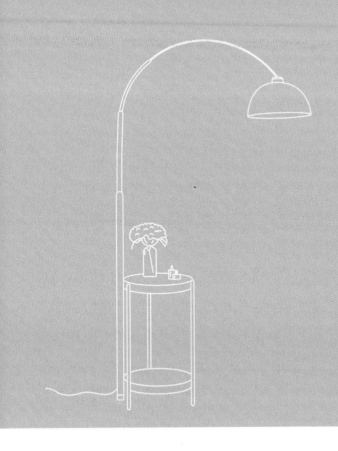

第四章 "咬人的黑狗"

25. 情绪"杀手"

在前面的章节中,我们探讨了神经系统疾病引发的几种睡眠障碍,但这些只是众多睡眠问题中的冰山一角,这与大量患者出现睡眠障碍症状以后,首选的就诊科室不是神经内科,而是精神心理科有关。

这个答案可能和大家的预期不符,我们通常认为,人们对于精神科有一定的忌讳,即便生病也不愿意去精神科就诊,好像去了精神科就意味着自己得了精神病。但实际上,无论是患者主动就医,还是由其他科室转诊,精神心理科往往是睡眠障碍患者的最终去处。我们不妨通过几组数据来看看睡眠障碍在精神心理科的重要地位。例如,张大爷因胃炎住进了综合医院的消化科,由于夜间环境的改变、胃痛的不适及对疾病治疗效果的担忧,张大爷很可能出现失眠症状,并需要精神科医生的会诊。在综合医院住院患者中, 需要精神科会诊的比例有多高呢? 这个数字可能会让你惊讶,它高达80%! 也就是说,无论你得了哪一科的疾病,只要住院治疗,大多数患者都难以摆脱睡眠障碍的困扰。

让我们从另一个角度来观察门诊患者的情况。在精神科门诊中,有58%的就诊患者有睡眠障碍,而在其他科室中,主诉有睡眠障碍的患者仅占21%。这意味着,在精神科就诊的患者中,约60%的患者是因为睡眠问题而来就医的,这一比例是普通门诊的近3倍! 即便是在普通门诊,这个比例也不容乐观。据统计,如果患者因睡眠问题到普通门诊就诊,他们患有精神疾病的概率竟高达69%! 从这些数据可以看出,睡眠障碍几乎涵盖了大部分精神障碍的疾病谱。同样,精神疾病伴发睡眠障碍的比例也相当高,抑郁症、躁狂症、焦虑症、精神分裂症等精神疾病都会伴有不同程度的睡眠障碍。在最常见的精神疾病——抑郁症患者中,有高达90%的人会出现睡眠障碍症状!由此可见,睡眠障碍与精神疾病就像一对形影不离的孪生兄弟。

睡眠障碍和精神疾病之间的关系如此密切,接下来我们将深入探讨几种常见的精神科疾病,看一看这些看似无形的疾病是如何影响我们的生活质量和睡眠质量的。首先,我们要讨论的就是非常普遍、令人痛苦且难以逃避的疾病——**抑郁症**。

说到抑郁症,我们会感到既熟悉又陌生。打开新闻,不时会看到有人因抑郁症而选择自杀的消息,这些沉重的新闻不断触动着我们的心灵。英国前首相丘吉尔曾形容自己的抑郁情绪:"心中的抑郁就像只黑狗,一有机会就咬住我不放。"抑郁症这只"黑狗",可能会在不经意间突然出现,给我们带来沉重的打击。目前,全球抑郁症的发病率已经达到了11%,患病人数超过6亿人。在各种疾病中,抑郁症的发病率仅次于冠心病,成为人类健康的第二大威胁。

实际上,抑郁症的终生患病率(在一生中得过抑郁症的患者所占总人口比率)高达6.8%,这意味着在中国,超过9500万人在其一生中至少经历过一次抑郁症状。但是值得关注的是,这些人群中大约三分之一(其中男性43.31%,女性31.35%)的患者从未寻求过任何形式的社会支持或心理治疗,这在发展中国家的抑郁防治工作中是一个普遍存在的问题。世界卫生组织、世界银行及美国哈佛大学公共卫生学院曾联合开展过一项全球疾病负担研究,结果显示,抑郁症每年给全球经济带来的额外负担高达1万亿美元。据统计,在中国,每年因抑郁症造成的缺勤损失、医疗费用及其他相关费用大约为494亿元人民币,真是令人震惊!

中医学很早就对抑郁的起因进行了分析。《素问·阴阳应象大论》中提出:"脾在志为思,肺在志为悲,肾在志为恐,肝在志为怒,心在志为喜。"也就是说,我们的情绪变化是和五脏的盈亏密切关联的,任何一个脏器的过盛或亏损都可能造成心智上的疾病。在西方,抑郁症同样很早就引起了医学界,甚至是哲学界的关注。古希腊人认为人的情绪和性格与4种体液密切相关:黏液、黄胆汁、黑胆汁和血液,而引发抑郁的元凶就是黑胆汁这种物质,抑郁症是由黑胆汁分泌过多而造成的。公元前5世纪末,曼陀罗花还被"医学之父"希波克拉底用来治疗抑郁症,这可以视为人类早期使用的抗抑郁药物之一。

虽然古人很早就开始了对抑郁症的研究,但是直到现在这种疾病仍然困扰着我们的生活,这条"黑狗"总是会在不经意间突然出现,给我们带来沉重的打击,可见抑郁症确实是一种难以对付的顽疾,是名副其实的情绪杀手。那么,问题来了,一个看似正常的人,为什么会突然抑郁呢?就像我的患者常常提出的疑问:"我家庭和睦、工作顺利,有一个体贴的妻子和一个乖巧的儿子,生活中几乎没有什么烦心事,为什么我还是抑郁呢?"

抑郁并非无缘无故出现,一定是我们的身体或者是心理在某个关键环节出现了严重问题,才会毫无招架之力地被抑郁症状击倒。

实际上,我们目前所知的所有疾病都有其物质基础,精神疾病也不例外。现代研究表明,抑郁症、焦虑症等精神疾病大多与5羟色胺、多巴胺、去甲肾上腺素等**神经递质**的变化有关。我们之所以会产生喜怒哀乐、情绪高涨低落,都是由这些无形的神经递质来调节的(图4.1)。

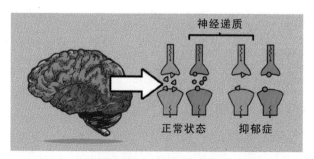

图4.1   神经递质正常状态和抑郁症下的状态。

那么,这些神秘的物质到底扮演着怎样的角色呢? 用一个简单的比喻来说,如果把我们的神经细胞比作快递中转站,那么神经递质就像是在神经细胞之间传递生物信息的快递员。神经细胞在相互连接时,就是依靠神经递质来产生电位变化,引发神经细胞发生改变,从而传递相应的信息。但是如果因为突发情况,如快递公司大规模裁员,导致快递员失业在家;或者因为交通管制,快递员的交通工具无法正常使用,这些都会导致快递发送和接收的数量明显减少, 直接结果就是你想寄送的物品很难顺利送达下一个站点。对于我们来说,如果神经递质无法正常传导快乐的信息,大脑皮质就会出现情绪低落、兴趣减退等症状。从旁观者的角度来看,就会觉得你陷入了抑郁。

这个例子只是为了帮助大家更好地理解抑郁的产生机制,实际上,造成抑郁症的元凶绝不止神经递质一个。大多数精神疾病都是社会、心理、生理等多方面的负面因素共同作用的结果。生理因素只是众多病因之一,患者所处的环境、自身的性格因素,都会对疾病的发生、发展造成影响。在后续的内容中,我们会专门讨论患者的心理治疗和行为矫正。

除了情绪低落、兴趣减退这些典型的症状外,诊断抑郁症还有许多其他标准。根据《精神障碍诊断与统计手册(第五版)》(DSM-5),抑郁症的诊断主要依据 9 条标准,具体包括:情绪低落、兴趣丧失、体重减轻、睡眠障碍、精神运动性激越、精力不足、自我评价过低、思维迟缓、自杀想法等。逐条对照,如果一个人符合其中的 5 条或更多,那么抑郁症的诊断就基本成立了。由于篇幅限制,这些标准我们不再逐一详细解释了,但是我们要重点讨论一下抑郁症造成的睡眠问题。

严格地说,抑郁症伴发的睡眠障碍并不是单一的,至少包括睡眠过多或睡眠减少两种情况:前一种是白天无精打采,整日只想躺在床上,昏昏沉沉;后一种则是夜晚辗转反侧,难以入睡。无论是哪一种情况,这样的症状都是很容易被患者和家属及时辨识的，只要在医生的指导下进行针对性的调整，就可以有效遏制抑郁症状的发展。然而，真正需要我们警惕的核心睡眠问题是**早醒**。

有些患者在就诊时会坚持说自己没有抑郁，因为他们从未有过自杀的念头，只是每天凌晨两点左右就会醒来，之后很难再次入睡。但当我使用抑郁自查量表（SDS）（表4.1），对照抑郁的诊断标准帮他逐条排查后，患者就不得不沮丧地承认自己确实符合抑郁症的诊断。由此可见，早醒几乎是确诊抑郁症的一个典型症状。由于夜间出现早醒，患者醒后难以再次入睡，往往白天的烦恼到了晚上就会不断在脑海中回放，而越是穷思竭虑就越是难以成眠。夜间的睡眠质量差，白天也会代偿性出现情绪低落、活动减少，形成一个恶性循环。反过来，抑郁症状的出现又会使患者白天心情变差、兴趣减退，体内的5羟色胺等神经递质相继出现传导障碍，进而影响夜间的中睡期和深睡期的慢波睡眠，使早醒症状更加严重。从这个角度来看，抑郁和早醒就像是一对孪生兄弟，相互影响，互为因果。因此，有医生甚至提出"有一分早醒，便有一分抑郁"的观点。

"早醒是苗，抑郁是根"，一旦出现早醒症状，不能仅仅对症下药，自行服用舒乐安定（艾司唑仑）等安眠药，以为睡眠好了，问题就会解决了。实际上，这种方法只是治标不治本，不能解决抑郁的根本问题。所以，面对早醒，我们应该从根源入手，排查情绪原因，把可能出现的抑郁情绪控制在初始阶段，防止小问题演变成大麻烦。至于具体的药物治疗，我们将在后续内容中详细探讨。

表4.1 抑郁自评量表(SDS)

注意事项:

下面有20条题目,请仔细阅读每一条,把意思弄明白,每一条文字后有四个选项,分别表示:

A:没有或很少时间(过去一周内,出现这类情况的日子不超过一天);

B:小部分时间(过去一周内,有1~2天有过这类情况);C:相当多时间(过去一周内,有3~4天有过这类情况);D:绝大部分或全部时间(过去一周内,有5~7天有过这类情况)。

施测时间建议:5~10分钟				选项
1.我觉得闷闷不乐,情绪低沉	A	B	C	D
2.我觉得一天之中早晨最好	A	B	C	D
3.我一阵阵哭出来或觉得想哭	A	B	C	D
4.我晚上睡眠不好	A	B	C	D
5.我吃得跟平常一样多	A	B	C	D
6.我与异性亲密接触时和以往一样感觉愉快	A	B	C	D
7.我发觉我的体重在下降	A	B	C	D
8.我有便秘的苦恼	A	B	C	D
9.我心跳比平时快	A	B	C	D
10.我无缘无故地感到疲乏	A	B	C	D
11.我的头脑跟平常一样清楚	A	B	C	D
12.我觉得经常做的事情并没有困难	A	B	C	D
13.我觉得不安而平静不下来	A	B	C	D
14.我对将来抱有希望	A	B	C	D
15.我比平常容易生气、激动	A	B	C	D
16.我觉得做出决定是容易的	A	B	C	D
17.我觉得自己是个有用的人,有人需要我	A	B	C	D

(待续)

表 4.1(续)

施测时间建议:5~10 分钟					选项
18.我的生活过得很有意思	A	B	C	D	
19.我认为如果我死了,别人会生活得好些	A	B	C	D	
20.平常感兴趣的事我仍然照样感兴趣	A	B	C	D	
总分					

记分:正向计分题 A、B、C、D 按 1、2、3、4 分计分;反向计分题按 4、3、2、1 分计分。

反向计分题号:2、5、6、11、12、14、16、17、18、20。

结果分析:将 20 个项目的各个得分相加,即得总粗分。总粗分的正常上限参考值为 41 分,标准分等于总粗分乘以 1.25 以后取整数部分。分值越小越好。

标准分正常上限参考值为 53 分。标准总分 53~62 为轻度抑郁;63~72 为中度抑郁;72 分以上为重度抑郁。

26. 珍爱生命

抑郁症的识别和诊断并不复杂，但为什么人们长期以来对它避之不及，如同面对洪水猛兽一般？这是因为抑郁症常常伴随着一个令人无法回避的噩梦——**自杀行为**。

提到自杀，这是一个极其沉重的话题。作为一名精神科医生，我曾听闻甚至亲历患者以各种方式结束自己的生命，我常常感到自责，因为我没能及时运用我的专业知识和临床经验帮助他们尽早走出困境，重新开始生活，每念及此，内心总会感到深深的愧疚和自责。每当看到一些报道炒作与自杀相关的新闻，甚至对其评头论足时，我都会感到愤慨和厌恶，这种消费他人生命的行为，与鲁迅笔下的"人血馒头"无异。

虽然我本不愿写这一章节，但我认为，为了避免悲剧重演，有必要深入分析为什么会有那么多人选择放弃自己的生命，走上自杀这条绝路。

实际上，每年因自杀死亡的人数远远超出我们的想象。根据世界卫生组织统计的数据，全世界每年因自杀死亡的人数高达 100 万人，这一数字与每年因交通事故死亡的人数基本相当（2018 年全球因交通事故死亡的人数为 125 万），而自杀未遂的人数比这一数字还要高 10~20 倍。2003 年，总部设在奥地利的国际预防自杀协会和世界卫生组织把每年的 9 月 10 日确定为"世界预防自杀日"。按照世界卫生组织制定的国际标准，一个国家如果每年每 10 万人口中自杀人数少于 10 人，则为低自杀率国家；如果超过 20 人，则为高自杀率国家。据统计，自杀发生率最高的国家是匈牙利，每年每 10 万人口中自杀人数超过 30 人，而冰岛则是世界上相对快乐的国家，这一数字不足 5 人。据 2000 年的统计数据显示，我国已经进入高自杀率国家行列,这一点尤其值得我们高度关注。

西方国家相关自杀死亡的资料显示,男女性别比约为 3:1,男性自杀人数明显多于女性。但在我国,这一比例却恰好相反,女性自杀人数排在世界第 9 位,男性则排在第 17 位,女性自杀率明显高于男性,且农村地区的自杀率明显高于城市。这可能与农村地区更容易获得剧毒农药有关。曾经有一位正值青春年华的女孩,因与家人争吵、情绪激动,一时冲动喝下了百草枯。她可能并不清楚这种剧毒农药几乎没有救治的可能,尽管经过三天的抢救,她还是离开了这个世界,家人永远忘不了她绝望的眼神和"我其实不想死"的遗言。每当想起这位患者,我都深感自杀危机干预的责任之重。

"蝼蚁尚且偷生",每个人都不会愿意轻易放弃生命,但正是因为人类拥有意识,才会出现主动结束生命的行为。因此,可以说自杀是人类所独有的行为。对于鲸鱼大规模搁浅死亡,或斑羚羊让同伴踩着自己的身体飞渡悬崖,现在更多地被认为是动物为了延续种群的一种本能行为,而非"自杀"行为。现在有更多的学者倾向于将自杀行为归类于人类的社会学问题,而不是单纯的医学问题。

导致自杀的原因很多:有的是因为社会动荡而选择牺牲自己,有的是因为情感纠葛而选择殉情,有的是为了洗清污名而选择自杀,有的是因为遭遇重大变故而无法承受,有的是因为身患重病而感到绝望,有的是因为欠债或犯罪而逃避现实,有的是为了掩盖罪行而选择自残或自杀,甚至有的只是出于一时冲动或为了引起他人关注而选择自杀等。法国社会学家埃米尔·迪尔凯姆(émile Durkheim)1951 年在《自杀论》中从社会整合的角度将自杀分为失范性自杀、利他性自杀、利己性自杀和缩命性自杀 4 类。也有的国内学者将自杀简单分为情绪性自杀和理智性自杀两种。这些分类都说明自杀行为与个体的主观意识有着强烈的关联性。

　　无论如何分类,都无法完全解释为何在如此美好的世界中,仍有人选择放弃生命。一些学者提出,自杀行为背后可能隐藏着一定的客观因素和物质基础。研究发现,自杀未遂的抑郁症患者脑脊液中的 5-羟色胺代谢产物 5-羟吲哚乙酸(HIAA)含量明显低于正常人。此外,许多遗传流行学研究也表明,自杀行为具有家族聚集性。也就是说,如果家族中存在有自杀史的成员,那么相较而言,其他成员出现自杀行为的可能性也会相对增加。例如,那位创作了《老人与海》这样励志作品的著名作家海明威,尽管他热爱生活和冒险,晚年却深受抑郁症之苦,有时在书桌前呆坐几个小时也无法完成一页书稿,最终在 1961 年选择了自杀。实际上,海明威的自杀并非孤立事件,他的父亲、妹妹、弟弟、孙女等 7 位家族成员也先后自杀身亡,这正是家族遗传因素导致的悲剧。

　　当然,遗传因素只是造成自杀行为的原因之一,实际上,几乎所有的自杀行为都是由社会因素、心理因素、生理因素等多种复杂原因共同作用的结果。对于抑郁症患者而言,自杀往往是他们在疾病的困扰下做出的绝望选择。据统计,约有 15% 的抑郁症的患者最终选择了用自杀这种方式结束自己的痛苦。如果社会能够加强人文关怀,及时对疾病进行干预和治疗,抑郁症等精神疾病导致的自杀率无疑会逐步下降。

　　实际上,抑郁症患者的自杀行为通常不是突然发生的,在采取行动之前,往往会出现一些异常的迹象。例如,许多患者在选择结束自己的生命之前会经历激烈的思想斗争,这可能导致他们夜间辗转反侧,甚至彻夜难眠。他们可能会开始安排身后事项,如与亲友告别、留下遗书、访问有特殊意义的地方等。有些患者甚至会提前准备药物或收藏锐器等。只要家人仔细留意这些异常之处,及时与患者进行耐心的沟通,帮助他们解决内心的困扰,并采取适当的预防措施,大多数悲剧都是可以避免的。

　　而有的自杀行为,可能仅仅是一时冲动而对生命价值做出的错误判断。例如，有的孩子因为考试失利或感情受挫等短暂挫折而萌生了轻生念头。我曾经诊治过一个男孩，他在向暗恋了三个月的女孩表白被拒绝后，一时绝望，从六楼纵身而下，幸运的是被树枝拦挡，没有失去生命，但最终下肢着地，导致高位截瘫。我至今仍记得孩子父亲的话："傻儿子！人生不是游戏，不能因为开局不顺就总想 load game！"言语间既饱含着对儿子轻易放弃生命的痛心，也充满了自己在挫折教育上的遗憾。"命"这个字在字典里是独一无二的，珍爱生命，因为生命只有一次！

如果我们在现实中遇到有人徘徊在河边，似乎有轻生的念头，我们应该怎么做才能挽救他即将放弃的生命呢？这就需要我们了解一个专业概念——**自杀危机干预**。

自杀危机干预是一种短程、紧急的心理治疗手段，通过耐心聆听、协助分析、找寻出路等方法，来帮助有自杀倾向的人放弃轻生的念头。进行危机干预的医生就是很多影视片中与轻生者对话的"谈判专家"角色。现在，许多城市都开通了心理援助热线，有轻生念头的人可以通过电话倾诉痛苦，寻找出口，这也是社会文明进步的体现。

虽然自杀危机干预看起来只是简单的交谈，但实际上它包含着深厚的学问。如果沟通方式不当，不仅不会起到干预作用，甚至还会适得其反。在进行危机干预时，有三个核心要点需要掌握。

第一，远离危险。核心就是解除危机，如让患者放下手中的刀、剪等利刃并将其放归原处，或者让患者将手中的药物冲入马桶等，以防止在危机干预过程中引发患者情绪波动而导致新的自杀或自伤行为发生。

第二，真诚关怀。一定要真诚地关心处于危机中的人，我们应耐心聆听他们的困难和诉求，而不是用"你怎么这么傻呢！"这样的说教来打击他们。同时要注意，关心并不是简单的同情，我们在提供帮助时，不能用哄骗的方式向求助者提供虚假的安慰，例如，骗一个因失恋选择自杀的女孩说："你男朋友已经悔改了,下个月就准备和你结婚。"这样的安慰看似出于好意,短期内也能够缓解危机,但最终会让处于危机的人更加反感和绝望。对于处于危机的人来说,真诚的关心和理解才是最好的安慰和支持。

第三,寻找出路。危机干预的核心要义就是启发、引导、促进和鼓励受助者,而不是直接提供解决方式。干预者要帮助求助者去应对他们的危机,而不应代替求助者做决定。干预者一般不提供具体的建议,如"你离婚吧""你换个学校就好了",但可以提供可供选择的解决方案,并帮助他们分析各种方案的利弊及可行性,让求助者自己选择最适合自己的途径。

在预防自杀方面,医生的角色更像是在危急时刻挺身而出的消防员,而社会各方日常的共同努力才是解决问题的关键。首先,我们需要**加大"逆商"的宣传**,提高公众的心理素质,普及有关自杀的相关知识,使公众认识到自杀不仅是一种不负责任的行为,还会给家庭和社会带来严重的伤害和后果。其次,要针对性地**改善公共设施**,从客观上降低自杀的可能性。例如,某地跨江大桥刚刚建成时,因为视野开阔、风景优美,一些人选择将这里作为自己生命的终点。后来,大桥管理者意识到这个问题,在重点位置安装了防护网,并禁止人员攀爬桥栏杆,自杀事件的发生率便显著下降。最后,新闻媒体也肩负着重要责任,必须坚守职业道德,维护社会的道德规范,不应为了吸引眼球而炒作自杀事件,更不能详细描述自杀过程,**避免形成示范效应**。在美国"自杀圣地"的金门大桥,有细心的人发现,每当自杀人数接近或达到如 100、200 这样的整数时,自杀事件的发生频率就会明显升高。原因是当地一家报纸长期以"昨天第 XX 位自杀者从桥头跃下"作为吸引读者眼球的头条,导致一些人为了成为那个容易被记住的"第 100 名",竟然争相从桥上跳下,这种现象实在是媒体界的悲哀。

27. 硬币的两个面

　　前面我们向各位读者介绍了抑郁症的基本症状。相信大家已经理解，抑郁症的核心症状可以概括为一个"少"字——快乐情绪少、正面评价少、睡眠时间少、兴趣爱好少、精力体力少，总之，与情绪有关的各个方面都处于一种低落的状态。

　　那么，大家是否曾思考过，如果有人的情绪反应与抑郁症完全相反，不是低落，而是高涨，核心症状从"少"变成了"多"——精力充沛、说话滔滔不绝、自我感觉能力超群，这又是一种什么状况呢？

　　这就是我们所说的躁狂症。

　　与大多数疾病一样，躁狂症也分为轻度和重度，但与其他疾病不同的是，轻度躁狂症和重度躁狂症表现形式差异巨大，几乎给人感觉像是两种完全不同的疾病。重度躁狂症患者给人的第一印象往往是声音嘶哑、眼睛充满血丝、语速飞快、行为怪异、情绪急躁易怒，这些以"多"为主要特征的症状非常明显，甚至会让陌生人感到害怕。然而，与重度躁狂症患者相比，轻度躁狂症患者却显得非常有亲和力，他们通常给人精力充沛、谈吐幽默、思维活跃的印象，工作勤奋，乐于助人，讲话富有感染力和幽默感，甚至能够给人留下深刻的好印象，让人忍不住想要立刻与他们成为朋友，很难将他们与"精神疾病患者"联系到一起。由于他们的社会功能相对完整，症状很容易被忽视，因此轻度躁狂症作为一种疾病，也更容易被大家忽略。

　　有些人可能会认为，轻度躁狂症听起来好像是一种令人羡慕的"快乐疾病"，总是心情愉悦、充满活力，似乎没有烦恼。如果学生时代患了轻度躁狂症，假期的作业可能很快就能完成，老师讲的内容很容易就能理解，这些听起来似乎很不错。然而,实际情况远非如此,所有的精神疾病都是和痛苦相伴的,没有任何疾病是快乐的。躁狂症患者表现出的兴奋和精力过度充沛,甚至可能整夜不眠,表面上看似快乐,但是客观上他们的身体承受力已经处于超负荷状态,随时都有可能出现崩溃。由于长时间睡眠不足,患者的免疫力逐渐下降,眼睛布满血丝,声音嘶哑,心脏和血压也会出现过载症状,如果不及时干预,精神症状也会从轻度躁狂转向重度躁狂。在疾病的控制下,患者对自身的疾病状态缺乏完整的认识,无法控制自己的行为和情绪,用专业术语来描述就是缺乏"自知力"。在疾病的影响下,患者容易做出超出正常的行为,甚至可能酿成大祸。我曾经诊治过一位躁狂症患者,他在发病时无法自控地乱花钱,把破旧家具当作古董买回家;四处惹事,今天和陌生人争吵,明天又和小孩子打架;无法控制自己的行为,开车四处乱跑。当家人从几百公里外的小山村里找到他时,他已经衣衫褴褛、蓬头垢面,汽车后备厢里装满了高价买来的一堆废铜烂铁。家人果断将他送入专科医院接受系统治疗,经过一个疗程后,他逐渐恢复了正常。回想起过去几个月的经历,就像做了一场噩梦,如果不是家人及时找到他并带他回来,后果将不堪设想。

躁狂症以情感高涨为主要特征,而抑郁症则以沉默和消极为主导。虽然这两种疾病的表现截然相反,但你可能不相信,实际上它们是同一种疾病的两种不同的表现形式,就像是一枚硬币的正反两面。情绪的转变就像硬币在空中翻转一样不可预测,患者可能长期保持单一的抑郁或躁狂状态,也可能突然发生症状的完全反转。无论是躁狂还是抑郁,作为同一大类疾病,临床上统称为"情感性精神障碍"。有人可能会疑惑,自己并没有经历重大的感情挫折,为什么会患上情感性疾病呢?这里需要澄清的是"情感病"并非"感情病",这类疾病主要以情绪的极端波动为特征,与失恋等感情伤害并无直接联系。

　　每个人都会经历喜怒哀乐，但为什么有些人的情绪波动一旦超出了正常范围，就变成了疾病呢？要理解这一点，我们首先要从人的情绪周期谈起(图4.2)。每个人的体内都有一个生物钟，它控制着我们的体力、情绪和智力，这三个指标分别以23天、28天和33天为周期进行余弦曲线似的循环往复。也就是说，每隔28天左右，我们的身体会出现周期性的情绪的高涨和低落。这种波动是正常的，关键在于波动的范围。只要情绪波动保持在合理的范围内，就属于正常的生理现象，无须进行干预和治疗。然而，一旦情绪波动超出了正常范围，就可能构成了疾病。如果一个人的情绪异常高涨，就可能被诊断为躁狂症；相反，如果情绪异常低落，则可能是抑郁症。

　　根据这一理论，我们可以进一步理解，躁狂症和抑郁症既然属于同一类疾病，那么它们有可能在同一个人身上出现。如果仔细询问一位患者的病史，可能会发现他既被诊断过躁狂症，也曾经被确诊为抑郁症。那么，他的确切诊断到底是什么呢？这类疾病既不是单纯的抑郁症，也不是纯粹的躁狂症，而被称为**"双相障碍"**。在双相障碍患者中，躁狂和抑郁两种症状都可能发生过，但它们在患者身上所占的比例可能并不均等，有的患者可能更多地表现出躁狂症状，而有的患者可能更多地表现出抑郁症状。在某

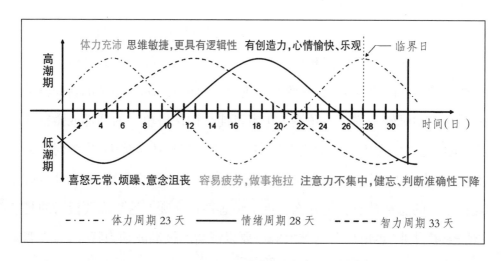

图 4.2　情绪周期。

些情况下,这两种症状甚至可以在患者身上同时出现或相互转换。也就是说,有的患者可能今天表现为沉闷不语的抑郁状态,而明天则可能转变为兴奋话多的躁狂状态。

既然抑郁和躁狂是同一疾病的两个方面,那么是否所有的抑郁症最终都会转变为躁狂症呢?也并非如此。严格来说,双相障碍在《精神障碍诊断与统计手册》第五版(DSM-5)中被细分为Ⅰ型和Ⅱ型,这两种类型都是基于患者曾经有过躁狂发作为前提的。其中,以重度躁狂发作为主的被诊断为Ⅰ型,而以重度抑郁和轻度躁狂为主的则被诊断为Ⅱ型。虽然单次发作的抑郁症在症状上与双相障碍的抑郁发作极其相似,但实际上它们是两种截然不同的精神疾病。从诊断到治疗,它们之间存在着本质性的差别。这个话题较为专业,即使是精神专科医生在双相障碍的诊断上也可能会出现诊断上的失误。

说起双相障碍,我们不得不提起精神卫生史上一位极具影响力的患者——荷兰画家**文森特·威廉·梵高**(Vincent Willem van Gogh)。梵高的名字对许多人来说耳熟能详,他最为世人所知的两件事:一是他生前仅售出一幅画作,而且还是他的弟弟私下安排购买的,但在他去世97年后,作品《鸢尾花》以5390万美元的价格成交,创下了20世纪80年代油画拍卖的最高纪录;另一件事是,梵高长期受精神疾病困扰,他先是割掉了自己的左耳,最终选择了自杀。这两件事看似毫无关联,但从医学角度来看,双相障碍很可能是导致梵高命运起伏的真正原因。

梵高于1853年3月30日出生于荷兰南部的津德尔特村,年轻时他曾是一名传教士,直到27岁才开始绘画生涯。梵高一生创作了近2000幅作品,但是直到他去世前只卖出过一幅画,这还是因为他的画作长期无人问津,他的弟弟为了避免伤害他的自尊,委托熟人悄悄买下的。梵高早期的画作色调多为灰蒙蒙甚至是昏暗的,给人一种压抑感,而当他搬到巴黎后，他的生活和作品风格都发生了转变，使用了大量鲜艳的色彩。现在推断来看，梵高早期的灰暗画风可能反映了他抑郁的情绪，而后期明快的画风则可能显示了躁狂症状的迹象。可以说，双相障碍几乎贯穿了梵高的整个艺术生涯。

除了绘画风格的变化，梵高的自伤和自杀行为也是他深受精神疾病折磨的实证：一次是他在 35 岁时的自残割耳事件，另一次是在 37 岁时的自杀。关于梵高割耳的具体原因，历史上众说纷纭，有观点认为这可能与他的好友高更有关，梵高为了维持两人的友谊而承担了自残的责任；也有人认为这是梵高在幻觉驱使下做出的极端行为。但无论如何，梵高长期患有精神疾病的事实是毋庸置疑的，他甚至认为自己最好的一幅作品是为他的精神科医生加歇大夫画的肖像画。

可能会有人感到好奇，尽管梵高的一生饱受精神疾病困扰，但是他的创造力似乎并未受到影响，甚至在生命的最后两年，病情最为严重的时期，梵高的艺术创作反而达到了顶峰，这是什么原因呢？实际上，这正是梵高诊断双相障碍的第三个实证。双相障碍不同于精神分裂症，这种疾病对患者的认知功能损害相对较小。在疾病的康复期，大多数患者的精神状态基本正常，甚至在轻度躁狂发作期，梵高的创作灵感可能会因躁狂症状的激发而达到极高的水平。正如人们常说的"天才向左，疯子向右"，这也许就是梵高虽然饱受疾病煎熬，但在艺术创作上仍能取得卓越成就的原因。

梵高的经历在很大程度上反映了双相障碍患者的生活状态。为了纪念他，国际双相障碍联盟（ISBD）、亚洲双相障碍联盟（ANBD）和国际双相障碍基金会（IBPF）联合发起倡议，将梵高的生日——每年的 3 月 30 日定为"世界双相障碍日"。这也是继世界自闭症关注日（4 月 2 日）、世界阿尔茨海默病日（9 月 21 日）后，国际上认定的第三个精神疾病纪念日。

无论是抑郁还是躁狂，双相障碍患者的心境总是像过山车一样跌宕起伏，他们的睡眠模式也会随着疾病处于抑郁相或躁狂相而发生变化。在躁狂期，睡眠数量减少；而在抑郁期，则容易出现早醒。对于双相障碍，目前还没有能够彻底治愈的特效药。持续用药、行为矫正、控制情绪是治疗双向障碍的三大核心策略。然而，比治疗更重要的是预防。在患者的情绪波动尚未超出正常范围之前及时进行干预，是防止这枚硬币继续翻转的重要一招。

28. 抑郁的"近亲"

　　从医生的视角来看,抑郁症和躁狂症虽然表现不同,但实际上它们基本同源,就像两个住在同一个身体里的不同性格的"魔鬼"。但是从患者的角度来观察,与抑郁症关系更为密切的并不是躁狂症,而是另一种疾病——焦虑症,以及与焦虑同属一大类的疾病——神经症。可能很多人只听说过"神经病",对神经症并不太熟悉,下面就为大家详细介绍一下。

　　简而言之,神经症是指那些让人感觉精神紧张、做事容易过分担忧的一类精神疾病的总称。这个类别中既包含了我们经常听到的焦虑症、疑病症、强迫症等,也包含了一些不太为人所熟知的疾病,如躯体形式障碍、惊恐发作、贪食症、厌食症等。神经症的症状复杂多样,不同疾病之间的表现也迥然相异,由于篇幅限制,我们无法一一详细描述,不妨从最常见的神经症——**焦虑症**开始说起。

　　现在,随着社会节奏的加快,焦虑似乎已经成了这个时代的通配符,实际上,焦虑症并不是什么现代病,早在两千多年前,古人已经对焦虑症有所了解,从《金匮要略》中关于"脏躁症""百合狐惑病"的记载中,我们就能窥见焦虑症的早期描述。

　　如果用一个词来概括抑郁症的主要特征,那就是"情绪低落"。同样地,对于焦虑症,我们可以用**"心烦意乱"**来概括核心症状。有些患者对周围的一切都感到不满:别人和他说话会让他们感觉烦躁,不理他也会让他烦躁,好心请他吃饭、看电影帮他解解闷,更会让他烦躁,晚上开着灯烦躁,关了灯更烦躁,简单来说,他们似乎整天都没有心情舒畅的时刻。好容易到了睡觉时间,躺在床上,白天的不愉快经历像过电影一样在脑海中回放,让人难以入睡,心里变得更烦。

心烦意乱的结果就是会导致另一个症状——过度担忧。走在马路上,他们可能会担心楼上的花盆掉下来砸到自己;待在家里,又担心房子会不会突然倒塌;孩子放学稍微晚回来几分钟,就开始想象孩子是不是在学校与人起了争执,或者过马路时不小心被车撞了,甚至想象会不会被坏人拐走了。总而言之,越是让人不安的事情,他们越是容易往坏处去想。

如果这些状况还在可以忍受的范围内,那么下面的症状就有些难以接受了。许多患者经常感到头晕、心慌,有的还会胃痛、腹泻。他们做了多次 CT 检查、B 超检查,抽了许多血,甚至戴上了动态心电监测,结果得到了厚厚的一沓检查报告,却没有查出什么大问题。尽管尝试了各种中西药物,症状却始终没有明显好转。有的患者无奈之下来找我求诊,我告诉他这属于焦虑的**躯体形式障碍**,给他用了抗焦虑药,症状明显得到改善。但是即便病治好了,患者还是不明白,明明是心脏不舒服、全身难受,怎么就和焦虑症扯上关系了呢?

有些患者在仔细分析了自己的症状后,开始与我探讨焦虑的原因。他们会问:"我的确遇到了一些不开心的事情,但你们难道就没有遇到过烦恼吗?为什么同样的事情发生在你们身上就不算什么,而发生在我身上就变成焦虑症了呢?"其实,大家可能没有注意到,在描述焦虑症状时,我们用了一个关键词——过度。每个人都有可能遇到让人担忧的事情,但凡事都要有个度,一旦超出了这个度,正常的情绪反应也可能变成疾病。比如不小心把钱包弄丢了,但是丢了十块钱和丢了一万块钱,你的反应肯定会有所不同,这种事情的严重程度和你的应对反应之间的联系就叫作度。那么,我们如何来衡量一件事情的度呢? 我怎样才能知道我做出的反应不是过度的呢?

为了回答这个问题,美国华盛顿大学的学者**托马斯·赫尔墨斯**(Thomas Holmes)在 20 世纪 60 年代开始进行了研究。他和他的团队尝试为各种生活事件制定"客观定量"的标准。他们招募了 500 名志愿者,让他们按照对自己生活影响的程度,给发生在自己身边的生活事件打分。赫尔墨斯首先设定了一个标准:丧偶的分值设定为 1000 分,结婚的分值是 500 分。在这个基础上,500 名志愿者对 43 种生活事件进行了评分,取平均值后再除以 10,赫尔墨斯汇总了这些评分结果, 于 1967 年制定形成了"社会重新适应量表"(SRRS)(表 4.2)。在这个量表中,丧偶的基准分是 100 分,搬家的分值是 20 分,负债的分值是 31 分,被解雇的分值是 47 分等,这大致为常见生活事件的影响程度划分了等级。但这个量表是基于 20 世纪 60 年代美国城市人口的生活状况制定的,与我们的国情存在明显的文化差异。到了 20 世纪 80 年代,我国学者杨德森、张亚林将这个量表引入国内,并根据中国人的实际情况进行了修订,形成了我们现在仍在使用的生活事件量表(LES)。

表 4.2　社会重新适应量表(SRRS)

序号	生活事件	压力指数	序号	生活事件	压力指数
1	配偶死亡	100	11	家庭成员健康状况改变	44
2	离婚	73	12	妊娠	40
3	婚姻失败(分居)	65	13	性生活障碍	39
4	监禁	63	14	家庭中新成员的增加	39
5	家庭亲密成员死亡	63	15	职务重新调整	39
6	受到伤害或疾病	53	16	收入状况的改变	38
7	结婚	50	17	亲密朋友死亡	37
8	被解雇	47	18	改行	36
9	与配偶重修旧好	45	19	与配偶争吵次数改变	35
10	退休	45			

(待续)

表 4.2（续）

序号	生活事件	压力指数	序号	生活事件	压力指数
20	负债超过 1 万美元	31	32	搬家	20
21	贷款或契据取消	30	33	转校	20
22	工作中职责变化	29	34	娱乐的转变	19
23	子女离家	29	35	教堂活动的改变	19
24	吃官司	29	36	社交活动的改变	18
25	个人杰出的成就	28	37	贷款（少于 1 万美元）	17
26	配偶开始或停止工作	26	38	睡眠习惯的改变	16
27	学业的开始或结束	26	39	家庭联欢时人数的改变	15
28	生活水平的改变	25	40	饮食习惯的改变	15
29	个人习惯上的修正	24	41	度假	13
30	和上司相处不好	23	42	过圣诞节	12
31	工作时数或工作条件的改变	20	43	轻微犯法	11

社会重新适应量表评分标准：

0~149 分=没有重大问题

150~199 分=轻微的健康风险（1/3 的可能性患病）

200~299 分=中度的健康风险（1/2 的可能性患病）

300 分以上=严重的健康风险（80%的可能性患病）

　　说了这么多,这两个量表究竟有什么用途呢? 它们主要是用来衡量一个人所经历的事件对其造成的心理冲击和伤害程度,进而评估个体出现的焦虑、抑郁、暴怒、沮丧等表现是否与他们所遭遇事件的严重程度成正比。但这种评估并不是机械的,需要结合实际情况进行综合分析。例如,同样是失去配偶,一对是恩爱二十年的老两口,另一对是即将离婚的小夫妻,他们所承受的心理打击显然是不同的,因此,量表评分不能一概而论。所以,这些量表对于评估焦虑症是一个重要的参考工具,但并非唯一的判断标准。

生活事件量表仅用来评估患者所经历事件的严重程度,而对于焦虑症状的评估,更直接的工具是焦虑自测量表(SAS)(表4.3)。焦虑自测量表与抑郁自测量表(SDS)结构相似,包含20道自测题,其中正向测试题15道,反向测试题5道。如果测试结果超过50分,就说明存在焦虑症状,如果超过70分,则说明焦虑已经达到重度程度了。与焦虑自测量表类似,临床上还常用另一个更为简洁的量表——汉密尔顿焦虑量表(HAMA)(表4.4),这个量表共有14道题目,如果得分超过7分,就可以判定存在焦虑。

表4.3 焦虑自评量表(SAS)

请你仔细阅读每一条,然后根据最近1~2周以内你的实际感觉看最符合以下哪种描述。

	没有或很少有	有时有	大部分时间有	绝大部分时间有
1.我觉得比平常容易紧张或着急				
2.我无缘无故地感到害怕				
3.我容易心里烦乱或觉得惊恐				
4.我觉得我可能将要发疯				
*5.我觉得一切都很好,也不会发生什么不幸				
6.我手脚发抖、打颤				
7.我因为头痛、颈痛和背痛而苦恼				
8.我感觉容易衰弱和疲乏				
*9.我觉得心平气和,并且容易安静坐着				
10.我觉得心跳得很快				

(待续)

表 4.3(续)

	没有或 很少有	有时有	大部分 时间有	绝大部分 时间有
11.我因为一阵阵头晕而苦恼				
12.我有晕倒发作,或觉得要晕倒 似的				
*13.我吸气、呼气都感到很容易				
14.我的手脚麻木和刺痛				
15.我因为胃痛和消化不良而苦恼				
16.我常常要小便				
*17.我的手脚常常是干燥温暖的				
18.我脸红发热				
*19.我容易入睡并且一夜睡得很好				
20.我做噩梦				

评分方法

SAS 采用 4 级评分,主要评定病症出现的频度,其标准为:"1"表示没有或很少时间有;"2"表示有时有;"3"表示大部分时间有;"4"表示绝大部分或全部时间都有。20 个条目中有 15 项是用负性词陈述的,按上述 1~4 顺序评分。其余 5 项(第 5、9、13、17、19)注 * 号者,是正性词陈述的,按 4~1 顺序反向计分。

分析指标

SAS 的主要统计指标为总分。将 20 个题目的各个得分相加,即得粗分;用粗分乘以 1.25 以后取整数部分, 就得到标准分,SAS 的评定结果以标准分来定:

标准分<50 分为无焦虑;

标准分≥50 分且<60 分为轻度焦虑;

标准分≥60 分且<70 分为中度焦虑;

标准分≥70 分为重度焦虑。

表 4.4　汉密尔顿焦虑量表

项目	说明	评分				
焦虑心境	担心、担忧,感到有最坏的事情将要发生,容易激惹	0	1	2	3	4
紧张	紧张感、易疲劳、不能放松,情绪反应,易哭、颤抖、感到不安	0	1	2	3	4
害怕	害怕黑暗、陌生人、一人独处、动物、乘车或旅行及人多的场合	0	1	2	3	4
失眠	难以入睡、易醒、睡得不深、多梦、梦魇、夜惊、醒后感疲倦	0	1	2	3	4
认知功能	或称记忆、注意障碍。注意力不能集中,记忆力差	0	1	2	3	4
抑郁心境	丧失兴趣、对以往爱好缺乏快感、忧郁、早醒、昼重夜轻	0	1	2	3	4
肌肉系统症状	肌肉酸痛、活动不灵活、肌肉抽动、肢体抽动、牙齿打颤、声音发抖	0	1	2	3	4
心血管系统症状	视物模糊、发冷发热、软弱无力感、浑身刺痛	0	1	2	3	4
呼吸系统症状	心动过速、心悸、胸痛、血管跳动感、昏倒感、心搏脱漏	0	1	2	3	4
胃肠道症状	吞咽困难、嗳气、消化不良(进食后腹痛、胃部烧灼痛、腹胀、恶心、胃部饱感)、肠鸣、腹泻、体重减轻、便秘	0	1	2	3	4
生殖泌尿系统症状	尿意频数、尿急、停经、性冷淡、过早射精、勃起不能、阳痿	0	1	2	3	4
植物神经系统症状	口干、潮红、苍白、易出汗、易起"鸡皮疙瘩"、紧张性头痛、毛发竖起	0	1	2	3	4

（待续）

表 4.4(续)

项目	说明	评分
会谈时行为表现	(1)一般表现:紧张、不能松弛、忐忑不安、咬手指、紧紧握拳、摸弄手帕、面肌抽动、不停顿足、手发抖、皱眉、表情僵硬、肌张力高、叹息样呼吸、面色苍白	0 1 2 3 4
	(2)生理表现:吞咽、打呃、安静时心率快、呼吸快(20次/分以上)、腱反射亢进、震颤、瞳孔放大、眼睑跳动、易出汗、眼球突出	
总分		0 1 2 3 4

注:所有项目采用 0~4 分的 5 级评分法,各级的标准为:"0"为无症状;"1"为轻,"2"为中等,"3"为重,"4"为极重。

结果分析:总分超过 29 分,可能为严重焦虑;超过 21 分,肯定有明显焦虑;超过 14 分,肯定有焦虑;超过 7 分,可能有焦虑;如小于 6 分,患者就没有焦虑症状。

通过评估方法和之前讨论的症状表现,相信大家对于焦虑症有了更直观的了解。那么,为什么我们要把焦虑症视为抑郁症的"近亲"呢?焦虑和抑郁虽然有很多明显的本质区别,但它们之间也存在许多相似之处,尤其是这两种疾病都与体内的某些神经递质有关。我们之前提到,神经递质是神经细胞间传递信息的"信使",我们的情绪变化大多与 5-羟色胺、多巴胺、去甲肾上腺素、褪黑素等神经递质有密切的关系,抑郁症的发生就是因为这几种递质的分布异常造成的。巧合的是,焦虑症的发生同样也与这些递质的异常密切相关。许多抗抑郁药物属于"5-羟色胺再摄取抑制剂"(SSRI),治疗的目的就是调整 5-羟色胺这种神经递质的分布,通过这种方法来改善抑郁症状。由于焦虑和抑郁的发生都与5-羟色胺这种神经递质有关，大多数抗抑郁药物也具有抗焦虑作用。

说焦虑和抑郁属于"近亲"的另外一层意思是因为这两种疾病往往会同时出现或相继发生。许多精神科医生都知道这样一句话："有一分抑郁，便有一分焦虑。"当情绪低落时，抑郁患者往往伴随社交缩窄、活动减少，由于关注外界少了，关注自身的变化就会相对较多，在这个基础上，烦躁、全身不舒服的焦虑症状也会更加明显。同样，焦虑患者出现的躯体上的不适，也很容易触发患者的情绪低落，甚至对未来感到绝望，这些又都属于抑郁的诊断范畴。因此，焦虑和抑郁常常是相互交织的，治疗时只要找到其中一个突破口，另一种疾病也会随之得到改善。

讨论了焦虑和抑郁的异同之后，我们再回到这两种疾病伴随的睡眠障碍问题上来。既然它们都与相同的神经递质有关，那么抑郁和焦虑伴发的睡眠障碍有什么不同吗？实际上，它们之间的区别相当明显。如果说早醒是抑郁症发作的金指标，那么对于焦虑症来说，患者可能出现早醒，也有可能不出现早醒。焦虑症伴发的睡眠障碍的典型特征是什么呢？

是入睡困难。由于焦虑症患者常常思虑过度，睡前脑海中会像放电影一样，一遍遍回放着白天不愉快的场景，大脑越来越兴奋，自然也就更加难以入睡。虽然针对焦虑和抑郁这两种不同的症状，白天使用的药物都是为了"改善情绪"，晚间的用药都是为了"改善睡眠"，但是仔细分析，两者在治疗上还是存在一些细微差异的。

除了依赖药物治疗来改善症状外，对于焦虑症患者来说，更重要的是通过对自身的行为矫正来改善内因。在抗焦虑治疗期间，鼓励患者保持规律的作息生活，适当增加运动和社交活动，丰富生活内涵，通过转移注意力来减少对不适感的过度关注。这里有一个典型的案例：我的一位焦虑症患者，在发病期间总是感到不安，身体各处都不舒服，每天要花上一两个小时给朋友打电话,倾诉自己的不适。起初,她的朋友还尽力与她共情,积极进行劝慰,但随着时间的推移,朋友也感到力不从心,看到她打来的电话就感到紧张,不知如何应对,几乎也要变成我的患者。后来,在患者复诊时,我告诉她,虽然倾诉是心理治疗的重要手段,但对于焦虑症来说,增加社交活动的意义在于通过加强与他人的沟通来转移注意力,而不是像祥林嫂那样不断重复自己的不幸,否则只会加重身体的不适感。幸运的是,她最终听从了我的治疗建议,开始每天跑步、打球、阅读、练习书法,同时积极接受药物治疗,症状逐渐得到缓解,进入了良性循环。她不仅摆脱了焦虑症状,也让她的朋友不再为她而烦恼。

因此,对于焦虑症患者来说,减少对焦虑本身的过度关注,并选择合理的治疗方案,才能让治疗事半功倍。

29. 伤痛的心

多年前,我曾经接诊过一位奇怪的患者,她是一位50多岁的女性,担任单位领导,平时身体健康,性格温和,且心态积极。然而,在一个晚上,她突然感到心脏不适,胸口闷痛,甚至出现了强烈的窒息感,仿佛置身于氧气稀薄的高原,呼吸困难、四肢冰凉、心率加快,患者认为自己肯定是心脏病发作了,这种强烈的濒死感让她意识到自己可能已生命垂危,示意家人立刻拨打急救电话,将她送往医院急诊科。在医院,她接受了吸氧、血液检查和心电图检查。令人费解的是,经过一番检查,心电图仅显示轻微的心肌缺血,与她表现出来的症状严重不相符。更加奇怪的是,当她得知自己身体各项检查结果并无大碍之后,这位患者如释重负,之前出现的心慌、窒息、濒死感等症状瞬间消失,甚至和家人还在外吃了夜宵后才回家。家人形容她仿佛刚刚从生死边缘走了一遭,现在又平安归来。

然而,故事并未就此结束。第二天傍晚,几乎在同一时间、同样场景下,患者再次出现了相同的症状:呼吸困难、胸口闷痛、强烈的窒息感和濒死感。家人不敢大意,担心昨天可能遗漏了重要的检查项目,于是再次呼叫救护车,将她送往另一家医院,并为她办理了住院手续进行全面检查。尽管如此,患者的心电图检查结果仍然没有显示出预期的明显异常提示,其余各项检查结果也与前一天相似,没有发现严重的器质性病变,而患者在经过一番检查之后,心脏不适症状再次神秘消失,恢复如常。

如果一次这样的情况可以归结为偶然,那么同样的场景接二连三地发生就不能再简单地用偶然来解释了。这位患者每次出现的症状都非常相似,在检查结果不支持严重疾病的诊断后,她的心脏功能似乎又恢复了正常。经过几次这样的反复，家属逐渐对患者的不适感到麻木，而患者自己也觉得非常委屈：我的心脏真的没有问题吗？如果没问题，我的症状绝不是装出来的，我也没有理由为了引起注意而假装生病。但如果有问题，为什么经过这么多检查都没有明确的答案？难道我患的是疑难杂症，现有的医疗设备无法检测出来吗？自从有了这样的想法，患者的情绪发生了巨大的变化，原本乐观开朗的她变得烦躁不安，甚至不敢外出；害怕夜晚的到来，总是担心自己的症状会突然发作；活动范围严格控制在医院周围 1 公里以内，担心万一突然发病无法及时得到救治；整天为自己的病情担忧，晚上不敢独自一人，担心再次心脏病发作而无人知晓；夜里难以入眠，甚至彻夜难眠，短短两周内体重急剧下降，好像完全变了一个人。

说到这里，大家可能已经猜到我们今天要讨论的疾病是什么了。过度担忧、躯体症状、睡眠障碍，这些不都是焦虑症的典型表现吗？没错，这位患者的诊断结果的确是焦虑症，但由于这类症状起病急、症状严重，并且伴有强烈的濒死感，因此她患的是一种特殊的焦虑症——惊恐发作。

严格地说，我们通常所说的广泛性焦虑症，属于焦虑症中的慢性焦虑，这类患者往往天生就容易过度担忧，经常忧心忡忡，缺乏安全感。相对而言，惊恐发作则表现为一种急性焦虑发作形式，急性焦虑和慢性焦虑之间是可以相互转化的。许多惊恐发作的患者在平时性格开朗、身体健康，甚至从未有过重大疾病，但每次惊恐发作后，他们对疾病的恐惧就会加重，久而久之，患者也会出现性格上的改变，急性焦虑逐渐演变成慢性焦虑。

现代医学对惊恐发作的理解是在不断完善的。虽然早在 1743 年就有非常典型的惊恐发作病例记录，但当时这类疾病还只是被归类在抑郁症范畴。随后，惊恐发作先后被纳入"神经衰弱""神经官能症"的诊断范畴。尽管从疾病分类上最终明确了惊恐发作属于焦虑症的一种，但对于惊恐发作的详细历史和现状，之前的描述一直不够清晰。直到 1980 年，《精神疾病诊断与统计手册》(第三版)(DSM-Ⅲ)才首次用单独章节描述焦虑症,并将其细分成恐惧症(广场恐惧症、社交恐惧症等)、惊恐障碍、广泛性焦虑症、强迫症和创伤后应激障碍等类型。到了 1994 年,《精神疾病诊断与统计手册》(第四版)(DSM-Ⅳ)中,又增加了急性应激障碍这一类别,至此,关于焦虑症范畴中惊恐发作的诊断分类才逐渐变得清晰。

关于惊恐发作的诊断和治疗,其实并不复杂。由于惊恐发作属于焦虑症的一种,其治疗方法如药物治疗、心理治疗及行为矫正等,都与焦虑症大同小异,这里我们不再赘述。我们更想强调的是惊恐发作的预后和转归。严格地说,惊恐发作急性期的治疗难度并不大。在发作时,使用小剂量的苯二氮䓬类药物(如劳拉西泮或者奥沙西泮)就可以有效缓解症状。这些短效药物因其快速缓解作用,被称作"精神科的速效救心丸",尤其在患者感到心脏不适或有强烈濒死感时,能够迅速起效。既然是焦虑症,治疗中也会使用长效抗焦虑药物,如 5-羟色胺再摄取抑制剂(SSRI)类药物。但这类药物起效较慢,通常需要 14 天以上才能见效,即便是起效较快的艾司西酞普兰,也需要至少 7 天才能发挥作用。在这期间,药物尚未起效,患者的症状可能会频繁发作,这反而可能加剧患者的焦虑情绪,导致"急性焦虑发作"转变为"慢性焦虑发作",这才是这类疾病预后转归上需要密切关注的问题。

另一个需要关注的问题就是惊恐发作伴发的睡眠障碍。虽然许多惊恐发作发生在白天,但至少有 30% 的惊恐发作在夜间发生。患者在睡梦中因胸闷憋气、呼吸困难等症状突然惊醒,这无疑会导致患者在发作期的夜晚难以入睡。如果在夜间反复出现惊恐发作,患者可能会对睡眠产生恐惧。有些患者害怕入睡,他们担心一旦在睡眠期间心脏再次出现不适症状,自己可能就再也醒不过来了,因此他们宁愿整夜开灯,甚至坐到天亮。这种担忧逐渐演变成更常见的**"睡前焦虑"**,害怕夜晚,不敢上床睡觉,如此的恶性循环也加速患者的急性焦虑逐渐转变为慢性焦虑。

让我们回到最初的话题：之前说到的那位女性患者的心脏是否真的存在问题？如果确实有，为何经过各种检查后，我们仍然无法找到明确的病因？如果没有，那么为什么她的症状如此明显和典型，以至于急诊医生不得不对她进行一系列的排除性检查？

这位女性患者所经历的这些典型的躯体化症状，实际上与我们临床中常见的一种现象——应激反应——有着密切的联系。

正如我们提到的，1994年出版的《精神疾病诊断与统计手册》(第四版)(DSM-Ⅳ)在焦虑症的诊断中增加了"急性应激障碍"这一分支，严格来说，包括惊恐发作在内的许多急性精神症状，实际上都可以被视为一种生理上的**应激反应**。

出现应激反应并不是一件坏事，实际上，这是人类在与自然环境相互作用中逐渐形成的一种自我保护模式。就像感染后发热，虽然体温增高让人感到不适，但这正表明我们的身体正在产生大量白细胞，与入侵的细菌进行激烈的搏斗。同样，应激反应也是我们身体生理和心理进行代偿的一种表现。应激反应包括的范围很广，既包括**生理上的应激**，也包括**心理上的应激**。生理上的应激反应相对容易理解，我们在电视中经常看到，小兔子在被老虎追赶时，能够在短时间内爆发出惊人的速度，像离弦的箭一样奔跑出去，逃离虎口，这就是动物最基本的应激反应激发出的生理本能。这种反应在人类身上同样存在，如家中发生火灾时，有人能够扛起平时无法移动的重物，迅速逃离火场，这就是典型的应激反应。在古典文学中，我们也能找到这样的例子。小时候听评书《明英烈》，对"常遇春力托千斤闸"的情节印象深刻，现在想想，这实际上是常大将军在前有堵截、后有追兵的危急时刻，突然迸发出的超常力量，也是身体面对危险出现的应激反应。每个人在紧急情况下都可能出现这种反应，就像姜昆在相声《虎口脱险》中说的："攀登珠穆朗玛峰时,如果身后跟着一只大老虎,是个人都能上得去啊"!

为什么在生死关头,人体能够激发出这种神奇的"救命力量"呢? 这其实与我们体内的垂体-肾上腺皮质轴有关。当遭遇突发紧急状况时,如动物被天敌追赶,大脑首先要判断是应该搏斗还是逃跑。在这个过程中,大脑会抑制副交感神经和胆碱能的作用,同时激活交感神经和肾上腺能,从而让身体爆发出超乎寻常的能力。当然,如果没有应激源的刺激,这种抑制和激活作用都会减弱,那种惊人的超能力也就无法发挥出特异性的作用。唐代诗人卢纶的诗作《和张仆射塞下曲·其二》中,就讲述了汉朝名将李广的一个应激反应的故事。李广在一次夜间行军时,发现路边趴着一只斑斓猛虎,这让李将军惊出一身冷汗,他立刻拉弓射箭,箭镞强劲有力,直中猛虎额头。第二天早晨,旭日初升,李将军发现那只"猛虎"不过只是一块石头,但那支雕翎箭,却早已深深射入石头,无法拔出。李将军自觉诧异,想在白天再试一次,看自己是否还能将箭镞射入石头,但是因为没有了猛虎这个应激源,李将军的箭再也没能重现那神奇的一射。这就是我们小时候经常背诵的古诗:"林暗草惊风,将军夜引弓。平明寻白羽,没在石棱中。"

我们再回到文初所提到的那位女性患者的情况,当她的身体出现惊恐发作症状时,心脏出现的明显不适感恰恰是我们的机体面对急性焦虑发作而出现的一种应激反应,这些症状也在提醒我们要着重关注自己的情绪和身体状况,避免症状进一步恶化,这本质上是我们身体对自己的一种保护措施。

既然应激反应是一种正常的自我保护,那么当这种应激超出了正常的适应范围,演变成疾病状态时,我们该如何称呼它呢? 这时,我们需要用一个不同的名称来指代它——应激障碍。

30. 病从天降

也许我们的身边可能出现过这样的生活场景：小张和女朋友小王分手之后，他变得茶不思饭不想，每天愁眉苦脸；赵大姐因为母亲被诊断为癌症，她整天唉声叹气，以泪洗面；陈大哥开车时不小心撞倒了一位老大爷，他因此连续一周精神紧张，惶恐不安。除了白天的烦躁和焦虑这些共性症状外，他们晚上很可能还都伴有入睡困难、噩梦纷纭这样的睡眠障碍。每晚躺在床上，他们脑海中就会像放电影一样一遍遍回放着那些让人不安的事情，令人辗转反侧。平时，别人和他们提这些烦心事，他们的情绪就会变得更加低落，甚至变得激动。

如果说我们在前文中提到的常遇春力托千斤闸、李将军箭穿石老虎都属于应激的生理性反应的例子，那么小张和陈大哥所经历的则是典型的应激心理性反应。他们出现的烦躁、焦虑、睡眠障碍等精神症状在明显的生活事件之后出现，显然都与那些突然出现的"飞来横祸"密切相关。如果这些应激后出现的心理反应超出正常范围，导致患者出现一系列精神症状和躯体症状，这些应激的心理性反应也就发展成了"应激障碍"。

严格意义上说，应激障碍包含急性应激障碍（ASD）和创伤后应激障碍（PTSD）两大类。急性应激障碍，一般是指出现重要的生活事件后立即出现的精神症状，最短的可以在几分钟内出现精神症状，最长的不超过一个月。除了发病迅速的特点以外，急性应激障碍可以说是各类精神疾病中症状表现最为多样的疾病，患者可以出现紧张、焦虑、抑郁、木僵等阴性症状，也可能出现幻听、妄想等一系列类似于精神分裂症的阳性表现，严重的还可能出现自伤、自杀行为。可以说，精神疾病症状学上列举的所有病理性症状,都可能在急性应激障碍中表现出来。

尽管急性应激障碍症状表现千奇百怪,但是大多数患者都会出现一种所谓的**"分离症状"**,也就是说对外界反应麻木、看起来神不守舍,甚至出现现实感丧失,严重的还会伴发人格解体。再加上这种疾病发病迅速,一个本来正常的人突然就变得不正常,所以在一些相对落后的地区,人们仍然认为应激障碍不是真正的疾病,有的甚至还将急性应激障碍说成是妖祟附体,采取了一些迷信的做法,如看香、叫魂等,这不仅走了很多弯路,而且浪费了金钱,患者遭受痛苦不说,还耽误了治疗。

除了这一系列的分离症状外,患者往往一闭上眼睛,脑海中就会不由自主地重现创伤发生时的痛苦经历。因此,许多患者从内心深处不愿意回忆创伤的过程,甚至在被追问创伤细节时,会表现出一种什么事情都记不起来的遗忘状态。在遗忘之后,患者常常会出现过度警觉的现象,表现为焦虑不安、无端发脾气,甚至大哭大闹,情绪失控,白天注意力涣散,晚上则彻夜难眠。我曾经治疗过一位女性患者,她在遭受侵犯后出现了上述典型的急性应激障碍的表现。一方面,患者表情麻木、情绪不稳,不愿回忆这场噩梦;另一方面,为了严惩坏人,有关部门不得不请她协助回忆这段受辱的经历。在整个治疗期间,我始终在尽力协调,以避免患者在取证过程中受到更加严重的创伤刺激。这也许是许多应激障碍患者面临的问题:症状上驱使他们逃避,而现实却要求他们面对。生活和疾病有时就是这么无情和残酷!

急性应激障碍虽然病情来势汹汹,发病如洪水猛兽,但是疾病本身的转归和预后却比人们想象的要好得多。大多数急性应激障碍伴发的精神症状会在应激源消失后迅速缓解。例如,有些女性因为遭受家庭暴力而出现应激障碍,一旦施暴者主动认错,或者患者和施暴者分居,都可以看作是应激源消失,此后患者的情绪和睡眠也会随之自然好转。这也解释了为什么有些应激障碍患者在所谓的民间术士治疗后有所好转，其实并非因为民间术士所施的法术起了作用，而是因为应激源的消除，这一点往往被大家所忽略。当然，并不是所有的急性应激障碍都是遇到坏事，《儒林外史》中的范进在中了举人后得的"失心疯"就是典型的急性应激障碍，多亏了他的岳父胡屠户一巴掌将他打醒，现在看来，其实更重要的是那句"该死的畜生！你中了甚么？"这句话，对于消除范进的应激源，帮助他回到现实中功不可没。

但并不是所有的应激障碍患者都能够那么顺利地渡过难关，也有相当一部分急性应激障碍患者在经过一个月后仍然没有好转，这时他们就转化为应激障碍的另外一种形式——**创伤后应激障碍**。除了由急性应激障碍演变而来的情况外，还有一部分患者的创伤后应激障碍是由于症状有着相当长的"潜伏期"，有的患者会在受到意外打击后几天，甚至几个月以后才会发病，最长的潜伏期甚至能达到半年以上。

从表面上看，创伤后应激障碍和急性应激障碍类似。除了不一定出现"分离症状"外，其余的如创伤体验再现、警觉性增高、回避与麻木这三大类症状都非常典型，构成了"创伤三联征"。首先出现的是**创伤体验的再现**，患者只要闲暇下来，脑海中就会出现遭受严重创伤时的情景，尤其是在晚上睡觉时，一闭眼，所有的痛苦经历如同噩梦一般在眼前一幕一幕地重现。记得 2008 年汶川地震时，一位在地震中失去父母的志愿者说，每天晚上到了该睡觉的时候，地震时失去亲人的痛楚就会源源不断涌上心头，让他倍感煎熬。只有在白天不停地搬运物资、转运受灾人员，通过繁重的体力劳动，才能让悲伤的大脑暂时得到缓解。应该说，汶川人民是坚强的，但是这场灾难也确实让汶川人民饱受创伤应激之苦。

与创伤再现同时出现的是**警觉性增高**。受到创伤后的患者，内心依然没有摆脱创伤造成的阴影，甚至是无时无刻不生活在恐惧之中。同时伴发的紧张、焦虑，会如同魔鬼般萦绕在患者周围，患者精神高度紧张，严重的会出现夜不能眠。这也是应激障碍患者最常见的门诊主诉之一。患者家属常常会说："医生，您只要能让他睡上一觉，他的病就能好了一半！"虽然这话只说对了一部分，但是改善睡眠确实是治疗应激障碍的一个重要切入点。

与警觉性增高不同，有些患者出现的症状是麻木和回避。当一些人经历了创伤后，精神的本能让他们不愿意再提及创伤事件，不愿意回到创伤发生的环境，不愿意接触与创伤相关的人，在他人眼中他们的表现就是表情麻木、欲哭无泪。俗话说"至悲则无泪"，越是这样反常的表现，越容易让人担心。在劝慰这些心灵受到创伤的人时，有人也会说："哭吧，哭出来会好受些。"这实际上是符合"适当的情绪宣泄有利于缓解麻木和回避症状"的治疗原则的。

无论是急性应激障碍还是创伤后应激障碍，"创伤三联征"都属于典型的症状表现，但对于创伤后应激障碍而言，更令人担忧的是长期受到应激源影响而出现的慢性精神症状。长期处于紧张和焦虑状态，很多患者可能会借助酗酒和使用成瘾性药物来麻痹自己，帮助自己忘记痛苦，因此创伤后应激障碍导致的精神活性物质滥用行为非常常见。此外，一些患者会出现抑郁和焦虑症状，更多的患者则表现为人格上的改变。原本开朗爱笑的人，在经过创伤刺激后变得少言寡语，甚至容易发怒，对一切都失去兴趣，对生活的热情消失，变得麻木不仁。例如，近3年来的新型冠状病毒感染对很多患者来说就是一种慢性创伤刺激。据统计，2020年初至2022年底，3年间全球新增了7000万抑郁症患者和9000万焦虑症患者，数亿人出现失眠障碍，抑郁症和焦虑症的发病率比新型冠状病毒感染发生前大幅增加了25%。可以说，新型冠状病毒感染造成的创伤后应激障碍慢性精神损害，严重影响着全人类的精神健康。

比抑郁和焦虑更让人担忧的是自杀行为。出现这种极端情况,往往是由于心理阴影长期挥之不去,患者始终无法摆脱那段噩梦般的经历,最终选择了自杀这条不归路。曾经有一个女孩,在幼年时遭受了性侵害,随着年龄的增长和社会认知的强化,女孩的羞耻感越来越强烈,她日益无法接受自己受辱的经历。虽然家人都在极力回避有关话题,但每当看到报纸或者电视中有关性侵害的新闻时,女孩都会表现出强烈的恐惧和抑郁,最终她在 20 岁生日那天选择了服药自杀。我只想对那个作恶的人说,你毁掉的不只是一个纯真女孩的一天,而是她的整个人生,甚至是她的生命!对于这样的恶行,法律和道德的惩罚再严厉都不为过!

还有一些患者是因为受到创伤后,生活环境和生活质量发生了天翻地覆的变化,最终选择了自杀行为。例如,在日本地震之后,有一个家庭的六口人全都被埋在废墟下,当地的救援人员奋力营救,最终只救出一位中年男子,其余五名家庭成员全部遇难。这位幸存者的家庭遭遇巨变,父母、妻子、孩子在一夜之间全都离开了他,这是他无法承受和面对的现实。在度过了浑浑噩噩的几十天后,这名男子最终还是选择了死亡。他在遗书中写道,感谢救援人员救出了我,但真的不如不救我,那样我就不用再饱受这几十天的煎熬了……这样的故事,读起来着实令人唏嘘,如果当初及时对他进行危机干预,也许就不会是这样的结局,这也说明我们精神心理科医生的工作任重而道远。

创伤性事件的出现有时是难以避免,甚至是无法预防的,但是一旦发生,第一时间进行干预和治疗是非常重要的。

首先是离开发生创伤的环境,避免患者触景生情。对于有明确发生时间、地点的创伤刺激,可以有意识地打乱患者的生活节奏,避免患者在同一时间段、同一场景自然而然地出现"情景再现"。

其次是在适当的时间进行心理治疗和危机干预。其实，危机干预并非越早越好，理论上，在创伤发生的 24 小时内，并不建议进行危机干预。在 24~72 小时这个"黄金干预时间段"内，对患者进行心理治疗、放松训练、应激晤谈（CISD），会起到比较好的效果。标准的紧急事件应激晤谈包括 7 个步骤：导入期、陈述事实期、澄清想法期、表达情绪反应期、进一步澄清症状期、指导期和再入期，建议在有经验的精神卫生工作人员指导下进行，可以有效地改善创伤出现初期患者的精神症状。而在创伤发生 72 小时以后，心理治疗的效果会明显下降。

第三就是药物的对症治疗。抗抑郁、抗焦虑、消除紧张、改善睡眠，这些都是创伤发生初期的重要治疗手段。只有药物治疗和心理治疗双管齐下，才能让患者尽早走出困境。

就像发热是人的身体抵御感染的一种自我防护模式一样，心理应激状态也是人体在精神层面通过逃避更严重的刺激，对精神进行自我保护的一种模式。危机导致的创伤并不可怕，只要平时加大心理健康知识的普及，危机发生后及时由专业人员进行干预，就可以将这种从天而降的灾祸消灭于萌芽状态。值得欣慰的是，现在在自然灾害、爆炸、空难等重大危机事件发生后，心理救援团队总是第一时间到达现场，投入工作状态，这也是社会进步的一种体现。相信在心理团队的干预之下，即使在大灾之后，我们的心灵家园也能恢复平静，阳光依旧灿烂。

31. 破碎的虚空

在前面的内容中,我们分析了抑郁症、双相障碍、焦虑症等疾病,虽然它们都属于精神科的常见疾病,但与接下来要介绍的疾病相比,无论是在严重程度还是治疗难度上,都不在同一个级别上。这就是让每一位精神科医生都感到棘手,同时也是精神科中较为常见的一种疾病——**精神分裂症**。

大家对这种疾病并不陌生,在许多影视作品、文学创作,甚至历史典籍中,都曾对这种思维、行为上的异常病症进行过描述。这些人物的共同特征就是思维和行为严重偏离正常。然而,在当时,人们对这种疾病缺乏科学认知,只能用一个带有贬义的词汇——"疯病"来笼统地概括和描述。

既然是"疯病",社会上难免对这类患者存在歧视和偏见。可以说,在医学史上,无论是西方还是东方,精神分裂症患者的命运大多十分悲惨。患者往往被认为是邪祟附身,在没有其他治疗手段的情况下,社会和家人只能将他们暂时隔离,禁止他们随意行动,美其名曰避免他们将这种怪异的思维和行为传染给其他正常人。又或者请来僧侣、牧师、民间术士等进行驱邪(直到现在,在某些贫困落后地区,重性精神疾病患者的家人仍会首选民间术士来对患者进行治疗),结果往往是既浪费钱财又耽误病情,甚至导致家破人亡。如果仅仅是破财那还算是幸运的,在黑暗的西方中世纪,人们常认为精神病患者是被魔鬼附身,不把他们当作人类来看待,患者常常遭受严刑拷打、水浸火烧,甚至用金属凿子在颅骨上凿洞,试图将患者体内的魔鬼驱逐出去。可想而知,这样的做法往往导致患者的身体和疾病同归于尽。更有甚者,他们将精神病患者当作珍奇动物,关在铁笼里卖票供人参观,这实在是荒诞无情,令人发指。

　　无论社会对精神疾病存在怎样的偏见，医生始终以包容的心态对待患者，并致力于探究疾病的本质。无论是东方还是西方，医学界很早就开始对这种思维和行为的混乱，甚至是严重偏离正常的精神疾病进行了初步研究。《黄帝内经》中对这类疾病进行了非常形象的描述，书中提到这些患者"病甚则弃衣而走，登高而歌，或至不食数日，逾垣上屋，所上之处，皆非其素所能也""妄言骂詈，不避亲疏而歌"，并且在后文中，对产生这类疾病的原因进行了详尽的分析。《黄帝内经》认为，这类患者多数属于"阳明经盛"所致，因为阳气过盛导致精神和行为的异常。而西方的医学家希波克拉底也很早就把精神疾病分为 7 大类，并把其中以兴奋、躁动为主要症状的精神疾病命名为"躁狂症"，以下又分为若干小类，其中就包含了类似精神分裂症的症状（实际上，希波克拉底所描述的躁狂症诊断与现代精神科普遍认知的躁狂症有很大不同，前文已述，这里不再赘述）。

　　当我们谈到"解放精神病人"这一概念时，不得不提到近代第一位改变精神病患者命运的重要人物——法国菲利普·皮内尔（Philippe Pinel）。受法国大革命的影响，比奈尔在 1793 年率先让巴黎比塞特医院的患者摆脱了锁链的束缚，可以自由地活动。他主张"精神病人绝不是有罪的人，绝不容许惩罚他们，必须给予人道的待遇"，而且比奈尔还着手完善精神病院的管理，改善患者的生活环境，给患者以尊严，让精神疾病患者能够像普通人一样生活和接受治疗。因此，现在我们将比奈尔解放精神病患者的1793 年视为近代精神医学元年。

　　真正将精神分裂症明确列为一种独立疾病来诊断和治疗的是两位现代精神病学奠基人：德国的克雷丕林（E. Kraepelin）和瑞士的布洛伊勒（Eugen Bleuler）。还记得我们之前提到的双向障碍吗？**克雷丕林就是第一位发现躁狂和抑郁是属于同一种疾病的不同表现的医学大家。**克雷丕林的一生贡献卓著，从 30 岁起，他就先后在多尔帕特大学、海德堡大学、慕尼黑大学任教,但他最大的贡献是提出了精神分裂症的分类。在 19 世纪初,虽然医学界已经认识到精神分裂症是一类独立的疾病,但是对精神症状的分类和命名却是五花八门,没有统一的标准。直到 1898 年,克雷丕林提出了精神疾病的分类,正式将这类以幻觉、妄想、行为异常为主要症状的疾病命名为"早发性痴呆"。直到现在,我们的大多数精神疾病诊断标准仍然基于克雷丕林的分类体系。

布洛伊勒的贡献更为关键,他创造了精神分裂症(schizophrenia)这一术语。**布洛伊勒**曾担任苏黎世一家精神病院的院长。他最初是弗洛伊德学派的忠实支持者,但随着医院病例的增多,布洛伊勒发现弗洛伊德的"性动机"理论并不能合理解释所有的精神症状,他和弗洛伊德也从学术分歧逐渐走向分道扬镳。1908 年, 他在担任精神病院院长期间, 收集了该院647 例病例,撰写了《早发性痴呆或者精神分裂症》一书,并于 1911 年出版。在该专著中,他首次提出将"早发性痴呆"改名为"精神分裂症"。虽然布洛伊勒对疾病的定义和克雷丕林并不完全一致, 甚至有些内容还存在分歧,但不可否认的是,这两位医学巨擘为现代精神分裂症的诊断奠定了坚实的基础。

"精神分裂症"这个中文名称,是在 1934 年由国民政府教育部颁布的《精神病理学名词》中首次从日本的汉字译名中转译过来的,并且一直沿用至今。

为什么我们要用这么多篇幅来介绍精神分裂症命名的历史呢? 其实,人们对精神分裂症的认知历史,几乎就是精神科的发展史,也是精神病患者的血泪史。人们对精神分裂症这种疾病的态度从最初的恐惧和排斥,到现在的可控、可治、可康复,这是现代医学的发展与进步的结果。

这种病的特点其实和它的名字一样,主要表现为分裂和不完整,最常见的核心症状就是**幻觉妄想综合征**。这是一类什么样的症状呢? 例如,最初患者可能会经常听到有人在说话,这些声音可能是议论他的,也可能是辱骂他的。这种症状就是精神分裂症最常见的第一类症状——**幻听**。在幻听的驱使下,患者常常会接着出现以思维内容异常为主的症状,如怀疑有人监视他、跟踪他,甚至在害他。"一定是有人在我的房间里放了窃听器,要不然我心里的想法别人怎么会知道得那么清楚呢?"这就是精神分裂症的第二类症状——**妄想**。在幻听和妄想的联合作用下,患者可能会出现第三类症状——**行为异常**,如冲动行为、自言自语等。并且在这个基础上,还可能会泛化、衍生出其他综合症状群。

说到这里,大家可以发现,精神分裂症的各类症状虽然看似杂乱无章、离奇古怪,但其中很多又是相互关联、相互影响的。由此我们又联想到另一个话题——精神疾病能够伪装吗?

有人可能会认为,装疯很简单,《水浒传》中在浔阳楼题反诗的宋江,被蔡九知府收监时,就曾试图通过胡言乱语来装疯卖傻以逃避罪责;《红岩》中的华子良也是通过异常行为来迷惑敌人。表面上看,如果一个人说话颠三倒四、行为异常,甚至做出伤人毁物、不讲卫生等极端行为,似乎就可以断定他疯了。

其实并不尽然。我在临床工作中也遇到过这样的患者,他们出于某些原因或为了达到某些目的,如为了获取利益或者逃避法律责任,故意装作患有精神分裂症而住进医院的精神科。虽然从家属提供的病史来看,患者似乎确实存在个别症状,但在患者住院后,通过连续的症状观察就会发现,患者的症状表现并不符合精神分裂症临床诊断的任何一种分型,甚至患者在身边有人时表现得疯疯癫癫,而身边无人时却是安静平稳;越是在医生问诊、查房时,患者的"症状"就越严重,但和其他真正确诊的患者在一起时,他们反而表现得相对正常。俗话说"纸里包不住火",经过一段时间的症状观察,伪病或诈病的患者最终都会露出破绽,李鬼和李逵还是明显不同的。

话题还要回到睡眠上来，精神分裂症患者的睡眠状况如何呢？通过精神分裂症患者所表现出的症状大家可以想象，患者的思维、情感、行为、意志意向出现了全面的紊乱，他们的睡眠肯定是既存在入睡困难，又存在早醒，实际上**睡眠时间的全面缩短**就是精神分裂症患者睡眠障碍的主要特征。

尽管症状上和现实生活出现分裂，但精神分裂症患者的生活并不像人们想象的那样简洁单纯，相反，他们在遭受社会歧视的同时，内心也承受着巨大的痛苦。同样，精神分裂症患者的家属也承受着常人难以理解的苦恼和压力。一方面他们要照顾患者的日常起居生活，还要承担患者异常行为带来的法律风险，另一方面患者本人对他们的照料并不领情，甚至还经常会违拗甚至是责骂他们。很多患者家属都曾用近乎绝望的语气问我："医生，这种病到底能不能治好？"

1976 年，英国的约翰斯通和克罗两位神经科医生对 17 位精神分裂症患者进行了脑 CT 研究，发现他们的脑脊液腔室明显比正常人大。这也客观地说明，精神分裂症不同于前面提到的双向障碍、抑郁症、焦虑症等疾病，它是伴有脑实质的器质性变化的，因此这种疾病的治疗难度要远远大于其他精神疾病。诺贝尔经济学奖得主约翰·福布斯·纳什（John Forbes Nash, Jr.）就是一个非常典型的例子。纳什在 22 岁时就提出了"博弈论"，但是在 30 岁时，这位数学天才不幸患上了精神分裂症，他每天拿着一张《纽约时报》，试图接收来自外太空的信息，幻想着与来自东方的伟大领袖隔空对话。而此时，他提出的"纳什均衡"非合作博弈均衡已经被世界认可，并且在经济变革中成功验证了效果。诺贝尔奖评审委员会多次想把诺贝尔经济学奖颁给他，但由于纳什的精神状态不佳，颁奖计划不得不多次推迟。直到 1994 年，66 岁的纳什精神症状才算相对稳定，诺贝尔奖组委会终于将他请上颁奖台。与其他诺贝尔奖得主不同,纳什没有发表激情洋溢的演讲,只是默默地领奖,鞠躬下台。诺贝尔奖组委会也承认,这个奖项是颁发给22岁的纳什的,事实上,自从罹患精神分裂症后,纳什在博弈论领域再也没有提出新的理论。

虽然纳什的例子并不是大家理想中的完美康复,但是有难度并不代表着没希望。自从20世纪50年代起,医药学家发明了治疗精神分裂症的特效药——氯丙嗪(也就是俗称的"冬眠灵"),这种药物彻底改变了精神分裂症患者的境遇,也改变了几百万个受疾病困扰变得支离破碎的家庭。

时至今日,全世界共研发出各种抗精神病药物200余种,至今仍在广泛使用的有30多种。目前,不断涌现的新药和规范的治疗模式极大地提高了精神分裂症患者的康复水平,让患者再次树立起重返社会的信心。2002年,在日本横滨举行的世界精神病学大会上,日本医学界建议将精神分裂症改名为"统合失调症",目的是避免使用"分裂"这样的字眼,进一步减轻患者的病耻感,让患者不再为自己罹患的疾病而感到自卑。相信在科技飞速发展的现代社会,精神分裂症患者的眼里不再只是破碎的虚空,而是值得希冀的未来。

32. 美酒飘香

"天若不爱酒,酒星不在天。地若不爱酒,地应无酒泉。"人类自从创造出"酒"这种奇妙的饮品,就催生了许多流传千古的故事,有人赞美它,也有人痛恨它。我们暂且不评说酒的功过是非,但有一点是需要确定的,那就是酒精的出现确实很大程度上改变了人类的睡眠节律。

许多人在饮酒后会感到昏昏欲睡,甚至能迅速入睡。"三杯酒下咽喉,把大事误了",如果酒喝得太多,可能会醉得不省人事,甚至像刘伶一样,醉上三年。那么,酒精究竟是如何让我们从清醒变得迷糊,最终改变我们的睡眠的呢?

这要从酒精在人体内的代谢过程说起(图4.3)。当我们畅饮一杯酒时,酒精会在胃里短暂停留,但胃只能消化摄入酒精的10%,大部分酒精随后会转移到小肠,在那里被肠壁吸收。与此同时,酒精迅速进入血液循环,开始影响大脑的正常运行。当血液中的酒精浓度超过每百毫升10毫克时,少量的酒精会短暂抑制神经系统,我们会感觉到反应有些迟钝。而当血液中酒精浓度超过每百毫升30毫克时,大脑为了保持基本的清醒状态,就会大量分泌多巴胺,这时人就会表现得兴奋、话多,甚至滔滔不绝。当浓度达到每百毫升60毫克时,大脑对行为的控制逐渐减弱,人可能会做出各种离谱的行为。如果浓度超过每百毫升100毫克,大脑的情绪中枢和小脑的平衡系统会先后出现故障,饮酒者可能会或哭或笑、走路不稳。当酒精浓度超过每百毫升200毫克时,大脑的认知和记忆功能开始受损,随之而来的是胡言乱语和醒后的记忆缺失。而当酒精浓度超过每百毫升300毫克时,人的生命中枢会受到严重影响,随时都会有生命危险。现在我们应该明白了为什么交通管理部门将酒驾标准定为每百毫升血液 20 毫克酒精、醉驾的标准定为每百毫升血液 80 毫克酒精了吧？当司机的酒精浓度超过 80 毫克后，发生交通事故的概率是正常的 2.5 倍,这正是"酒精猛于虎"的真实写照啊！

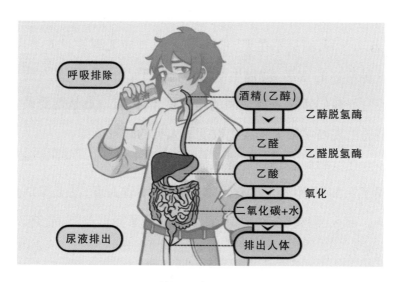

图 4.3　酒精在人体内的代谢过程。

既然酒精有这么多潜在的危害，为什么人们还是如此热衷于饮酒呢？除了被文人雅士美化出的诗酒风流外，更重要的是，适量饮酒能够带来一种愉悦感，也就是我们常说的"解乏"。酒精能在一定程度上放松肌肉、舒张毛细血管，因此饮酒后人们会感到通体舒畅、微微汗出，也有助于快速入睡。据统计，正常人群中有 6%~19% 的人经常借助酒精来改善睡眠，而在失眠人群中，这一比例高达 15%~28%。

看到这里，可能有读者会想，酒精对人体似乎也有益处，至少在改善睡眠方面有一定帮助。确实，酒精可以帮助人快速入睡，甚至延长睡眠时间，尤其是对于那些不经常饮酒、酒精耐受力较低的人来说，少量饮酒后确实会感到困倦，甚至在第二天早上还会感觉晕晕沉沉，这就是我们常说的**"宿醉反应"**。然而，事实的真相并不是那么简单，酒精对睡眠的改善并不是那么完美。对于大多数人来说,酒精仅仅对于浅睡眠阶段(即嗜睡期和浅睡期)有一定作用,但对于中睡期和深睡期的作用并不明显。换个通俗的说法,酒精可以延长睡眠时间,但是并不能改善睡眠深度,甚至会在一定程度上减少慢波睡眠的时间,造成睡眠质量的下降。这也是为什么许多人在宿醉后感觉虽然睡眠时间延长了,但身体仍然疲倦的原因。实际上,作用于相同受体的苯二氮䓬类药物(也就是我们常说的安定类药物)也有类似的作用,服用后虽然能入睡,但睡眠质量并不高。

酒精、苯二氮䓬类药物,或者是和它们作用相近的尼古丁、茶碱、咖啡因,甚至是更强烈的阿片类、大麻、苯丙胺类物质(俗称冰毒的一类化合物),统称为**"精神活性物质"**。严格来说,精神活性物质可以分为四大类:中枢神经抑制剂(如酒精和苯二氮䓬类药物等)、中枢神经兴奋剂(如冰毒、可卡因,以及尼古丁、咖啡等)、致幻剂(主要是大麻)和挥发性溶剂(如四氯化碳等)。无论是哪一类,所有的精神活性物质除了能够改变人的认知和睡眠外,还有一个共同的特点,就是**成瘾**。

所谓成瘾,就是随着对这类物质的长期使用,身体会越来越不能满足于原来的剂量,需要不断增加使用量才能获得同样的满足感。例如,有些人可能因为失眠而通过饮酒来助眠,刚开始可能只需喝一小杯白酒就能安然入睡,但随着时间的推移,可能 20 年后,即便喝了半斤八两也觉得不够,甚至喝完白酒后还会不自觉地再喝一瓶啤酒来"补足",长此以往就逐渐发展成酒精滥用。实际上,有失眠史的人群中,酒精滥用的比例是没有失眠史人群的 2.4 倍之多。

和酒精一样,药物也会成瘾,最常见的就是苯二氮䓬类药物。这类药物中,大家可能最熟悉的就是艾司唑仑,也就是舒乐安定。许多患者在最初出现睡眠障碍时,往往首先尝试的就是舒乐安定。这种药物起效快,短期服用副作用小,与其他药物相互作用小,既能解决入睡问题,又能缓解早醒，还能在一定程度上改善焦虑症状……一下子罗列出舒乐安定这么多优点，可能会让人误以为它是解决睡眠问题的万能药。事实上，舒乐安定的最大问题恰恰是药物的成瘾。

刚开始服用舒乐安定时，大多数患者会感觉效果很好，只服用半片药就能睡个好觉，但如果不吃仍然会出现失眠。过了一段时间后，患者发现原本服用半片药能睡 8 个小时，现在只能睡 4 个小时了，于是不得不将药物剂量增加到一片。服用一片后，睡眠时间又恢复到 8 小时，一切看似恢复了正常。但再过一段时间，老问题又出现了，一片药似乎不再有效，需要再次加量，有的需要增加到一片半，有的甚至需要增加到两片……如此循环往复，药物剂量不断增加，但睡眠质量却始终没有得到根本改善。失眠的老问题没有彻底解决，而随着药物剂量的增加出现的副作用，如浑身无力、哈欠连天、记忆减退、反应迟钝等，却接踵而至。此时想停药却已停不下来，每天不吃药就会感到浑身难受、心慌出汗、坐立不安。曾经有一位患者连续服用了 20 年舒乐安定，到我的门诊就诊时，药量已经增加到每天服用 24 片了！这些药物不但不能治疗失眠，反而造成了肝肾损伤，形成了药物依赖，与毒药无异！

其实，精神活性物质的成瘾也有其规律，成瘾的前提必须满足两个先决条件，一是**长期使用**，另一个是**大量使用**，二者缺一不可。成瘾通常要经历三个严重阶段：第一阶段是**耐受**。也就是前文提到的，药物效果逐渐减弱，需要不断增加剂量才能满足身体的需求。第二阶段是**依赖**。无论是心理上还是生理上，都已经离不开精神活性物质，如果不使用，患者会感觉心里空落落的，身体也会出现心慌、出汗等症状。第三阶段是**戒断综合征**。一旦停用精神活性物质，身体会出现严重的反应，如震颤、癫痫发作等，同时精神上也会出现相应的症状，严重时甚至会出现意识不清、大量幻觉，甚至是谵妄状态。

　　既然精神活性物质有这么多危害，我们为什么还要继续使用它们呢？当然，任何药物在被发明之初都是为了治病，即便是成瘾性药物，其发明的初衷也是为了治疗疾病而非害人。真正的罪魁祸首不是药物，而是滥用药物的行为。只要合理、规范地使用这些药物，它们对人类还是有帮助的。

　　还是以酒精为例。传统观点一直认为酒精对人体有益，它可以活血化瘀，促进血液循环，黄酒中富含对人体有益的氨基酸，红酒中的多酚类物质也具有保护心脏、抗衰老的作用，中医也常用酒类作为引药入经的"使药"。然而，现代研究提出了不同的看法，认为酒精除了有一定"社交意义"外，对人体几乎没有任何益处，最安全的饮酒量实际上是零。尽管存在不同观点，酒精作为最古老的精神活性物质之一，不会在短时期内消失，而且客观地说，小剂量、短期饮酒通常不会导致依赖或戒断反应，真正需要关注的是长期大量的饮酒行为。世界卫生组织制定了《酒精使用障碍筛查问卷（AUDIT）》（表4.5），将饮酒风险等级分为4级，用来评估酒精成瘾的严重程度。值得注意的是，这个量表不仅考虑了饮酒剂量和对酒精的依赖程度，还包括了"曾经因为饮酒弄伤过自己或别人吗？""亲友和医务人员有没有劝您少喝一点？"这样的问题，这说明酒精成瘾其实不能简单地归结为个体生理和心理问题，越来越多的医生将其归结为社会问题。

表4.5　酒精使用障碍筛查问卷（AUDIT）

问题	0分	1分	2分	3分	4分
你多久喝1次含酒精饮料？	从不	每月1次或不足1次	每月2~4次	每周2~3次	每周≥4次
你喝酒时，每天能喝几杯？	1~2	3~4	5~6	7~9	≥10

（待续）

表 4.5(续)

问题	0分	1分	2分	3分	4分
在过去1年里，你有多少次无法停止的饮酒？	从不	1个月以上	每个月	每周	每天或几乎每天
在过去1年里，你有多少次因为喝酒而没能做到期望的事？	从不	1个月以上	每个月	每周	每天或几乎每天
在过去1年里，你有多少次为缓解酗酒的不适而在清晨饮酒？	从不	1个月以上	每个月	每周	每天或几乎每天
在过去1年里，你有多少次在饮酒后感到内疚或悔恨？	从不	1个月以上	每个月	每周	每天或几乎每天
在过去1年里，你有多少次因为喝酒而忘记了前一天晚上发生的事情？	从不	1个月以上	每个月	每周	每天或几乎每天

（待续）

表 4.5(续)

问题	0分	1分	2分	3分	4分
是否因为你喝酒而导致自己或他人受伤?	无	——	是的,但不是在过去1年里	——	是的,并在过去1年里
你的亲戚、朋友、医生或其他医护人员是否担心过你的酗酒问题,或者建议你少喝酒?	无	——	是的,但不是在过去1年里	——	是的,并在过去1年里

既然是成瘾性物质,就必然要涉及戒断问题。我曾接诊过一位长期饮酒的患者,检查后发现其谷丙转氨酶(ALT)水平高出正常值十几倍,肝胆科医生告诫他今后一滴酒也不能再沾了,否则肝脏损害将无药可治。患者出于恐惧和顺从,决定从每天一斤白酒的酒量彻底戒酒。然而,这种突然停酒的行为却给他带来了生命危险。患者当天在肝胆科办理了住院手续后就彻底停酒,当天晚上就感到有点心慌出汗,患者以为是住院导致身体疲累,没有在意。但是第二天晚上,患者出现了蚁走感、浑身大汗和手脚发抖的症状。到了第三天,患者已经意识不清、言语混乱了。肝胆科医生赶忙请精神科医生会诊,精神科医生开具的处方很简单:白酒 100mL 一次顿服。肝胆科医生和患者家属都大为不解:我们是来戒酒的,好容易停酒了,为什么还要让患者喝酒呢?但事实证明,患者喝了这二两酒后,心慌、出汗

等症状都消失了,精神状态也稳定了,第二天再喝二两,患者基本恢复了正常状态。

事实上,精神活性物质的戒断绝不是一蹴而就的事,如果患者已经长期大量饮酒,一旦突然停酒,最快在 4 个小时内就可能出现情绪波动和精神亢进反应;如果停酒超过 8 小时,一些患者可能会出现肢体震颤等症状;而停酒超过 48 小时,那些严重酒依赖的患者会出现意识不清,甚至言语混乱的谵妄症状,有的患者还可能伴发恐怖的幻觉,如看到妖魔鬼怪,或者感觉有毒蛇猛兽在自己身上爬行。如果不及时进行治疗,患者可能会出现发热、心跳加速、大汗淋漓等症状,严重时甚至可能危及生命。

无论是酒精还是烟草,所有精神活性物质的戒断都应该遵循循序渐进的原则,这是治疗的客观规律。戒断反应绝不是仅凭坚强的意志力就能轻易克服的事情,而是需要科学的方法和专业的指导。

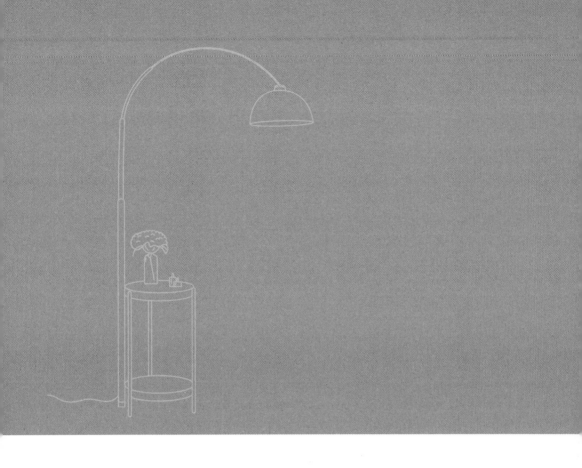

第五章　殊眠同归

33. 来自星星的你

　　前面我们讨论了神经系统疾病和精神疾病伴发的睡眠障碍，但是还有很多睡眠问题与特定的人群、特殊的年龄、特定的环境密切相关，如儿童、孕产期女性、老年人等。不同年龄段的人群因为环境、激素水平、体质等特殊原因，再加上符合自身年龄段的情绪、精神变化，他们出现的睡眠障碍往往具有一定的共性，我们可以称之为"特殊人群的睡眠障碍"。以青少年儿童为例，他们很少出现睡眠障碍，而一旦出现了，往往与这个年龄的特殊疾病相关。接下来，我们就来探讨发生在孩子身上的一种比较神秘的疾病——**自闭症**。

　　自闭症儿童被称为"来自星星的孩子"，1988 年奥斯卡获奖影片《雨人》完整地展现了自闭症患者的症状特点。这部经典影片由达斯汀·霍夫曼和汤姆·克鲁斯两位影帝联袂主演，至今影迷们还能清楚记得电影海报上两位影帝的定妆照：两位影帝一起走在路上，一个桀骜不驯，一个懵懂无知。为了更好地塑造角色，达斯汀·霍夫曼花了一年时间与真正的自闭症患者相处，观察他们的起居饮食和生活习惯，并向精神科医生请教这类患者的病因和症状表现，因此才将剧中雷蒙这个角色饰演得惟妙惟肖。

　　虽然达斯汀·霍夫曼饰演的是一位成年自闭症患者，但是大多数的自闭症都是从儿童期开始发病的，最早可在三周岁以内出现症状。我们可能会发现身边有这样的孩子：家长或老师反映他们不合群，甚至很少能和父母进行互动交流；有的孩子对于一些可玩度较低的物品异常痴迷，例如他可以拿着一个瓶盖玩一下午；还有的孩子总会表现出一些固定的仪式性动作，如自己的水杯必须要放在窗台上固定的位置，一旦被挪动了，他就会发脾气、大声叫喊，甚至伤害自己……如果孩子出现这些症状，家长们就要警惕了，自闭症可能已经悄然降临在孩子身上。

自闭症，也称为**孤独症**，是一种主要影响儿童的疾病。它最早由美国约翰斯·霍普金斯大学的专家莱奥·坎纳（Kanner）在 1943 年首次报道。坎纳医生接诊了 11 名儿童患者，发现这些孩子普遍存在与他人互动困难、交流障碍和重复性行为等症状，因此他将这类疾病命名为"早期婴儿孤独症"。

自闭症的发病率一般为 2‰~3‰。最初，学者们认为自闭症与不良的家庭教育密切相关，当时普遍的观点是，自闭症患儿的父母往往都具有高学历，他们可能在家庭教育上投入的时间和精力较少，甚至在人际交往上显得冷漠。这一观点甚至很长时间都没有引发学术界的质疑。然而，现在看来，这与人们先入为主地认为自闭症患儿受到的家庭关注较少有关。随着对自闭症的深入研究，目前我们可以基本认定，影响自闭症发病的因素是多样性的，包括多个基因位点的遗传和变异，以及母亲在妊娠期间受到过感染、接触过一些对胎儿有影响的理化因素等。而家庭教育因素往往是导致自闭症症状加重的"最后一根稻草"。

典型的自闭症主要存在三大核心症状：社会交往障碍、交流障碍、兴趣狭窄和刻板重复的行为方式。虽然这些症状听起来比较复杂，但通过仔细观察，早期症状是很容易被发现的。

第一类症状是社会交往障碍。指的是患儿对所有传统意义上的社交行为表现出抵触和不配合，例如，孩子几乎不与大人进行目光上的对视，更不要说眼神的交流了，这类患儿往往对父母也没有明显的依赖感，即使是在幼儿园遇到了不开心的事，他们也不会回家向父母寻求安慰。随着年龄的增长，自闭症患者也很难进行正常的社交行为，很少有情感上的"感动时刻"，给人的感觉就是孩子总是在冷漠地观察这个世界。

　　第二类症状是交流障碍。这类症状主要和患儿的表达能力有关。这包括语言交流障碍和非语言交流障碍两类问题。有些孩子的语言能力明显晚于同龄人，甚至到三岁才会说话。即便能够说话，他们驾驭语言的能力也有明显缺失，不能够正确表达词语间的逻辑关系，甚至分不清"你""我"这类代词之间的区别。有些孩子虽然能够按照家长的要求去背诵儿歌，但是明显语言刻板，并没有真正理解儿歌的含义和节拍，只是在机械地模仿。除了语言能力，这类患儿对于使用肢体语言来表达自己的意向也存在困难，如他们只能通过哭闹或喊叫来表达自己的不满，很难用点头或摇头来表达"是"或"否"。

　　第三类症状是兴趣狭窄和刻板重复的行为方式。这类症状表现得更为典型。例如有些孩子对一些非玩具的物品表现出异常的兴趣，如瓶盖、小绳子、小棍子等，他们会像宠物一样随身携带这些物品，如果被拿走，他们就会非常愤怒甚至哭喊。而有些孩子则表现出重复性的行为，如无意义地来回蹦跳，这样的动作甚至能重复整个下午。还有一些行为类似于成人的强迫症，如只能走固定的路线，物品必须放在固定的位置，否则就难以接受，甚至大哭大闹。

　　总而言之，这三类症状给人的感觉就是自闭症患者好像只生活在自己的世界里，外界很难与他们进行有效的沟通。实际上，约75%的自闭症患者会合并不同程度的智力障碍，因此无论是家人还是医生，都很难通过主动的沟通和互动获取自闭症患者的真实想法。

　　但是部分自闭症患者却拥有一些令人惊叹的特殊技能。还记得电影《雨人》中的雷蒙吗？在餐厅吃饭时，雷蒙仅仅随意一瞥，就可以准确地数出地上掉落的牙签有246根！他甚至可以精确地说出所有空难的航班号、失事时间和原因。在电影中，雷蒙的弟弟查理利用哥哥的超强记忆力在赌场赢得了86000美金！这些情节并非导演的杜撰，而是自闭症患者真实存在的特殊技能。大约 10% 的自闭症患者天生对数字、音乐、色彩等抽象事物有着超乎常人的敏感性，如要计算出"某年某月某日是星期几"这样的问题，对他们来说往往是小菜一碟。有些自闭症患者对某种乐器的驾驭能力甚至让专业人士都叹为观止。英国医师兰登·道恩（Langdon Down）最早发现了这类人群的特殊技能，并将他们称为"白痴学者"。当然，在当时，白痴并不是一个绝对意义上的贬义词，只是用来形容这类患者的智力水平，现在我们把这类罕见的技能称为"孤独症才能"。

自闭症患者确实是一类非常特殊的人群，自从这类疾病被发现以来，无论是患者家属还是医生，都在努力探寻最佳的治疗方法。但是遗憾地说，目前还没有针对自闭症的特效治疗方法，甚至也没有适合使用的针对性药物。治疗自闭症的主要手段还是**行为干预**，如早期丹佛干预模式、人际关系发展干预、地板时光等干预方式。而这些干预措施区别于其他治疗方法的显著特点是，每种干预都是根据患者的疾病特点制定个性化的干预方案，而且更为关键的一点就是，治疗自闭症不能仅仅针对患者本人，而更应该注重家庭的参与和环境的改变。就像电影《雨人》中的结局一样，在共同经历了一系列冒险出行后，患有自闭症的哥哥雷蒙不但感受到一段和疗养院截然不同的生活，弟弟查理也洗涤了心灵，重新感受到了家庭的温暖。只有在家人的积极参与和帮助下，自闭症患者才有可能告别疾病，与家人共同开启新的生活。

除了行为矫正，自闭症的治疗核心还在于一个"早"字。越早发现和干预，越有利于自闭症患者的康复和回归社会。但是客观地说，要想做到这个"早"字，说起来容易，实际操作中却面临着很多挑战。

为什么这么说呢？实际在临床上，自闭症的症状表现并不难识别，许多患儿在就诊时症状已经非常明显，但是家长们却迟迟无法下定决心进行系统治疗。原因其实非常简单，却也充满了无奈：一些家长不愿意这么早就给自己的孩子贴上精神疾病的标签。俗话说"贵人语话迟",孩子虽然说话不太流畅,但是家长总是抱有侥幸心理,认为随着年龄的增长,孩子的情况可能会有所改善,因此常常选择"再观察观察",而这种心态往往是导致自闭症治疗延误的主要原因。还有一种情况是,家长和孩子朝夕相处,对孩子的行为习惯习以为常,很难判断出孩子的行为是否属于疾病。他们感觉自家的孩子从小就是这样,可能性格不太合群,但也不是什么大问题,不必过于担忧。结果往往是幼儿园老师或者不常来往的亲戚首先发现了孩子的异常。第三种情况是家庭成员之间意见不一致,总希望这些症状是自己的误判,担心过早给孩子带来不良的社会影响,瞻前顾后,最终导致病情延误。因此,对于自闭症来说,"早发现"仍然是目前实现全流程治疗需要攻克的难点。2007年12月,联合国大会通过决议,从2008年起,将每年的4月2日定为"世界提高自闭症意识日",呼吁全世界关心和关爱这些"来自星星"的特殊孩子。

如果孩子患了自闭症,他们的睡眠会出现什么变化呢? 客观地说,睡眠障碍并不是自闭症的主要症状,但是良好的睡眠是预防和治疗自闭症的重要前提。因为儿童期是神经系统发育的关键阶段,良好的睡眠能够促进生长激素的分泌。我们在前文中提到,3~7岁的儿童每天的睡眠时间需要达到10个小时左右,才能有效促进生长激素的分泌。虽然自闭症患者在儿童期的睡眠障碍症状并不典型,但由于他们与父母的沟通出现了障碍,因此,即使出现噩梦,他们也不会像同龄孩子那样主动向父母倾诉,并通过拥抱等方式缓解噩梦的压力。因此,年轻的父母们如果经常发现孩子半夜醒来,出现喊叫、哭闹等症状,就要留心观察,这可能是孩子的沟通表达能力出现了障碍,也是自闭症早发现的一个重要线索。

34. 躁动的青春

除了自闭症，还有一类儿童期疾病，其症状表现虽然也包括"不合群、社会交往能力差、不听老师话"这样的共性特点，但是与自闭症不同的是，这些孩子不是沉默寡言，而是分心走神；不是语言沟通障碍，而是难以集中注意力；不是有仪式性动作，而是经常犯一些粗枝大叶的错误；不是紧紧抓住固定的玩具不放，而是经常丢三落四……相对于自闭症，这类疾病在临床上更为常见，被称为**"注意缺陷和多动障碍"**（ADHD），也就是我们通常所说的**"多动症"**。

为什么说多动症比自闭症更为常见呢？自闭症的发病率是 2‰~3‰，而多动症的发病率则高达 3%~5%，几乎是自闭症的十几倍！据统计，仅在美国，4~17 岁的多动症患儿总数就超过 500 万人。更令人担忧的是，多动症不仅仅发生在儿童和青少年时期，成年人也可能存在注意力缺陷障碍。以美国为例，成人多动症的发生率高达 4.4%，与脑卒中 5.4% 的发病率都已非常接近了！

与自闭症相比，人类对多动症的认识更早一些。早在 1798 年，苏格兰医生亚历山大·克莱顿爵士（Sir Alexander Crichton）就发现有些人群的注意力不集中，甚至无法专注于日常活动，这实际上是注意力缺陷障碍的最早观察记录。而后的 100 多年间，关于多动症的各类临床报道不断出现，但对疾病的深入研究是从 20 世纪中叶开始的。直到 1980 年，《美国精神疾病诊断准则手册》（简称 DSM）才正式将这类疾病的名称确定为"注意力缺陷过动症"。

病如其名，多动症（注意力缺陷和多动障碍）的核心症状主要体现在

"注意力缺陷"和"多动"两个方面。在临床诊断中,注意力缺陷和多动两大类症状分别包括9项诊断标准,如果孩子的表现涵盖了其中的6项标准,就可以诊断为多动症。

首先说注意力缺陷。简单来说就是特别容易分心。我们小的时候都学过《孟子·告子上》中弈秋授课的故事:"弈秋,通国之善弈者也。使弈秋诲二人弈,其一人专心致志,惟弈秋之为听;一人虽听之,一心以为有鸿鹄将至,思援弓缴而射之。虽与之俱学,弗若之矣。"从现代的角度来看,那个一边上课一边左顾右盼,眼里学着下棋,心里却想着弯弓射鸟的学生,很可能就是早期的多动症患者!很多多动症患儿的注意力不集中表现在不能持久地专注于同一件事情上,如写作业时总是写一会儿玩一会儿,很难持续性地完成一项任务。他们在上课或写作业时常常东张西望,一件事做到一半就转去做另一件事。做事情粗枝大叶、经常丢三落四,每天回到家不是找不到铅笔,就是拿错了作业本。在这种情绪驱使下,孩子有时候会故意逃避一些相对复杂的任务,找各种理由"绕着困难走",这也是注意力缺陷的一类典型症状表现。

其次说多动。这是多动症的另一大类核心症状。有些孩子甚至在婴儿期就表现出超出同龄儿童的活动度,就像《小鬼当家》中的小婴儿一样,还在襁褓中就能够爬高上梯,翻越婴儿床的护栏。小时候的活动过度往往不会引起家长的重视,甚至有人会觉得这孩子动作敏捷,将来可能成为运动健将。但随着年龄的增长,尤其是到了学龄期,学校的规矩和约束越来越多,这种活动过度伴发的问题就越发明显了。老师在前面讲课,孩子在座位上坐不住,一会儿扭动身体,一会儿抠抠手指、转转铅笔,甚至在老师不注意的时候从座位上站起来在教室里走动。即使在课间休息时,他们也喜欢和同学进行频繁的肢体接触,这很容易引起发其他同学的不满和投诉。往往是到了这个时候,家长才会开始注意孩子的异常行为。

除了注意力不集中和多动两大症状外,孩子还可能出现容易冲动、学习障碍和情绪行为异常等问题，这些都是注意力缺陷和多动伴发的衍生症状。由于活动过多,很多孩子的行为总是具有一定突发性,如老师或家长讲话时,他们可能会突然打断别人,急于发表自己的观点,甚至没有任何征兆在教室里"嗷"的一声长啸,吓老师和同学一跳。正是由于这样的冲动,多动症的孩子很容易与其他孩子发生冲突,在老师看来,就是多动症的孩子**很容易挑起事端**,这是衍生症状之一。注意力不集中,孩子无法保持学习的连贯性,直接导致学习内容碎片化。与多数自闭症孩子的精神发育迟滞不同,很多多动症孩子的智力并没有明显缺陷,甚至平均智商还可能高于同龄孩子,但是由于不能集中精力听讲,学习成绩往往受到影响,多动症的孩子大多数都存在**学习成绩不佳**的情况,这是衍生症状之二。由于经常与同学发生冲突,多动症孩子的社交能力往往较差,甚至可能被同学排挤和孤立,因此,他们很容易出现焦虑和自卑情绪。有些孩子甚至产生一种破罐破摔的思维定式,与社会和同龄人产生对立情绪,因此,部分多动症孩子容易出现逃学、说谎、虐待小动物等早期的**品行障碍**和成年后的人格障碍行为,这也是多动症的衍生症状之三。

和许多精神疾病类似，多动症行为上的异常实际上是脑部发育出现器质性改变的结果。过去,我们对多动症的影像学研究主要集中在大脑的活动区域,普遍认为前额叶的受损是导致多动症的直接原因。但是,随着研究的不断深入,科学家们发现,造成多动症的"罪魁祸首"不是大脑,而是小脑！经过大量核磁共振检查报告分析发现，多动症患者小脑的蚓部(位置在脑后下端)及部分脑干区域相比同龄孩子有显著的缩小。这也说明脑部器质性改变是造成多动症的根本原因之一。

说到这里,多动症的严重性可能让很多人感到意外:多动症的发病率几乎是自闭症的 10 倍,多动症的症状表现更加隐匿,有的多动症还会引发反社会行为,多动症患者的脑部还出现了器质性变化。这些是否意味着与自闭症相比,多动症的治疗和预后更加凶险呢?其实,情况并没有那么令人绝望,在药物治疗和预后转归上,二者存在明显差别。正如我们之前提到的,目前自闭症还没有较好的药物治疗方案,更多的治疗还是依靠行为干预。但是这一点恰恰是多动症与自闭症预后的最大区别——多动症是可以通过药物治疗的!

对于多动症的治疗,很多医生首先从改善患儿的注意力缺陷入手。1937年,希腊医生查尔斯·布拉德利在临床中发现,一种名为苯丙胺的兴奋剂能够有效改善孩子的注意力,并提高学习效率,但是这一发现当时并未引起广泛关注。直到1944年,苯丙胺类药物哌醋甲酯,作为治疗多动症的兴奋剂首次研发成功,使多动症的治疗看到了曙光。又经过了10年的临床试验,到1954年,这种药物终于获批上市,这就是至今仍在广泛应用的**利他林**,其化学名称为哌甲酯。客观地说,利他林的确是治疗多动症的里程碑式药物,直到现在,利他林和相应衍生药物仍然是治疗多动症的主力军。

利他林确实是一种神奇的药物,前文我们提到过,通过核磁共振检查,研究人员发现多动症患者的小脑活动度明显低于正常水平,这也是多动症治疗的突破口,而利他林恰恰能够通过改善小脑的活跃度来改善注意力缺陷症状。于是,有人可能会想,既然利他林能够有效改善注意力缺陷,那么在需要注意力高度集中的场合,如考试时,提前服用利他林是否能提升注意力,进而显著提高考试成绩呢?还真的有人尝试过这种方法,但是他们往往忽略了一个重要问题:药物是用来治疗疾病的,它能够改善疾病带来的负面症状,却未必能够提升无病状态的正面水平,就像抗抑郁药并不是"快乐药"一样,没有患抑郁症的人服用了抗抑郁药并不会感到快乐,制造开心的效果还不如听两段相声来得快。同样,利他林也不是提高学习成绩的"聪明药"，对于没有症状表现的普通人来说，盲目服用精神科药物不仅不会带来预期的帮助，反而可能会因为首次接触药物不适应而出现头晕、恶心等药物反应，影响了考试表现，那真是得不偿失！

除了利他林，治疗多动症还可以选择去甲肾上腺素再摄取抑制剂，如托莫西汀，具体治疗方案一定要遵医嘱使用，这里就不再详细说明了。除了药物治疗，**行为矫正**同样重要，比如当家长发现孩子出现一些倾向性症状时，要及早对孩子进行注意力专注的训练，并对训练有成效的孩子给予适当的鼓励，以激发他们的积极性。同时，还要营造良好的家庭氛围，让父母积极参与到矫正过程中，避免由于意见不一致而给孩子带来额外的压力，增加治疗的难度。

需要注意的是，以往普遍认为，多动症是儿童期的常见疾病，但是现在发现，**成人多动症**也很常见。在儿童多动症患者中，一部分孩子随着社会功能的不断完善和行为不断规范，症状会逐渐消失。但大约有一半的患者会将症状带入成年期。成年多动症的表现虽然和儿童多动症大同小异，但是因为成人已经深度融入社会，其症状表现更加隐匿，容易让人误以为只是生活不规律、容易发脾气、工作上丢散落四，而不会将其与疾病联系起来，因此，成人多动症的诊断和治疗的难度更大，需要全社会的关注和理解。

35. 一"网"情深

如果说自闭症和多动症是经过实验室检查和药物治疗验证的精神疾病，那么下面我们要讨论的话题，在学术界则存在较大争议，甚至直到现在，是否将其诊断成疾病还有很多不同的声音，这就是**网络成瘾**。

回想第一章中我提到的一个观点：近 200 年来，改变人类睡眠的两大因素，第一个是爱迪生发明的电灯，它让黑夜与白天的边界变得模糊；第二个是互联网，它让人们的社交边界变得模糊。自从互联网诞生以来，人们开始享受"躺在床上就能参与社交"的新生活方式，不论这是否是好事，一旦潘多拉魔盒被打开，我们就再也无法回到过去日出而作、日落而息的生活模式了。既然无法回避，不如勇敢面对，接下来我们就来探讨互联网的发展历程。

第二次世界大战后，美国和苏联都担心自己的通信网络遭到敌方破坏，因此在通信系统的建设和维护上投入了大量精力。当时的通信系统采用自上而下的树形逐级传输模式，一旦指挥中枢遭到破坏，整个系统就会立即瘫痪。这时，年轻的 IT 专家波尔·巴兰提出了一个大胆的构想，如果将各个通信节点之间的关系从树形改为网形，那么即使某个节点出现问题，信息也能通过网状结构辗转传输到目的地，个别节点的损坏也不会影响整个网络的正常运行，这正是现代互联网概念的雏形。1969 年，美国国防部将加利福尼亚大学洛杉矶分校、斯坦福大学研究学院、加利福尼亚大学和犹他州大学的 4 台主要计算机连接起来，组建成"阿帕网"（ARPA）。到了 1972 年，共有 37 台计算机接入该网络，人们可以通过这个简单的网络共享资源、发送邮件，至此，互联网架构基本成型。互联网本身并不依附于任何国家或组织,网络中的每一台计算机都是平等的,只要愿意,任何一台计算机都可以加入这个网络。基于这样的原则,再加上网络标准 TCP/IP 协议正式公布后,互联网的发展便一发不可收拾,截至 2022 年底,全球网民数量已达到 49.5 亿人,我国的网民规模在 2023 年也突破了 10.79 亿,互联网普及率达到 76.4%,如此高的使用率恐怕是设计互联网通信的波尔·巴兰也未曾预料到的。

互联网确实是一项伟大的发明,尤其是它"去中心化"和"去权威化"的理念,使得网络上的每一个终端都成了人人平等的节点,而这种平等理念也成为众多网民追求的理想状态。网络上流传着这样一句话:"在虚拟世界里,没人能分辨坐在电脑前的是一个人还是一条狗。"这句话虽然听起来有些粗俗,但却道出了虚拟世界的本质,在网络空间中,每个人都可以摆脱现实身份的束缚,重新定义自己的角色。在网络上,每个人都可以为自己做主,这恐怕也是许多人沉迷于网络的重要原因。

在互联网诞生之初,人们就对这一新生事物抱有警惕,预感到网络在改变社会的同时也会带来很多负面问题,其中最突出的就是网络成瘾。在阿帕网诞生之初,美国军方就对网络使用制定了严格的限制,如控制上网时间段、禁止使用网络传输娱乐性内容等,这可能也是对网络最有预见性的限制措施。然而,计划永远赶不上变化,网络发展亦如是。随着互联网的普及和网络内容的爆炸式增长,各种信息如潮水般涌来,让一些缺乏辨识力和自控力的网民难以自拔,甚至迷失了自我。因此,在互联网迅速发展的 21 世纪之初,许多有识之士开始关注青少年沉迷网络游戏的问题。1995 年,纽约心理医生伊凡·戈德伯格参照物质成瘾的标准,提出了网络成瘾的 7 条诊断标准(尽管后来有人质疑其真实性,但网络成瘾问题终于引起了精神科医生的关注)。2008 年 11 月 8 日,由北京军区总医院制订的我国首个《网络成瘾临床诊断标准》在北京通过专家论证,并将"每天上网超过 6 小时,连续超过 3 个月"作为网络成瘾的诊断标准,使网络成瘾成为一种需要治疗和干预的精神疾病。这一提法在当时引发了广泛争议:怎么上网上着上着就成了精神病患者? 一些孩子甚至被父母强制送到网瘾戒断中心接受治疗,由此还引发了各种医学、伦理学问题的讨论。

同样的诊断标准放在 20 年后的今天,可能更加难以被大众理解。如今,网络已经深入我们的日常生活和工作中,无论是坐在办公室的普通职员,还是在路上奔波的外卖小哥,如果没有网络,可能很多人都无法开展正常的工作,那么当初的"网络成瘾"是否应该改名为"工作狂"呢?

退一步讲,即便不考虑工作和生活中的嵌入式上网,传统意义的上网也发生了本质上的巨大变化。首先是上网时长的变化。20 年前,由于高昂的上网费用,网民们不得不限制自己的上网时间和行为,但是随着通信技术的发展,上网流量费用已经大幅降低,网民们也摆脱了限制上网自由的经济束缚,每天的上网时长从过去的每天几十分钟暴涨到十几个小时。其次是上网设备的变革。十几年前,上网还是一件很有仪式感的事情,人们需要去网吧排队等机位, 经济条件较好的网民至少也要拥有一台自己的电脑,而现在,一台智能手机就能让你随时随地接入互联网,上网不再需要连续的整段时间, 甚至是上厕所这样的碎片时间也能满足传统意义上的"网络冲浪"功能。第三是网络内容的转变。如果说以前上网主要是为了打游戏、逛论坛,成为网民还需要一定的知识门槛,那么现在网购、短视频和其他形式的自媒体已经成为上网内容的主流,只要你会使用触屏手机,很可能一夜之间就能成为网红。最后,也是最根本的一点,就是网民结构的变化。十几年前,网络成瘾的主要群体只是青少年和高级知识分子,但现在网民群体已经覆盖了几乎所有年龄段和所有职业范围用户。

既然发生了这么多改变,如果我们还坚持用原来的网络成瘾标准来诊断和治疗网瘾,那就像是用明朝的法律来斩大清官员的头一样不合时宜。但是需要注意的是，"变化的是网络，不变的是成瘾。"所有的成瘾行为都有一定的物质基础和特定的行为表现。尽管今天的网络已经经历了多次更新换代，远非昨日"吴下阿蒙"，但是成瘾行为却像是一团乌云，始终笼罩在网络空间上方，并不时带来麻烦。

还记得前文我们讨论的精神活性物质的成瘾症状吗？其实网络成瘾的表现也有很多相似之处，其中最突出的症状就是**明知有害欲罢不能**。许多沉迷于网络的网民都知道长期上网对身心不利，但无论是网络内容的诱惑，还是自身控制力的下降，面对网络他们往往难以自拔。如果不让上网，他们可能就会出现焦虑烦躁、坐立不安，而一旦恢复上网，烦闷的情绪便一扫而光。在这种情况下，他们的上网时间就会不自觉地越来越长，甚至宁愿握着鼠标发呆，也不愿意走出家门晒晒太阳。第二类症状是**社会关系明显缩窄**。由于主要精力和时间都花在网络上，他们在现实生活中的交往变得越来越少，甚至正常的社交活动也受到严重影响。即便网友在线下见了面，也仍然会抱着手机各聊各的。第三类症状是**生活节律严重紊乱**。由于长期上网，许多网瘾人群的作息时间严重失衡，该睡觉的时候不睡，该起床的时候不起，该吃饭的时候不吃，该运动的时候不动，从而引发一系列躯体化疾病和睡眠障碍，形成恶性循环。说到这里，大家对照这些症状，可能会发现在我们身边，存在类似问题的人并不在少数。

那么网络成瘾究竟算不算是一种疾病呢？是否应该通过药物来进行系统治疗？这在十几年前就一直是一个见仁见智的问题，因为导致网络成瘾的社会性因素要远远大于我们通常意义上的疾病诊断的生理因素。无论是第一批网民刚刚形成的 21 世纪之初，还是 ChatGPT 等技术迅速迭代的今天；无论是青少年还是退休老人，一旦对自己的行为约束力下降，都有可能成为网络滥用的受害者。如今再讨论"网瘾疾病是不是一个伪命题"已经没有太多意义，但是优化网络环境，规范上网行为，始终是解决这一社会问题和生理问题的重要途径。

另一方面，如果因为长期上网而出现了入睡困难、早醒、情绪低落、暴怒等典型的精神心理问题，除了行为矫正外，在医生指导下合理使用药物也是改善症状的有效方法。

记得斯皮尔伯格曾经执导过一部名为《头号玩家》的电影，在影片中，网络生活已经成为现实生活的重要组成部分，人们在现实生活中的奋斗，可能只是为了在网络中找寻破解谜题的答案。就像"庄生晓梦迷蝴蝶"的典故一样，也许在"元宇宙"与现实生活深度融合的时代，我们不必过于纠结于"庄生梦蝶"还是"蝶化庄生"，重要的是始终保持适度的自我控制，这才是从根本上杜绝网瘾的关键。

36. 幸福的烦恼

　　前文我们讨论了青少年常见的睡眠和情绪问题,接下来我们要探讨一个与广大女性朋友密切相关的话题,尤其是对于每一位新晋母亲来说,这几乎是一项难以避免的挑战,需要引起大家的特别关注,那就是**产后抑郁**。

　　这个话题其实有些沉重:一位年轻女性初为人母,本应是充满欣喜和期待的美好时刻,但是从孩子出生的那一刻起,母亲的噩梦似乎就开始了。最初的第一条表现是**无缘无故的烦躁**,对什么都不满意,有时甚至毫无来由地大发雷霆。在这种情况下,孩子的父亲往往成了她的出气筒,动不动就被骂得狗血淋头。有时,这种情绪还会波及原本和睦相处的其他家庭成员,导致家庭关系紧张。

　　如果说适当的宣泄还能在一定程度上缓解烦躁情绪,那么而后出现的第二条表现**难言的委屈**则更是无法名状。年轻的妈妈们看到其他人家孩子出生后展现的都是幸福美满的照片,对比自己的各种不适,情绪就更加低落和委屈。妊娠期间的孕吐已经把自己搞得身心俱疲,而孩子出生以后,别的孩子都能够在晚上酣然入睡,而自己的孩子却精力旺盛,不想入睡,每当自己深夜困倦得睁不开眼时,孩子却哭闹不止,这时孩子爸爸却睡得香甜,根本帮不了自己。这一切积累在一起,导致妈妈们心里委屈、难过,却又无人诉说,觉得没有人能够理解自己。

　　许多新手妈妈对母亲这个新角色都有一些不适应。一方面,妊娠到生产的过程确实很辛苦,有人甚至说宝宝的成长史就是妈妈的血泪史,这话其实一点也不夸张;另一方面,有了孩子后,很多妈妈的生活内容和生活节奏都发生了巨大的变化,因此,偶尔发发脾气或者抱怨一下,只要在合理范围内,都是正常的。但是如果出现了下面第三第四两种情况,我们就需要多加注意,并采取一些措施帮助妈妈们走出困境。

　　第三种症状是**对未来的焦虑和过度担心**。有些妈妈在孩子出生后并没有任何幸福感,反而觉得孩子才一两个月大,自己就已经濒临崩溃的边缘,不知道什么时候才能熬到孩子断奶,恢复正常生活。再者,孩子的成长发育、学习教育,每一件事都需要妈妈亲自照顾和教育,这让妈妈们感到未来的路漫漫无期。还有一些妈妈对孩子过度保护,无论是奶奶还是姥姥照看孩子,她们都不放心,只要孩子不在自己的视线范围内,就会感到焦躁不安,担心孩子会受到伤害。同时,一些妈妈在焦虑不安时,还会出现各种躯体化症状,如无缘无故的心慌、心悸,血压不稳定,甚至出现胃肠道问题。总之,这些不适感就像潮水一样不断冲击着年轻妈妈们脆弱的神经。

　　最后一种更加严重的症状——**睡眠障碍**的出现,无疑是压垮产妇情绪的最后一根稻草。由于生活节奏的改变,产后出现睡眠障碍的概率几乎达到100%。年轻妈妈的作息时间完全围绕孩子展开,孩子半夜醒来,妈妈也要打起精神照顾;孩子饿了,妈妈就要随时准备好喂奶;此外,每天还要按时给孩子洗澡、处理大小便,妈妈的日程表完全根据孩子的需要来安排,失去了自己的独立作息,睡眠障碍也就自然而然地出现了。还有一个容易被忽略的因素,那就是中国传统的"坐月子"习俗。在这段时间里,妈妈们不能出门,有时为了避免阳光直射孩子,白天也要拉上厚重的窗帘,几乎一个月都见不到阳光。这样,妈妈体内的5-羟色胺和褪黑素的代谢都会出现问题,情绪障碍和睡眠障碍相继出现,几乎是产后抑郁的普遍症状表现。

　　产后抑郁的许多症状与抑郁症相似,只是因为它发生在特定时期和特殊人群身上,因此,虽然产后抑郁症状比较典型,现代医学一直将其视为抑郁症的一个分支。对这类疾病的研究相对较晚,直到1968年,布莱斯·皮特才首次建议将产后抑郁作为一种独立疾病诊治,并归类为"产褥期综合征"。2013 年 5 月,美国发布的《精神障碍分类与诊断标准(第五版)》中,将"产后抑郁"规范为"围生期抑郁",并将症状的诊断时间提前至妊娠期。

实际上,传统医学早已对产后抑郁有所了解。明代医家万全在其著作《万氏妇人科》中对产后抑郁进行了准确描述:"产后虚弱,败血停积,闭于心窍,神志不能明了,故多昏愦,又心气通于舌,心气闭则舌强不语也,七珍散主之。"万全认为,产后抑郁的主要原因是瘀血未清,导致心神被蒙,进而引发一系列神志上的症状。清代著名医家吴谦在《医宗金鉴·妇科心法要诀》中阐述得更加明确:"产后血虚,心气不守,神志怯弱,故令惊悸,恍惚不宁也,宜用茯神……若因忧愁思虑,伤心脾者,宜归脾汤加朱砂、龙齿治之。"无论是万全还是吴谦,他们对产后抑郁的描述都与中医的"郁证""脏躁"症状相似,只是发生在产后这一特殊时段,因此治疗时主要以血虚、血瘀为切入点。这些思路与现代临床治疗非常吻合,某些方药甚至可以直接应用,古人在这一方面确实为我们积累了宝贵的经验。

正如前文所说,产后抑郁的症状表现与抑郁症没有本质区别。抑郁症患者常出现情绪低落、悲伤、烦躁、自我评价低、早醒等症状,严重时甚至会出现自杀的念头,产后抑郁患者也会出现这些症状,甚至更为典型和明显。但是从疾病的本质来看,二者还是存在一定区别的。

首先是预后的不同。根据目前普遍认可的数据,产后抑郁的发生率为 15%~30%。但如果仅以"情绪低落"这个指标来衡量,实际上 80%~90% 的产妇在产后都会出现不同程度的抑郁症状。所以对于产妇来说,产后抑郁确实是一个需要重视的问题。不过,我们也不必太过恐惧产后抑郁,因为它的症状通常不是在产后立即出现的,大多数典型症状会在产后一个月到一个半月左右逐渐显现。而且,很多产后抑郁患者在 3~6 个月能够自行康复,很多情况下甚至不需要任何药物治疗就可以恢复到妊娠前的状态。当然,也有一部分患者的症状会迁延缠绵,有的可能需要一两年才会逐步改善。此外,产后抑郁对第一胎妈妈的影响相对较大,而对于第二胎或者第三胎的妈妈来说,产后抑郁的复发率只有 20%~30%。

其次是病因上的不同。现在我们已经知道,女性在分娩前后,体内激素水平会发生显著变化,尤其是雌激素水平,可以说是"断崖式"下降。随着激素水平的明显降低,体内的 5-羟色胺、多巴胺、褪黑素等神经递质的分布和代谢也发生了明显的变化,这也是引发产后抑郁的最主要原因。当然,我们之前提到的遗传因素、内分泌因素、社会心理因素等,也是导致产后抑郁的多种原因。正是激素水平的变化程度,决定了产后抑郁症状的发展进程。随着女性体内激素水平逐步恢复正常,很多产后抑郁的症状也会相应缓解甚至消失。因此,产后抑郁的症状是由激素水平降低引起的,也会随着激素水平的恢复而减轻,症状的严重程度也与激素水平密切相关,这与很多需要终身服药的重度抑郁症相比,产后抑郁的治疗和预后相对较为乐观。

产后抑郁和普通抑郁的第三点不同,在于**治疗手段**上。虽然两者都是抑郁症,理论上所有抗抑郁药物都适用于产后抑郁患者,但产后抑郁患者群体的特殊之处在于大多数新生儿还需要母乳喂养。母乳是增强新生儿抵抗力的最佳食品,也是孩子获取营养物质的最主要来源。尽管母亲的血液和乳汁之间存在一道"血乳屏障",可以过滤掉血液中的有害物质,确保孩子喝到干净的乳汁,但是大多数药物仍能穿过这道屏障,因此,如果产后抑郁患者过早使用抗抑郁药物,可能会让孩子间接和妈妈一起摄入药物。

其实对于大多数产后抑郁患者来说,最重要的治疗方式应从心理治疗和行为矫正开始。第一步是**改变环境和调整作息**。如果条件允许,产妇应更换环境,如果产妇与孩子没有明显的分离焦虑,可以让其他家庭成员暂时帮助照顾孩子，以便产妇恢复正常的作息规律，这对产后抑郁的康复至关重要。第二步是**增加运动**。临时恢复自由身的妈妈可以每天散步、晒太阳，适量的运动可以促进体内激素水平的恢复，同时户外活动也可以提升体内 5-羟色胺、多巴胺、褪黑素等神经递质发挥作用，从而更好地改善情绪和睡眠。第三步是**增加行为矫正和社交**。正如《临证指南医案·郁证》所云："郁证全在病者能移情易性"，产妇可以通过倾诉、转移、宣泄等方式来调整情绪变化。有时候适当发泄一下情绪，也可以纾解压力，有助于尽快恢复母亲的角色。如果以上调整效果不佳，最后一步才是**在医生的指导下系统使用药物治疗**。但是使用药物的前提是停止母乳喂养，并考虑好母乳喂养的替代方案，既要保证孩子的日常营养，又要避免孩子间接摄入药物。

了解了产后抑郁的主要症状后，细心的读者可能会注意到一个问题：产后抑郁的症状都是在产后才出现的，那么，如果一位准妈妈在妊娠前就是一位抑郁症患者，她在产后出现的抑郁症状会不会更加严重呢？我们该怎样做才能从被动应对变成提前防范呢？

这就涉及有抑郁病史患者在妊娠前的评估问题。客观地说，如果抑郁症患者处于不完全缓解期，医生通常不建议她们急于妊娠。一方面，产后体内激素的急剧下降对抑郁症患者来说无疑是雪上加霜，会使原有的抑郁症状出现明显进展性加重的趋势；另一方面，妊娠期母亲的精神状态不佳，也会增加孩子罹患精神疾病的风险，造成无法挽回的遗憾。因此，如果准妈妈既往有抑郁症病史，在决定受孕前，一定要尽可能将自己的情绪和睡眠调整到最佳状态，这不仅是对自己负责，也是对孩子未来负责的长远之举。

37. 还是激素惹的祸

从精神心理的角度来看，女性一生中有三个重要的阶段需要特别关注。第一个阶段是产后抑郁，这是每位母亲都可能经历的挑战。第三个阶段是老年焦虑和老年抑郁障碍，我们将在下一节中详细讨论。而位于中间的第二个阶段就是我们接下来要着重讨论的，也是大多数女性都无法回避的问题——**更年期精神障碍**。

实际上，"更年期精神障碍"是大家习惯上的说法，更准确和规范的疾病名称应该是**"围绝经期精神障碍"**。从名称可以看出，这类疾病通常发生在女性的绝经期，也就是 48~52 岁。

由于围绝经期精神障碍发生在女性绝经期，其症状表现也与女性生理周期的变化密切相关。女性随着年龄的增长，一般在 48 岁或者 49 岁左右开始出现月经不规律，甚至逐渐减少直至消失的现象，中医称之为"七七而天癸竭"，随之而来就会出现一系列躯体和情绪上的变化。

这类变化首先是**发生在身体上的**：许多处于这个年龄段的女性朋友会无缘无故地出汗，即便是在秋冬季节，手里也经常拿着毛巾，尤其是在紧张、着急的时候，汗水似乎源源不断，就像在夏天的烈日下一样。还有一些患者会出现**心慌**的症状，感觉心脏非常不舒服。我曾经诊治过一位更年期的女性患者，她的症状非常典型。自从她的生理周期变得不稳定以来，她的脾气变得异常暴躁，对什么都不满意，她的 18 岁女儿不幸成了她的出气筒，这真是"青春期遇到更年期"，母女俩几乎每天都在争吵，不吵的时候也是冷战状态，彼此看对方都不顺眼。每次发完脾气后，她会觉得心慌得厉害，甚至感觉自己快要被女儿气死了。但是无论是心电图还是心脏彩超检查,都没有发现什么严重问题。在心脏科反复检查几次后,家人考虑到她最近的一系列症状,带她去了妇科的更年期门诊就诊,这才找到了真正的病因:这种心慌,其实就是围绝经期精神障碍的躯体表现形式之一!

还有一类常见症状,就是感觉**喉咙堵塞**(通俗的说法就是嗓子眼发堵),喉咙处总有异物感,既咽不下去,又吐不出来。有时候呼吸都觉得困难,恨不得用剪刀直接剪开喉咙透透气。早在 2000 年前,医生张仲景就形象地描述这种症状为"妇人咽中如有炙脔",意思是女性感觉喉咙里好像堵着一块烤肉,可以想象这种感觉确实很不舒服。中医将这类疾病称为**"梅核气"**,西医对应的诊断称为**"癔球症"**,也是非常形象的名称。

除了躯体上的这些表现,围绝经期的女性还很容易出现**情绪上的问题**。有的表现为对谁都感到烦躁,与别人交谈时总是话中带刺;有的则是过度担忧,总觉得有坏事要发生;还有的感到委屈,心里不舒服,想和别人倾诉,一旦开始倾诉很可能连续说上两三个小时。这些情绪问题往往和躯体症状叠加出现,如前文提到的"青春期遇到更年期"的母亲就是典型案例:越生气身体越不舒服,身体越不舒服就越是生气,形成恶性循环,感觉自己处于崩溃的边缘。

除了躯体化症状和情绪症状,还有一类让患者感觉更不适的症状,也是患者就诊时主诉最多的症状,那就是**明显的睡眠障碍**。对于更年期患者来说,入睡困难、早醒、睡眠质量差、白天没精神等睡眠障碍的症状几乎全部存在。每晚一躺下,脑子就像放电影一样,各种不愉快的事情一起涌上心头。半夜醒来后就再也睡不着,再加上心慌、出汗等各种不适症状交织在一起,让人感觉非常不适。

当提到出汗、心慌、喉咙堵塞这三种症状时,很多人可能会立刻联想到前文提到的焦虑症。尤其是自主神经功能紊乱、全身不适却查不出具体问题、喉咙有异物感等表现,与焦虑症伴发的躯体形式障碍的表现如出一辙！再加上入睡困难、头脑中像放电影一样的睡眠障碍，这些症状基本上可以确定诊断为焦虑症了。实际上，就像我们在讨论产后抑郁时提到的，"产后抑郁的症状表现和抑郁症没有本质区别，只是疾病发生时段在产后"一样，围绝经期的精神症状也与焦虑症相对应，只是这些症状发生在女性生理周期临将结束的前后几年而已。

既然症状相似，那么治疗方法是否也可以照搬过来呢？这话说对了一半，抗焦虑的药物治疗、心理疏导和行为矫正都会对患者改善症状有一定作用，也是必要的。但除此之外，针对围绝经期伴发的情绪障碍和睡眠障碍，我们必须还要考虑到另一个重要因素——激素水平。

女性一生都与雌激素密切相关，《黄帝内经·素问·上古天真论篇》中就明确地把女性的生长发育以 7 年为一个阶段进行了阐述："女子七岁，肾气盛，齿更发长；二七而天癸至，任脉通，太冲脉盛，月事以时下，故有子；三七，肾气平均，故真牙生而长极；四七，筋骨坚，发长极，身体盛壮；五七，阳明脉衰，面始焦，发始堕；六七，三阳脉衰于上，面皆焦，发始白；七七，任脉虚，太冲脉衰少，天癸竭，地道不通，故形坏而无子也。"虽然这里提到的"天癸""阳明""太冲""任脉"是传统中医概念，但从现代医学角度看，很容易在其中发现雌激素的影子。实际上，女性全身有 400 多种雌激素受体，分布在几乎所有组织和器官中，控制和支配女性正常的生理活动。一旦进入围绝经期或者因卵巢摘除手术等原因导致雌激素分泌减少或者停止，女性身体的各个器官和组织也会出现不可逆的退行性变化，就像一盆鲜花失去了水分的滋养，随后就会枯萎一样（图 5.1）。

激素水平的变化其实是人体衰老的一个重要信号。随着年龄的增长，当激素水平开始下降时，这意味着身体的各个器官和系统也将逐渐变得力不从心。在面部，这表现为皱纹增多和老年斑的出现；在身体上，可能出现骨质疏松加剧和钙质流失，让人走路时只能弯腰驼背，显得老态龙钟；

在大脑中,则可能出现思维迟缓和记忆力下降。所有这些迹象都表明,衰老是人体不可避免的自然进程,而激素水平下降则是这一切征兆出现的开端。

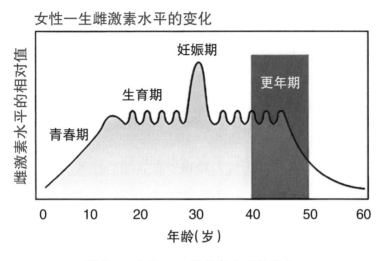

图 5.1　女性一生雌激素水平的变化。

　　基于这种理解,一些医生提出了治疗围绝经期精神障碍的**"激素替代疗法"**(HRT)。这种治疗方法主要是通过口服或者其他给药途径,将雌激素、孕激素(必要时还需要使用雄激素)补充到体内,以逐步恢复迅速下降的激素水平,从而缓解激素水平缺失引发的一系列症状。这种治疗需要逐渐调整药物剂量,整个治疗周期可能长达 5 年。当今,还有一些人将补充激素作为日常护肤美颜、抗衰老的方法,让自己保持"冻龄"效果。

　　看到这里,很多人可能会心中暗喜,认为激素水平下降并不可怕,只要使用激素替代疗法,缺什么补什么,那么衰老这个困扰医学界的难题是不是就可以轻松解决了呢? 其实,这个问题需要一分为二地来看。激素疗法固然能够延缓衰老带来的负面症状,但衰老是人体的自然规律,每个人都无法抵抗,激素治疗也绝非万能。人体就像一台复杂的机器,运行了五六十年后,自然会有一些部件老化甚至失灵,而衰老的意义就是降低整台机器的运行速度，以便让机器的整体使用寿命变得更长，从这个角度看，衰老其实是人体的一种自我保护机制。如果我们过度依赖激素治疗，就相当于让机体始终处于高速运转状态，一旦某个部件出现问题，可能会对整台机器造成灾难性的后果。激素治疗就像是影视剧《权力的游戏》中红袍女巫的魔法项链，戴上它时，女巫看起来年轻美丽、光彩照人，而一旦摘下魔法项链，红袍女巫会在一瞬间变得行将就木。

除了常规对症治疗和激素治疗，面对围绝经期的情绪不稳和喉咙堵塞等不适症状，我们还有其他解决方法吗？答案是肯定的，而且早在2000年前，我们的先贤早就已经为我们找到了有效的治疗方案。张仲景在《金匮要略·妇人杂病》中说："妇人脏躁，喜悲伤欲哭像如神灵所作，数欠伸，甘麦大枣汤主之"；"妇人咽中如有炙脔，半夏厚朴汤主之"。书中描述的症状的与我们所分析的一模一样，而治疗上，只需用几味简单的中药，针对性地使用一两周，就能取得神奇的效果。

中医和西医虽然属于两个不同的医学体系，无论是疾病的命名，还是诊断、治疗，都有各自的特点和方法。中医注重脉证合参，因人而异，而西医则主要针对疾病和症状确定治疗方案，二者虽然理论基础不同，但在临床的实际应用上却能殊途同归。我有一位好朋友陈强主任，他自己研制的"陈氏止咳方""陈氏止痛方""陈氏降蛋白方"大多申请了专利，尤其是陈氏止咳方对咳嗽痰多的症状效果显著。我曾经和陈主任探讨过"西医诊断、中医治疗"这个问题，从他的专利名字可以看出，这些方子都是针对西医的特定症状，甚至是用西医的某项检查指标来命名的。严格地说，按照中医理论，每个方子的应用人群和辨证是有差异的，但在实际应用中，为什么我们只需要考虑相同的症状就可以使用大致相同的处方呢？陈主任给出的答案很简单：一是特定疾病到了特殊阶段，必然会出现类似的共同症状；二是就像甘麦大枣汤和半夏厚朴汤一样，有些药物针对的症状具有特异性,那么方剂针对的疾病也是具有特异性的;三是针对不同症状的基础方是大致相同的,真正的差别在于对处方的加减上,这也是普通中医师和中医专家最大的差别。

因此,中医和西医之间其实并不存在想象中的巨大鸿沟,不必非要争论"中学为体,西学为用"还是"西学为体,中学为用",通过"脏躁"和"梅核气"的治疗,不一定非要"东风压倒西风"或者"西风压倒东风",其实"不管黑猫白猫,能逮住耗子的就是好猫",只要能够有效缓解情绪不稳和喉咙堵塞两大症状,患者才不会在意医生给开具的是中药还是西药。

38. 夕阳中的背影

　　在上一篇中我们提到,女性一生中有三个重要的阶段需要特别关注,产后抑郁、围绝经期(更年期)精神障碍和**老年期精神障碍**。产后抑郁和围绝经期精神障碍与女性的性别特点密切相关。但是,对于在老年期或者老年早期(55~60岁)出现的焦虑、抑郁、睡眠障碍等症状,不仅女性会遇到,男性也同样会面临这些问题,如情绪低落、浑身乏力、对一切事物失去兴趣、早醒等抑郁症状,以及心里烦躁、容易发脾气、全身不适等焦虑症状,甚至有些人还会出现记忆力下降、丢三落四等类似老年痴呆的症状。可以说,岁月在这些问题上对男女一视同仁,老年期的情绪和睡眠问题就像一块巨大的石头挡在了人生的道路上,无论是男性还是女性,都很难轻易绕开。

　　细究起来,这些症状的出现,其实与目前主流的"**生理－心理－社会**"疾病诊断三要素密切相关。一方面,生理上的变化是基础。到了老年早期和老年期,我们体内的激素水平也会下降,与围绝经期激素水平的急剧下降不同,老年期的激素水平的下降趋势是缓慢的,就像城市的排水系统,当泄洪闸打开时,水位会缓慢降低,直到降到安全警戒线以下才会保持在相对稳定的水平。而人体在激素水平下降的过程中,会出现一系列情绪和睡眠障碍,这与我们的生理变化直接相关联。另一方面,老年早期往往是社会角色转换的关键期,由于处在退休年龄的时间节点,因为工作节奏和生活节奏的改变,原本紧张的生活突然慢了下来,早上不再需要准时打卡,中午不用去拥挤的食堂排队,白天不用开会,夜里不用值班,甚至连晚上的社交活动也会明显减少。这种转变让许多老年前期的人们在心理上发生了微妙的变化。我的一位患者曾经是单位的领导干部,工作期间忙得不可开交,每天的日程安排得非常紧凑,心里总是盼望着退休的那一天。但真正退休后,生活却并非想象中的那样如意。起初的第一周还算惬意,每天睡懒觉,白天在小区里散步,晚上看看电视,真正过上了以前梦寐以求的悠闲生活。但很快他就感觉生活好像少了些什么,有时候白天站在窗前发呆,不知道怎么打发下午的时间,原本每天响个不停的手机突然安静了下来,这让他甚至怀疑手机是不是出了故障。下午没有工作以后,午休时间变长,有时即便睡醒了也会在床上躺一下午。如此一来,白天睡眠过多,到了晚上反而难以入眠。紧接着,白天没精神、情绪低落、浑身不适等种种症状接踵而来。

从这个角度来看,老年前期的情绪障碍和睡眠障碍,最容易被忽略的一个重要致病因素就是社会角色转变。这种转变引发的心理和生理变化是导致老年期精神障碍的直接因素。

要解决这类问题,关键还是要从社会的关心和支持入手。首先,**要把每天的生活内容填满**。从每天紧张的生活节奏突然变得无所事事,这种巨大的反差是引起心理落差的主要原因,因此一定要让生活内容充实起来。现在,很多老年人喜欢到老年大学学习,读书、写字、摄影、乐器等专修课程内容也非常丰富,这类学校开设的目的不仅仅是让老年人学会什么技能,更重要的是丰富适龄老人的生活内容。其次,**延续良好的生活秩序**。退休以前,每天生活很有规律,现在虽然可以睡懒觉,看似幸福,但背后却隐藏着弊端。老年人的睡眠秩序其实非常脆弱,对睡眠时间的需求也会随着年龄的增长而逐渐减少,一旦打破了这种规律,再想恢复就非常困难。因此,延续以前的规律性的生活,是保持良好状态的关键,我们可以适当放慢生活节奏,但一定不要彻底打乱它。第三,**可以适当放缓改善的节奏**。任何事情都不是一蹴而就的,老年生活的角色转换也需要一段适应期。老年人可以适度放慢改变的速度,不要急于求成,期望一夜之间就能实现角色转换的完美过渡，应该让这个转变过程更加顺滑和自然。最后，也是最重要的一点，就是**要保持乐观的心理状态**，不要钻牛角尖。这一点说起来容易，但做起来最难。最关键的是要放下过去的级别和职务，逐渐接受从上班时的"张总""李总"转变为退休后的"老张""老李"，并逐渐适应普通人的生活。

当然，心理和社会因素只是老年前期遇到的各类问题的冰山一角，真正困扰老年人的还有一类更现实的问题，那就是**躯体老化带来的各种各样的并发症**。随着年龄的老化身体的各个器官都开始出现衰老的迹象，高血压、糖尿病、冠心病等慢性疾病也会悄然出现。年轻时体检是为了"人找病"，而到了老年前期，体检时却发现已经是"病找人"了。许多老年前期的人因为多种疾病需要长期服用各种药物，从药物经济学的角度看，很多老年人都在认真规划如何将有限的退休金用在最需要的地方，审慎选择哪些药是必须吃的，哪些药可以暂时不用。除此以外，我们还应该认真思考另一个问题：同时服用这么多药物，对身体是否真的有益？治疗心血管疾病的药物和治疗糖尿病的药物同时服用，它们在身体里会不会相互影响呢？

事实上，除了药物之间的相互作用，睡眠障碍与许多躯体化疾病之间的关系也是非常微妙的。据美国匹兹堡大学的调查，美国65岁以上的老年人失眠发生率高达65%！睡眠障碍对老年人的影响是一个我们无法回避的现实问题。客观地说，睡眠障碍，或者说睡眠障碍伴发的焦虑、抑郁等情绪问题，可能既是某些躯体化疾病的"因"，也可能是这些疾病的"果"。以糖尿病为例，长期的高血糖会导致血管内皮细胞受损，继而引起中枢神经系统进行性的全面损伤，这会增加焦虑、抑郁、认知障碍、睡眠障碍等精神症状出现的概率。如果症状进一步加重，患者出现糖尿病酮症酸中毒、糖尿病高渗性昏迷，以及常见的低血糖症，都会诱发精神症状的出现。换一个角度来说，如果为了治疗患者的精神症状而使用某些抗精神病药物，这些药物本身也会引起血糖的波动,因此这种治疗也成了一柄双刃剑。目前,许多医院的专科门诊都是以特定专业为核心建立的,医生自然也会围绕本专科疾病开展诊疗工作,这样就很容易忽略本专业用药对患者其他疾病的影响和干预。例如,患者因糖尿病到去代谢病科就诊,医生的检查和治疗主要针对糖尿病,如果患者还需要问诊冠心病,那么就还需要再到心内科就诊。因此,有些患者到医院看病时,各科室之间可能会出现"铁路警察——各管一段"的情况,甚至有时会出现不同科室开出的药物相互冲突的问题。前文曾提到过一个典型病例:一位长期饮酒的患者出现了肝硬化,肝内科医生建议患者立即停止饮酒,但随后患者因为酒精戒断而出现了精神症状,对此精神科医生的解决方案则是需要患者小剂量继续饮酒,这就导致两个科室的治疗方案明显发生了冲突。医院的各个科室分工越细,科室间的相互联系反而越少。然而,人体是一个整体,治疗疾病不能像修理自行车那样,把各个部件拆下来单独修好后再装回去,生了病的人体就是一台复杂的机器,我们一定要把机体作为一个整体来进行诊治。

从这个角度来看,我们有必要重新审视中医治疗的整体观。有人说,西医关注的是"病",而中医关注的是"病人",中医将人体看作一个不可分割的整体,这个整体以五脏为中心,通过经络相互联系,形成一个完整的系统。在这个系统中,任何一个器官出现问题,都会对整个机体产生影响。从治疗上来说,中医强调要将整个人体作为一个整体施治,而不是简单的"头痛医头脚痛医脚"。《黄帝内经》中提到的"见肝之病,知肝传脾,当先实脾"就是这个道理。这就好比在一栋楼里,如果有一户人家装修,砸墙动工,楼上楼下的邻居都会受到或多或少的影响,在装修时,无论是水电改动还是煤气管道调整,都要考虑到这些改动对邻居们的影响,这就是整体观的一个简单的例子。

因此,中医不仅仅是一种治疗手段,更多的是一种治疗思路,而这种思维模式,也在潜移默化地影响着西医的观念,推动着医学的不断进步。为了解决多个学科各自为政的窘境,现在很多大型综合医院都开设了MDT门诊(多学科会诊),顾名思义就是患者在同一间诊室里可以同时得到不同学科专家的联合诊断,对于涉及多系统、多脏器的疾病可以综合施治,既可以找到多种疾病的共同病因,又可以减少不同学科之间的药物治疗冲突。让专家们先开会研究,总比让药物在身体里发生冲突强得多!

39. 岁月伤痕

如果说老年前期的症状主要是由社会角色转变引起的，那么衰老则是每个人都无法回避的自然规律。无论是"一饭斗米肉十斤"的老将廉颇，还是"七出七入长坂坡"的小将赵云，这些曾经威震四方的英雄豪杰，最终都敌不过岁月这个对手。即使是传说中活了 800 岁的彭祖，也终究要面对衰老和死亡。因此，老年痴呆症这种疾病，几乎是每个人都可能要去面对的残酷现实。

在临床中，老年痴呆症的规范名称为阿尔茨海默病（简称 AD），这种疾病的发现要回溯到 20 世纪初，当时德国医生爱罗斯·阿尔茨海默（Alois Alzheimer）在法兰克福精神病院发现一位 51 岁的女性患者经常出现记忆力下降和行为异常的情况，他便对这位患者进行了持续性追踪和观察。这位患者去世后，阿尔茨海默医生对她的大脑进行了解剖，发现该患者的脑室扩大、脑沟加深，并伴有神经纤维的异常。1906 年，阿尔茨海默医生正式发表了这一研究成果，并将这种疾病命名为阿尔茨海默病，即老年痴呆症。

严格来说，我们通常提到的老年痴呆主要指的是阿尔茨海默病。实际上，临床中常见的痴呆除了阿尔茨海默病（AD）外，还包括血管性痴呆（VD）、额颞叶痴呆（FTD）、路易体痴呆（DLB）、帕金森病痴呆（PD）等多种类型，而阿尔茨海默病和血管性痴呆是最常见的两种痴呆类型。与阿尔茨海默病相比，血管性痴呆发病通常比较急，而且症状经常出现波动和反复，有些患者可能不会出现记忆障碍，但多数患者走路的步态会发生明显改变。这是因为血管性痴呆的患者大脑不仅会出现萎缩，还会出现大量的梗死灶，故血管性痴呆和阿尔茨海默病在用药和预后方面都有明显的差别。

从阿尔茨海默病(老年痴呆)这一名称就可以看出,它的核心症状就是痴呆,但是从病情发展上来看,痴呆症状并不是短期内形成的,而是日积月累逐步出现的。最开始出现的、也是最容易被发现的症状是**记忆障碍**。如果家里的老人经常抱怨:我今天又忘记锁门了,昨天新买的酱油就是想不起来放在哪儿了,孩子今天到底有没有课外班我都记不起来了……这时候就要注意了,老人可能已经出现了记忆力减退的症状,这也是痴呆发生的最早期的症状表现。

可能有些老年人不愿意接受这样的事实,他们会说:我的记忆力一直很好,现在还能背得出小学时学过的古诗词,还能清楚记得同班同学的名字,我的记忆力怎么会出问题呢? 但如果仔细分析就会发现,老人们所说的记忆力好,往往是对很久以前的事情记忆犹新,而不是最近发生的事。临床上将这类"记得很久以前的事"的记忆叫作"远记忆",如"小学学过的古诗词""小时候同班同学的名字";而将"记得最近发生的事"的记忆叫作"近记忆",如 "昨天晚上吃的什么""上周几孩子来看望过你""家里的微波炉买了多久了"。对于阿尔茨海默病的患者来说,最显著的记忆障碍特点就是**远记忆增强和近记忆减弱**。他们能够记住几十年前的电视剧情节,却记不住昨天晚上不知道放在哪里的物品。例如,美国第 40 任总统罗纳德·里根晚年就患上了阿尔茨海默病,到生命的最后阶段,他只记得自己夫人的名字叫南希,而对于就职总统期间的其他人和事,都完全没有了印象,真是令人唏嘘。

随着记忆障碍之后出现的症状是**认知障碍**。简单地说,就是大脑对我们的感觉系统看到的、听到的信息处理出现了障碍。最常见的表现是"命名性失语",也就是我们经常说的提笔忘字、张口忘词。例如,我们能熟练地使用两根小木棍吃饭,眼睛看着它们,嘴里却说不出来"筷子"这个词;

看到自己的小孙了,高兴地抱过来亲亲,却怎么也想不起来孩子的名字。出现这种情况,说明症状比记忆障碍又加重了一步。

随着病情的发展,会出现更加严重的症状,那就是**时间和空间的定向出现错位**。我们有时会在街头巷尾看到寻找走失老人的启事,老年人走失就可能是因为老年人对家的位置辨别出现了障碍,也许人已经走到了家门口,但是恍惚的记忆会让大脑会不断提示老年人:"这不像是我的家啊,我再找找吧。"于是老年人就会继续向前走,寻找大脑中的地址,当大脑在发现走错路后,却又无法判定向回走的路线,最终导致老年人走失悲剧的发生。

还有一类比认知障碍更为严重的症状,那就是**智能障碍**,这类症状包括理解力和计算力的下降。比如,患者无法看懂电视剧的情节和人物关系,或者在买东西时不知道该付多少钱。临床上对于计算力障碍常用的测试方法是让老年人连续进行 100-7 的计算。比如问老年人:"您在市场上买了 7 元钱的苹果,给卖家 100 元钱,应该找回您多少钱?""您又从找回的钱里花了 7 元钱,还剩多少钱?"如果老年人出现明显的计算错误,或者计算时间远远超出正常范围,这就表明老年人已经出现智能方面的问题,需要提早加以关注。

随着认知障碍出现的另一类症状就是**情绪上的不稳定**。有些老年人会情绪多变,喜怒无常,而有些老年人则会情绪低落,每每遇到不顺心的事情,哪怕是一件小事,也会觉得生活没有希望,甚至会号啕大哭。从家人的视角来看,老年人不再像年轻时那样是家庭的中流砥柱,原本坚强的心变得脆弱,承受不住任何打击,这种情况在临床上称为**"情感脆弱"**。

如果说记忆障碍、认知障碍、情绪障碍这些症状可能还容易被理解和掩盖,那么**精神症状**的出现往往是家人最难接受的。阿尔茨海默病伴发的精神障碍最常见的是**"被窃妄想"**。顾名思义,被窃妄想的核心症状就是总感觉自己丢了东西,而且通常会怀疑是身边熟悉的人偷走了。临床上曾经出现过这样的案例:一位独居的老奶奶患了阿尔茨海默病,生活不能自理,子女为了照顾老人,为她请了一位性格开朗的小保姆。最初,老人与小保姆相处得很好,但是随着病情的发展,老人开始偷偷给子女打电话,说小保姆藏她的食物,甚至偷她的钱,还坚决要求辞退小保姆。子女听闻后勃然大怒,怒气冲冲来质问小保姆。小保姆感到很委屈,坚决否认偷钱的指控,认为这是对她人格的侮辱。结果引发了一场争吵,甚至报了警。警方调查后发现,老年人所说的"钱财被窃"事件漏洞百出,很多描述与事实不符。经过精神科医生的诊断,以及缜密的调查,最终查明这是一起因阿尔茨海默病导致的"被窃妄想"引起的误会。因此,如果我们身边也有类似的"老人失窃"事件,不要急于下结论,也不要轻易报警,多考虑疾病因素,也许能避免更多无辜的小保姆受到不白之冤。

其实,对于被窃妄想这样的精神症状,只要多加注意就可以辨识,真正难以分辨的一类精神症状是**人格改变**。所谓人格改变,通俗地说,就是老年人患病后,脾气秉性发生了根本性变化。例如,有的老年人年轻时性情温和,但是患了阿尔茨海默病后变得脾气暴躁,动不动就大发雷霆;有的老年人原本非常疼爱孙子、孙女,对他们百依百顺,但是患病后却变得悭吝无比,甚至会把好吃的食物偷偷藏起来,不舍得给孩子们吃。对于这样的改变,有些子女并不理解这是疾病导致的,反而觉得老人变得不讲道理,不可理喻,简直是"越老越糊涂",有的干脆因此和老人疏远,甚至断绝关系。这才是阿尔茨海默病给老年人和家人带来的最大悲哀。

从记忆障碍到认知障碍,再到精神症状、人格改变,阿尔茨海默病就是这样一步步蚕食正常的大脑。此外,还有一个重要的症状会始终贯穿疾病的始终,那就是睡眠障碍。前文我们提到过,和年轻人相比,老年人对于睡眠的需求会明显减少,到 70~80 岁时,每天 5~6 小时的睡眠时间就能满足白天活动的需要。在罹患阿尔茨海默病后,这种睡眠障碍会变得更为明显,有的老年人表现为入睡困难,有的老年人是睡眠时间过短,伴发经常性的早醒。睡眠时间过短导致大脑得不到充分的休息和恢复,从而加速了疾病的进展速度,反过来,随着病情的逐步加重,睡眠障碍也会更加显著和突出,最终陷入恶性循环,从而加速了疾病的进程。

那么,如此可怖的疾病到底是如何产生,并一步步侵蚀我们的思维和认知的呢? 我们有没有办法可以逃离阿尔茨海默病的魔爪呢?

我们人类思考问题、认识世界和改造世界,依靠的是中枢神经系统的神经元。我们的中枢神经系统(包括大脑和脊髓)是由超过1000亿个神经元组成的,其中,仅大脑皮质就有大约140亿个神经元,因此,中医称"脑为髓之海",也是有一定道理的。这些神经元不是与生俱来的,而是随着年龄的增长不断地分化、生长出来的。对于儿童期出现的尿床、言语不流利等典型的神经系统发育缺陷问题,年轻的父母们无须过多担心。因为随着年龄的增长,神经元不断分化,神经系统会越来越完善,这些症状也会随之消失。

但是,和大多数细胞一样,神经元细胞也不会无限制地发育、生长,它们也会经历细胞自身的生老病死。一旦过了35岁这个峰值年龄,神经元细胞就不会再继续生长,而是逐渐走向衰老、消亡,也就是说,大脑皮质的140亿个神经元会一个个减少,直至人体这台精密机器的关键部位的神经元出现问题,相应的记忆、认知、智力、情感、精神等方面就会逐级递进出现症状,衰老这个不可避免的过程也就正式开始了。因此,35岁几乎就是人体神经系统生长曲线的峰值,自此以后,我们的智力、体力和精力都会不可避免地开始下降,这是我们必须面对的现实。

实际上,大脑皮质神经元衰老和死亡的速度是和大脑皮质的位置及神经元的分布有关的(图5.2)。最先出现衰老死亡的是**额叶**的神经元,也就是我们额头后面的大脑皮质,这部分皮层主要负责记忆功能,因此,阿尔茨海默病早期主要表现为记忆障碍。随着症状的加重,衰老逐渐向脑后方,也就是**颞叶**和**枕叶**扩散,根据神经元的职能分工,这几个区域分别负责认知、智力、情感和精神症状,所以我们的衰老进程也是按照这样的顺序次第出现。而一旦这种神经元的衰老和死亡蔓延到**延髓**、**脑桥**和**间脑**(靠近颈椎的位置),负责心率、血压、呼吸的中枢神经系统就会受到影响,人体这台庞大而复杂的机器就会彻底失去正常运转的能力,生命最终会在和衰老的斗争中败下阵来。

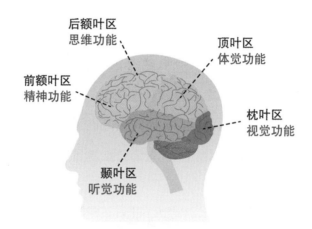

图 5.2　大脑皮质五大功能区。

也许这一结论过于悲观,但这就是自然规律,也是生命循环的必然过程。但是在这样的命运挑战面前,人类并非束手无策,还是有很多积极的方法来抵抗衰老。

首先就是早发现、早关注。阿尔茨海默病的进展不是一蹴而就的,症状的最初出现总会留下各种蛛丝马迹。尤其是对于**轻度认知障碍**(MIC)的发现,是控制阿尔茨海默病发展的关键。一旦出现记忆、认知障碍,我们要及时发现、及时干预。最核心的方法就是延缓大脑皮质神经元的进一步损害。例如,减少或停止使用可能加重神经元损害的精神活性物质(如酒精和某些药物),以及加强脑功能锻炼等。最简单的办法就是针对不足之处进行补充。例如,对于记忆障碍,可以鼓励老年人有意识地主动记忆一些事物,可以列出一个物品清单,每天记住其中的五种物品;文化水平较高的老年人可以背诵一些未曾背过的诗词和单词,通过这样的练习来延缓神经元的衰老。

其次是加强护理和人文关怀。如果发现家中的老年人出现记忆和认知障碍的迹象,应该及时给老年人配备具有定位功能的手表或者手环,甚至可以在老年人的衣服里缝上写有姓名和联系方式的卡片或布条,以防老年人走失。同时,对于阿尔茨海默病后期出现的情感和精神症状要予以充分的理解和关怀,避免因此加剧家庭矛盾和隔阂。

第三是针对性地进行药物治疗。目前临床上有很多声称能够治疗阿尔茨海默病的药物,但是遗憾地告诉大家,至今还没有任何药物能够根治阿尔茨海默病,包括过去被认为能增强记忆力、延缓衰老的银杏叶,经过大量的临床试验证实,它对于改善认知和记忆减退并没有什么效果。现在临床上常用的"益智"类药物都无法让已经衰老的神经元细胞再生,只能在一定程度上延缓神经元细胞的死亡。但这并不意味着我们对于这种疾病束手无策,针对老年人出现的睡眠障碍和精神症状,我们可以针对性地使用药物控制和干预,尽量将临床症状带来的危害降到最低。

衰老是每个人都要面对的现实,国际老年痴呆协会于 1994 年在英国爱丁堡第十次会议上确定每年的 9 月 21 日为"世界阿尔茨海默病日",让我们能够积极应对衰老,提高生活质量,微笑面对衰老带来的各种挑战。

40. 古老的大钟

　　前文我们已经讨论了特殊年龄和特殊性别人群的睡眠障碍,实际上,还有一些睡眠障碍发生在普通人群的特殊时段,如我们在之前提到的"三班倒"和"倒时差"的情况,由于篇幅限制,当时没有详细解析这两种情况,可能很多读者仍有疑惑:为什么我们能在夜间连续睡五六个小时,而午睡时却往往只睡1个小时左右就会醒来?为什么有些人能够轻松应对睡眠节律的改变,而对另一些人来说,这却像遭遇了灭顶之灾?为什么有些人必须按时睡觉,而另一些人总是在固定时间醒来?对于无法规避的倒时差问题,我们有没有更好的解决方案?

　　这些问题都与一个大家非常熟悉的名称——**生物钟**有关。我们的身体里真的有一座严格管控作息时间的钟吗?说起这段故事,我们必须提到一个人,他就是**内森·克莱特曼**(Nathaniel Kleitman)。没听说过他?还记得我们在前文提到的关于快速动眼期发现的故事吗?1952年,尤金·阿瑟瑞斯基在观察婴儿睡眠时发现了充满多彩梦境的快速动眼期,而他的研究生导师正是克莱特曼。我们现在常用的睡眠阶段划分,包括嗜睡期、浅睡期、中睡期、深睡期和快速动眼期,就是由克莱特曼和他另一位学生威廉·德门特(William Dement)提出的。因此,尤金和德门特被称为"现代睡眠研究创始人",而他们的老师克莱特曼则被称作"现代睡眠之父"。

　　克莱特曼之所以被誉为"现代睡眠之父",是因为他在睡眠研究领域提出了许多创新性的设想,并亲自参与了许多大胆的临床试验。这些实验中,他和他的女儿艾斯特常常就是实验对象。例如,他曾经尝试对自己的女儿进行快速动眼期的睡眠监测,以验证学生尤金的发现;他还曾经对自已进行过长达 180 个小时的睡眠剥夺,以研究人体的耐受极限等。当然,在睡眠科学史上,最著名的实验还是克莱特曼亲自进行的"山洞实验"。

之所以进行这样的实验,主要是源于克莱特曼对睡眠实质的思考:我们的每一天为什么要遵循 24 小时的周期? 这一时长是人体内固有的规律,还是人类为了适应自然环境而逐渐形成的习惯? 如果这个周期是可控的,那么我们能否将一天的长度改为 12 小时或者是 48 小时? 这些问题在当时可能看起来简单甚至有些可笑,但从现在的视角来看,这些研究不仅是对人体机能极限的探索,而且至今仍有很高的学术价值和应用价值。例如,人类已经登陆月球,并且有望在不久的未来登陆火星。火星上的一昼夜是 24 小时 39 分,如果人体内真的存在一座以 24 小时为周期的生物钟,那么理论上,未来登陆火星的人群在火星居住 18 个地球日之后,是否就会出现昼夜颠倒的情况? 换言之,我们能否将体内的生物钟从 24 小时调整为 24 小时 39 分,以适应火星的生存环境呢?

让我们再回到克莱特曼的研究,他是如何研究体内这座特殊钟的呢? 克莱特曼选取一个重要参数作为研究指标,这就是**人体体温的变化**。我们知道,人体在睡眠时体温会略有下降,觉醒时体温会有所回升,而且体温还会随着一天中不同时段而发生轻微的波动,形成一个以 24 小时为周期的相对稳定的余弦曲线(图 5.3)。如果克莱特曼计划将自己的睡眠周期改为每天 12 小时,那么经过一段时间的调整,他的体温曲线演变周期也相应从 24 小时变成了 12 小时,我们就可以认定克莱特曼成功地将自己的生物钟从 24 小时调整到了 12 小时,反之则代表实验失败。

有了目标,克莱特曼和他的学生们立刻开始了这项前所未有的伟大实验。最初,克莱特慢的计划相当大胆,他打算将自己的一天延长到 48 小时,即清醒 39 小时,睡眠 9 小时,但他只坚持了一周就宣告了实验失败。他的学生则采取了完全相反的实验思路:将每天缩短到 12 小时,每天睡

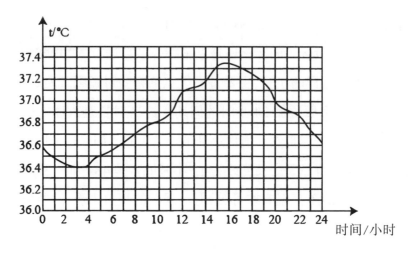

图 5.3   人的体温曲线。

眠两次,每次 4 个小时。但是这项实验在坚持了 33 天后也宣告失败。

经历了两次失败后,克莱特曼开始反思,是不是自己的目标设定得太激进了。他想,如果只是在 24 小时的基础上稍微增减几个小时,会不会更容易实现呢? 于是,他和学生在芝加哥大学校园里又进行了两项改进版实验:一个方案是将每天时长从 24 小时减少到 21 小时,另一个方案是将每天时长从 24 小时延长到 28 小时。为什么选择这两个数字呢? 因为这样的作息时间表刚好将一周重新划分为 8 天和 6 天,而每周的总时长仍然是 168 小时,对受试者来说,这样更容易进行调整和恢复。

虽然计划听起来很完美,但结果却不尽如人意。无论怎样调整,克莱特曼的体温变化曲线仍然保持着 24 小时的周期,没有达到预期的每周 6 天或 8 天的理想状态。克莱特曼思考,实验失败的原因是不是因为我们没有完全脱离自然环境的影响? 每天夜里看着满天星斗,怎么能让身体相信这是吃午饭的时间呢? 于是,一个大胆的想法诞生了,催生了睡眠医学史上最大胆的一项实验——**山洞实验**。

20 世纪 30 年代的一个夏天,克莱特曼和他的学生理查德开始了他们的实验,实验地点选在了美国肯塔基州的猛犸山洞,据说这是世界上最长的山洞,长达 600 千米,洞穴内终日不见阳光,非常适合用来彻底排除外界环境对受试者的一切影响。实验计划按照每天 28 小时、每周 6 天的方案执行。为了方便相互测量体温并记录,克莱特曼和理查德特意安排了不同的作息时间。

　　然而,实验过程比他们想象的要艰难得多,每天除了吃饭、睡觉和工作,他们还要花费大量时间应对山洞中到处乱窜的老鼠。可能是老鼠的干扰,也可能是克莱特曼比理查德年长 20 岁的原因,32 天后,两人的实验结果并不一致。年轻的理查德仅仅用了一周时间就成功地将体温曲线调整为 28 小时一个周期。而克莱特曼直到实验结束,他的体温曲线仍然保持着 24 小时的稳定周期。后来,克莱特曼将这段经历详细记录在他的著作《睡眠与失眠》中,这本书也被称作"睡眠研究的圣经"。

　　实验虽然结束了,但关于生物钟的谜团仍未完全解开。为什么克莱特曼的生理节律不受外界因素的影响,无论是在开放的芝加哥大学还是在封闭的猛犸山洞,都能够保持稳定的规律呢? 这是否意味着某些人体内确实存在一个难以被外界干扰的、决定生理规律的时钟呢?

　　研究继续深入,这次的接力棒传到了 20 世纪 60 年代的美国约翰·霍普金斯大学教授瑞科特(Curt Paul Richter)手中。瑞科特教授坚信生物体内确实存在一个不受外界影响的生物钟,而这个生物钟的位置很可能位于动物的大脑中。于是,他以大鼠为模型,开始了他的生物钟探索之旅。为了消除激素类物质对判定生物钟位置的干扰,瑞科特教授对一组实验大鼠进行了手术,切除了它们的甲状腺、性腺、肾上腺、胰腺、脑垂体、松果体等可能产生影响的腺体,然后,他将大鼠的大脑划分成 200 多个单元,逐一进行切除,以确定哪个位置会影响大鼠的生理节律。(我们曾经提到,人类医学的进步是建立在无数实验动物的牺牲之上的, 让我们再次向这些默默奉献的实验动物表示敬意！）直到他切除了大鼠下丘脑前端后，原本规律生活的大鼠突然出现了生活节律的紊乱，至此，瑞科特教授成功地将哺乳动物生物钟的位置锁定在下丘脑前端。后来，日本东京大学的井上进一和川村宏通过一系列的严谨实验，进一步确定了哺乳动物生物钟的确切位置在下丘脑前端的视交叉上核。具体的实验过程过于专业，这里就不一一赘述了。

科学家们对于生物钟的研究和探索从未停止，目前对生物钟的研究已经深入到基因层面。2017 年的诺贝尔生理学或医学奖就授予了 3 位专项研究果蝇生物钟的生理学家，他们发现，如果对果蝇的部分基因进行干扰抑制，果蝇的作息时间会受到严重影响。通过缜密的实验研究，他们最终确定了果蝇生物钟所在的基因片段，这为探索人类生物钟的基因特性奠定了基础。

现在我们再次提起生物钟这个概念，不再是讨论它是否存在，而是该如何更精准地调整和校准这座内在的"钟"。生物钟是生物体内一种不依赖于外界环境变化的生物节律，不仅动物有，植物也有；生物钟的周期既有 24 小时循环的日规律，也有四季循环的年规律；对于某些个体，如克莱特曼，生物钟的节律非常稳定，不易改变，而对于另一些个体，如克莱特曼的学生理查德，生物钟则很容易受到外界因素的影响而进行自我修订。对于稳定的生物钟，无论外界环境如何变化，如温度的高低或光线的明暗，它受到的影响都微乎其微，这也是克莱特曼的体温曲线能够始终保持相对稳定的根本原因。

那么生物钟是如何形成的呢？现代研究认为，这主要源于机体的趋利避害的自我保护机制（图 5.4）。例如，每天早上太阳升起时，正是哺乳动物外出觅食的好时机，这时生物钟促使机体及时进入觉醒状态，以便在阳光充足、物资丰富的时候获取营养，促进机体生长。反之，在黑夜降临、气温

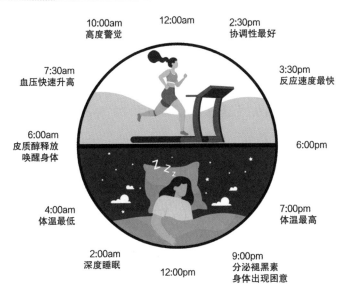

图 5.4　人类昼夜生物种。

下降时,生物钟促使机体在黑暗来临之前开始感到困倦,以便更快地进入睡眠状态,这也是为了有效地节约能量、保存体力。这种长期形成的调节机制,使机体进入良性循环,维持了生长发育的潜动力。

现在我们再回到本节开头提到的那些问题,面对紊乱的生物钟,如"三班倒"和"倒时差",我们该如何调节和适应呢? 其实方法很简单,答案就在克莱特曼的两组实验中。对于"三班倒"的人群,可以采取 36 小时、48 小时甚至 72 小时作息制, 适当延长机体每天的清醒时长和睡眠时长,例如,将清醒 16 小时、睡眠 8 小时的 24 小时周期调整为清醒 24 小时、睡眠 12 小时的 36 小时周期,以"三班倒"的大周期进行循环,同时在夜班前可以采取"小睡一小时"的策略,这样可以最大限度地减少"三班倒"对机体的负面影响。而对于"倒时差"的人群来说,可以采取克莱特曼在猛犸山洞中实行的 21 小时或 28 小时作息时间,利用 2~3 天时间,将因为时差而增加或减少的时间平均分配到每天的时长中, 这样就可以在最短的时间内适应当地的作息节奏。当然,这种调整睡眠的效果因人而异,如果你的生物钟属于理查德那样的适应坏境型,就能够很快消除夜班和时差的影响;但如果你的生物钟属于克莱特曼那样的超级稳定型,这种方法可能就不那么有效了,还是要尽可能选择有规律的作息方式。

最后说一句题外话,发现快速动眼期的尤金·阿瑟瑞斯在 1998 年因为开车时打瞌睡发生了车祸而不幸去世,而他的老师内森·克莱特曼因为一直保持着稳定的生物钟,最终活了 104 岁。

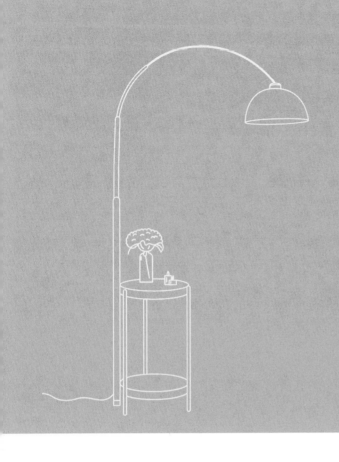

第六章　寻找健康睡眠

41. 睡眠与环境

前文我们详细分析了与睡眠相关的 3 大类 21 种疾病,虽然这些只是睡眠疾病中的一小部分,但可能已经让大家感到有些担忧了。也许有人会问:如果我只是偶尔出现睡眠障碍,还没有达到那些疾病的严重程度,是否可以先不到医院就诊,只通过自己的调整也能恢复正常的睡眠状态?

答案当然是肯定的。我们之前也提到过,当遇到某些扰动心神的事情,或是想起某个特别的人时,偶尔出现入睡困难、辗转反侧的情况是很正常的。只要失眠不是每周出现 3 次以上,且没有连续超过 3 个月,大多数都可以通过自我调节来纠正这种轻微的睡眠失调。

当然,我们不能把所有的失眠都归咎于"想心事"。事实上,影响睡眠的因素既有"心有所想"的内因,也有"身有所扰"的外因。而且,每个人对睡眠外部环境的要求程度也不尽相同。有的人属于雷打不动型,即使家住在火车站附近,每天听着火车的隆隆声,依然能够睡得香甜;而有的人则对睡眠环境要求极高,哪怕屋内有人小声说话,他也会立刻惊醒。在门诊中,因为类似问题而抱怨邻居晚上挪凳子、孩子跑来跑去,甚至引发邻里纠纷的情况不在少数。记得相声大师苏文茂先生的一段相声《扔靴子》,说的是一位老人对睡眠环境要求很高,而邻居小伙子深夜晚归时扔靴子的声音太大而闹出的笑话。现在看来,这个故事是有现实依据的。

那么,对于普通人而言,什么样的环境才有助于睡眠呢?或者说,我们该如何营造一个能让大脑和身体都得到充分休息的睡眠环境呢?我们可以先从季节、温度、湿度、光线、声音、气味、方向和卧具等常见的客观因素入手,逐 ·进行分析。

　　首先是季节。大家都有这样的感觉:冬天太冷,冷得人难以入睡;夏天太热,同样也让人辗转反侧。小时候,家里没有空调,我们常常幻想,如果能生活在四季如春的环境中,那该多好,我们就能天天享受"春眠不觉晓"的惬意了。实际上,就人体而言,每个季节对睡眠的影响都是不同的。《素问·四气调神大论》中说:"夫四时阴阳者,万物之根本也。所以圣人春夏养阳,秋冬养阴。"由于每个季节外部环境和人体内部的阴阳比例不断变化,睡眠也会呈现出相应的变化。一般来说,春季人体阳气开始复苏,故白天容易困倦,夜间则容易入睡,总体睡眠时间较长;夏季天气炎热,阳盛而极,容易出现入睡困难,睡眠时间明显缩短;秋季空气干燥,阴气渐生,因此睡眠时间比夏季略长;冬季阴气最盛,这时人体的深睡眠时间最长。所以,在春季,我们要特别关注浅睡眠相对过多的问题;夏季则要注意适当延长睡眠总时间;秋季要警惕因湿度过低导致的入睡困难;在冬季,则要注意控制总体睡眠时长。掌握了四季睡眠的规律,我们就可以有针对性地调整睡眠策略。

　　其次是温度。前面我们提到,太冷或太热的环境都不适宜进入良好的睡眠状态,但是本质上"冷"和"热"对人体的影响是有显著区别的。当温度过高时,人体新陈代谢加快,心率、血压等指标都会随之升高,在这种情况下,人很容易出现烦躁、焦虑的症状,入睡时间会延长,睡眠深度也会降低。而寒冷则恰恰相反,低温会让人体温下降,心率和血压降低,身体更容易代偿性进入"类冬眠"状态,故冬季人体的深睡眠时间会明显延长。深睡眠增多固然是好事,不过,寒冷对人体的影响是不能突破人体承受下限的,如果温度过低,超出了人体的承受能力,轻则会出现不可逆的冻伤,重则会损害中枢神经系统。像《卖火柴的小女孩》中讲到的,小女孩冻得蜷缩在墙角,在火柴的微弱亮光中仿佛看到了自己的奶奶,事实上,当人体体温下降到

30℃以下的**失温状态**，人会出现幻觉，甚至会做出一些异常行为，如脱掉衣服奔跑等。这种情况下，人体的中枢神经系统会进入自我保护的警觉状态，如果持续低温，就可能导致严重的冻伤，甚至危及生命。这也是为什么有经验的登山运动员在遇到低温天气时，会特别注意保存体能、控制热量流失，并且尽量避免打瞌睡，因为一旦睡着，可能就再也醒不过来了。

那么，适合人体睡眠的温度是多少呢？一般来说，室温为 **20~25℃** 是最适合人体进入睡眠状态的。因此，在睡前，不要将空调温度设置得过高或过低，否则不仅不能有助于睡眠，反而会成为干扰睡眠的负面因素。

第三个是容易被忽略的一个因素——湿度。湿度对人体最重要的影响表现在体感舒适度上。例如，夏天天气闷热，尤其是马上要下大暴雨时，此时空气湿度可能超过了 80%，这时我们会出现胸闷、气短等低气压反应，身体沉重，连皮肤都好像浸泡在水里，在这种环境下，怎能让人安心睡眠呢？而在寒冷的冬季，北方家庭由于暖气的烘干作用，空气会变得很干燥，湿度有时甚至会降到 20% 以下，在这种环境中，我们的上呼吸道黏膜也会变得干燥不适，容易咳嗽、咳痰，甚至出现痰中带血的症状，这在中医属于"肺络灼伤"的表现。除了用药治疗外，医生通常会建议在床头放置一个加湿器，或者定期进行雾化治疗，目的就是增加空气湿度，缓解呼吸道的不适感。从这两个例子可以看出，湿度对人体的舒适度和睡眠质量有着重要的影响，那么什么样的湿度才适宜睡眠呢？一般认为，**40%~60%的空气湿度**下，人体感觉最舒适，也最适合进入睡眠状态。不过，有的人可能不太喜欢使用超声雾化加湿器，因为雾化后的水滴容易在家具表面凝结，留下白斑。其实，在干燥的冬天，也可以用更简单的方法来增加湿度，如在暖气片上放一盆水，或者把装满水的矿泉水瓶塞在暖气片中间，也能够起到一定的加湿作用。

第四个重要的因素是光线。大家都知道，夜间完整的睡眠时长普遍比白天午睡的时间长得多,这是为什么呢? 其实,除了生物钟的作用,更重要的原因就在于光线。黑暗的环境有助于机体进入休眠状态,而阳光则是唤醒身体的标志性信号。从这个角度来说,准备入睡时,卧室内尽量不要点亮刺眼的灯光。《老老恒言·安寝》中说:"就寝即灭灯,目不外眩,则神守其舍。"从这个角度来说,黑暗的环境确实有利于困意的产生。反过来,晨起的第一缕阳光也有利于机体从梦乡中醒来。国外曾有一种"光闹钟"的产品,它不是用刺耳的铃声叫醒人,而是射出柔和的自然光,照在人的脸上,从而达到"睡眠睡到自然醒"的唤醒效果。既然光线的唤醒作用这么有效,是不是说越黑暗越有利于睡眠呢? 其实也不一定,我们应该综合地分析影响睡眠的因素, 不能片面地去看问题。在强调黑暗环境有助于睡眠的同时,我们也不能忽视另一个影响睡眠的重要因素——**"本体觉"**。什么是本体觉呢? 例如,我们坐在椅子上,目视前方,虽然看不到自己双腿的状态,但是我们的大脑知道它们是伸直的、蜷曲的,还是交叉的。简单来说,这种感知肢体位置的能力就称为本体觉。如果把视觉、听觉、嗅觉、味觉、触觉统称为浅感觉,那么本体觉就是深感觉。本体觉的作用非常重要,尤其是对于生长发育期的青少年来说,它是衡量机体发育平衡性、协调性的一个重要指标。而完全黑暗的环境会削弱我们的方向感和本体觉,长时间的本体觉缺失,会造成感觉错乱,甚至会对青少年的发育造成明显影响。有些人在本体觉迷失后还容易出现紧张、焦虑等精神症状,因此,睡前把窗帘拉得严严实实,完全不透光,其实并不是科学的做法。比较好的方法是在床脚下放置一盏功率为 1~2 瓦的小夜灯,光线不要直射床头,这样即便半夜在噩梦中惊醒,也能够在第一时间明确方向感和本体觉。

　　第五个因素是声音。越是安静的环境越有助于入睡,虽然有些人的睡眠受外界声音因素影响较小, 甚至在人声嘈杂的剧院或课堂上也能酣然入睡,但这毕竟不具有普遍性。对于大多数人来说,安静的环境更适合营造睡眠的气氛。在这里，要着重提醒大家关注卧室内钟表的安放。现在大多数家庭使用石英钟或电子钟，基本上不会发出有节奏的滴答声，但如果使用的是机械钟，则要多加注意。对于那些入睡困难或者伴有睡前焦虑的人来说，机械钟的滴答声不亚于戏台上敲起的大锣，越是睡不着，这种滴答声越会被无限放大，甚至感觉声若雷鸣，摧残人的神经，加重焦虑症状。在迪士尼的经典动画《米老鼠和唐老鸭》中，有一集描述的就是躺在床上难以入睡的唐老鸭，听到厨房水管里的水滴落在勺柄上的声音，焦虑被无限放大，最后感觉好像整个宇宙都在跟着水滴声颤抖、撕裂、爆炸，这种感受描述得非常真实。所以，如果存在入睡困难，最好将机械钟移出卧室，甚至尽量不要在卧室放置任何时钟。有些失眠患者会有这样的感受，越是无法入睡，越是忍不住想起床看表，可能会每隔半个小时就看一次表，最终这一夜就在焦虑和看表中过去了。虽然时钟能够提醒起床时间，但它也会给我们的潜意识灌输焦虑因素，所以尽量避免在卧室放置时钟，也是帮助改善睡眠的一种策略。

当然，声音对睡眠的影响并不是绝对负面的。实际上，有些声音反而能帮助我们更好地入睡。例如，许多音乐家都创作过催眠曲或小夜曲，这些乐曲节奏舒缓、频率较低，能够缓解入睡前的焦虑情绪，帮助大脑逐渐放松，进入休息状态。这种放松的状态还能帮助大脑产生同样属于低频率、小振幅的脑电波，也就是我们在前文中提到的深睡眠特有的"慢波"。

同理可推，自然界中也有一些节奏舒缓、音频较低的声音能够促进睡眠，比如雨点声、瀑布声、清晨森林里的鸟鸣声，虽然这些声音没有乐曲那样优美的旋律，但它们能让人联想到"帘外雨潺潺""清泉石上流""鸟鸣山更幽"这样的宁静画面，从而随着这种声音进入自然睡眠状态。这类无节奏、低频舒缓的自然之声被称为**"白噪音"**，现在很多网站都提供了这类声音，供人们下载使用，有兴趣的读者可以试一试，说不定会对改善睡眠有所帮助。

42. 善其事利其器

鞋子合不合适，只有脚知道；床、枕头、被子这些寝具好不好用，我们的睡眠质量就是最好的评判标准。

简单地说，选择一张舒适的床，要做到三个合适：**大小合适、高矮合适、软硬合适**。尤其是对于那些需要服用睡眠药物的患者、有睡眠觉醒障碍的患者，以及生活需要照顾的老年患者来说，床的大小和高矮决定着睡眠安全。试想一下，半夜翻身或者起床时，一不小心从狭小的床上掉下来，这样的床肯定是不安全的，相信大家都能理解这个道理。

需要特别强调的是床垫的软硬度。1870 年，美国人扎尔蒙·席梦思（Zalmon G. Simmons）发明了以自己名字命名的弹簧床垫，这种床垫非常柔软，甚至可以当蹦床玩耍。此后，很多国家都把购买使用"席梦思"这种软床垫当成一种时尚。然而，在使用一段时间后人们发现，睡在特别软的床垫上，第二天并没有精力充沛，反而会感觉疲惫。这是为什么呢？原来，我们的脊柱有颈、胸、腰、骶 4 个生理弯曲，正常情况下，当我们躺在床上时，紧张的脊椎关节会处于放松状态，韧带也会松弛，椎体间隙相对变大（这也是我们早上醒来的身高会比晚上睡前要高一些的原因，并不是我们一夜之间长高了，而是椎体间的缝隙变大了），然而，睡在弹簧床垫上，弹簧的施力方向是向上的，虽然柔软的床垫能让人感觉舒适，但脊柱各椎体受力却并不均衡。有的椎体受到弹簧的弹力大，有的受力则较小，4 个生理弯曲受力不均，不但会让人醒来时感觉疲惫，长期睡这样的床垫还可能影响青少年的骨骼发育。另外，这种床垫的弹簧是连成一体的，因此会出现"一人翻身，全床乱颤"的情况，这对于睡眠很浅的同床共眠的老年夫妻来说,显得并不友好。从这个角度来说,棕垫或棉垫这类较硬的床垫,其实更科学、更健康。当然,很多床垫厂家也发现了这些问题,也在不断改进工艺,例如,增加弹簧床垫的硬度,或者将双人床垫的弹簧分成独立的两部分,从而减少翻身对同床共眠者的干扰。

国外还研制生产过一种水床,顾名思义,这种床垫中注满了流动的水或其他恒温液体,甚至可以安装加热装置,随时调节水床的温度。与弹簧床垫不同,水床给脊柱的压力不是单一向上的,而是会随着脊柱的形状完美地贴合身体,起到很好的支撑作用。而且,水床还可以通过电机让床内的液体流动,让人感觉像是在大海上漂浮一样,这种水床的原理与心理科应用的"漂浮治疗"产生的效果类似,既可以适应脊柱的生理弯曲,缓解疲劳,还能减轻焦虑,改善情绪。

除了床本身的材质,还有一个容易被忽略的因素会影响睡眠,那就是**床位的方向**。现在大部分家庭的床位设置都是根据卧室的形状而定,很少有人会专门为了床来设计房间。但在古代,确定床位的方向是件非常讲究的事,甚至在盖房子之前就要提前规划好。唐代孙思邈所著的《千金要方·道林养性》中就明确提出:"凡人卧,春夏向东,秋冬向西。"这是什么道理呢? 按照传统医学的理论,"冬至而一阳生,夏至而一阴生",因此才有了"春夏养阳,秋冬养阴"的说法。中医的脏腑学说把五脏和五行、五色、五季(中医认为,除了春夏秋冬四季以外,还有一个长夏)、五方、五味等一一对应,相互关联起来。春季对应的方位是东方,刚好是阳气生发的方向,春夏头朝东,就可以有利于阳气的滋养与调补,符合"春夏养阳"的原则。同样,秋冬季头朝西,也有利于阴血的滋养,符合"秋冬养阴"的原则。

那么,头朝南或者头朝北可以吗? 古人也给出了答案。《老老恒言·安寝》中说:"首勿北卧,谓避阴气。"因为头部是诸阳之会,北方又是阴寒极盛的方位,向北而睡,容易让阴寒之气直袭颠顶,可能会诱发脑血管疾病。

也有一些现代学者认为，地球的磁极是南北向的，如果睡眠方向也是南北向，人体可能会受到地磁影响，从而导致睡眠障碍。

当然，古人的经验大多是基于当时房屋的建筑条件之上的，那时的房屋通透性好，甚至是四面通风的，自然之气很容易侵入人体，因此提前选好床的方位，能够有效躲避风寒。现在我们居住的房屋不同了，夏天有空调，冬天有暖气，自然之气对人体的影响也在逐渐减弱。所以，方位对睡眠的影响只能作为一种参考，如果发生睡眠质量不佳的情况，不要急于搬床挪柜、拆屋重装，而是应该先从改善睡眠卫生、调整起居习惯上着手，建立良好的睡眠秩序远比选择睡眠方向重要得多。

除了床，第二个重要的寝具就是**枕头**。人类使用枕头的历史可以追溯到 7000 年前的美索不达米亚时期。在我国，河南信阳长台关战国古墓中曾出土过竹枕，此后多种材质的枕头层出不穷：唐代流行过木枕，宋元以后还使用过烧制的瓷枕，直到现在，我们常用的枕头还有荞麦皮枕、蚕沙枕等。据说"枕头"这个词是三国时期曹操发明的，这说明人们很早就意识到，平躺在床上睡觉，不如在脑袋下面垫个东西更舒服。为什么会有这种感觉呢？前面提到过，人体的脊柱有 4 个生理弯曲，其中颈椎的弯曲决定着颈部神经和血管的运行是否畅通，因此颈椎的生理弯曲情况对脑供血的数量和质量起到非常重要的决定作用。正常情况下，颈椎是向前侧弯曲的，形成的弓形曲线的最高点约为 12 毫米（上下浮动 5 毫米），垫上枕头后，可以使头部平齐或略高于胸部，这样既有利于保持颈椎的生理弯曲，也有利于保持呼吸道的通畅，能让机体保持舒服的睡眠姿势。

在《战国策》里有个"高枕而卧"的典故，但实际上枕头并不是越高越好。《老老恒言·枕》里指出："高下尺寸，令侧卧恰与肩平，即仰卧亦觉安舒。"也就是说，枕头的高度一般不超过头颈侧面到肩膀的距离，平均为 8~15 厘米。换言之，以仰卧时枕头的高度不超过一拳，侧卧时枕头的高度不超过一拳半为宜。过高或者过低的枕头都会影响颈椎的生理曲度,进而影响脑供血,甚至压迫神经,造成头晕等症状。大家可能都记得历史书中有一张出镜率很高的宋代婴儿瓷枕照片,憨态可掬的侧卧婴儿刻画得惟妙惟肖,显示了宋瓷的高超技艺,但是这只瓷枕的高度竟然达到 18.8 厘米。不知道当时的人们如何使用这种瓷枕,但是睡在这么高的枕头上,很容易造成呼吸道不畅,引起打鼾,甚至在第二天出现落枕症状。所以说,"高枕未必无忧",甚至还存在比较严重的健康隐患。

除了高度,我们还要关注枕头的软硬度和材质。刚才提到的瓷枕,虽然看起来精致,但睡起来又硬又凉,肯定不舒服。现在,有些酒店为了营造舒适、温馨的环境,房间里配置的是喷胶棉枕芯的枕头,枕在上面,头部会深陷进去,尤其是翻身的时候,枕面会堵住呼吸道,实际使用效果并不舒服。因此,经常出差的人们可以在行李箱中带上自己常用的枕头,尽量减少环境变化对睡眠的影响。其实,我们通常所说的换个环境容易"择席",我们"择"的"席"其实不是床,而是枕头!

除了软硬度,枕芯的填充物也很有讲究。我们常用的荞麦皮枕头,软硬度、枕形可塑性都比较适中,很适合对睡眠要求高的人。和荞麦皮类似的填充物还包括茶叶、蚕沙等颗粒物,只要软硬度合适,都可以用来填充枕芯。其实,这些多样的枕芯并不是我们的新发明,古人很早就注重枕芯填充物的选择,在《本草纲目》中就曾经记载:"苦荞皮、黑豆皮、绿豆皮、决明子、菊花同作枕,至老明目。"看来,古人很早就开始关注药枕的实用价值。我们可以利用枕头和头部皮肤、呼吸道密切接触的特点,将一些具有降压、平肝等作用的中药做成枕芯,这对于慢性病的调理也有一定的帮助。推而广之,将一些具有安神功效的中药甚至磁石填到枕芯中,也可以起到镇心安神、疏通经络、改善睡眠的作用。

在各种寝具中,和我们的肌肤接触最多的还是**被子**。被子是否舒适决定着我们的睡眠质量。现在最常见的被子是棉被，但其实棉花是外来物种，直到南北朝时期才传入中国。在这之前，古人是没有棉被可盖的。曾经有个"鞭打芦花"的故事，大概的意思是孔子的弟子闵子谦小时候受继母虐待，不给他棉衣穿，只给他在衣服里蓄上芦花御寒，后来被他的父亲发现了，闵子谦不但劝阻父亲不要休妻，反而原谅了继母。现在看来，这个故事其实是后人的杜撰，因为那时候根本没有棉花，又从哪里来的棉衣呢？除了棉被，现在冬天还有鸭绒被、鹅绒被、蚕丝被等多种被子可供选择。无论选择哪种材质的被子，需要注意的是被子的大小、薄厚一定要适中。过于短小的被子容易让四肢暴露于外，冬季让寒邪从肢端浮络侵入体内，造成外感症状。同样，被子的薄厚和重量也是容易被忽略的问题。大家可能都有这样的感受，在寒冷的冬天盖上一床厚重的棉被，心里很有安全感，睡眠质量也会更好。现在市场上常见的喷胶棉被子，虽然重量很轻，蓬松柔软，但这类材质容易结块，透气性差，不利于汗液的分泌和排出。其实，我们的皮肤是会呼吸的，正常情况下，一个成人 24 小时的排汗量能达到 600~700 毫升，相当于一瓶半矿泉水的量。如果被子透气性差，这些汗液就会留在被子里，既不卫生，也容易造成湿邪侵内。即使是使用透气性好的棉花、蚕丝等被子，也需要定期拆洗、晾晒，这样既能防止细菌滋生，也可以定期排出残存在被子中的湿气。

与被子的选择类似，**睡衣**的选择也很重要。现在市场上有真丝、化纤、纯棉等各种材质的睡衣，很难说哪种最好，原则上只要宽松柔软、皮肤不过敏即可。需要注意的是，睡衣上尽量不要有纽扣、带子等装饰物。有些人皮肤比较敏感，就像童话里的"豌豆公主"，任何小异物硌在身下，都可能引发一整夜的辗转反侧。

看到这里，可能有读者会问：既然睡衣上的异物会影响睡眠，那我们为什么不选择"裸睡"呢？很多人听到"裸睡"可能会感到不好意思，但实际上,喜欢裸睡的人并不在少数。据调查,国内选择裸睡的人群比例可能比我们想象的要高得多,某些特定人群的统计结果甚至能达到40%,而在国外,这个比例则相对更高。裸睡确实有不少好处,它能够促进血液循环,减少对神经系统的压迫,同时还能够让腋下、腹股沟等皮肤褶皱部位更加透气,减少细菌的滋生。但是也需要注意的是,由于没有内衣的保护,我们的身体更容易暴露于外,尤其是夜间阴寒之气更容易侵袭机体,通过神阙穴(也就是肚脐眼)侵入体内,引发胃肠道不适。古人其实很注意神阙穴的保护,我们在杨柳青年画里看到的胖娃娃,虽然不穿裤子,但都会戴一个小兜肚,这就是古人用来保护孩子的神阙穴不受凉采取的措施。另外,如果选择裸睡,卫生问题也很重要,尤其对于女性来说,要特别注意防止泌尿系统感染,毕竟,被罩的清洗频率要远远低于内衣的清洗频率,所以保持清洁是关键。

43. 睡前的准备

在设置好房间的温度、湿度,准备好合适的床铺和枕头之后,就可以安心准备睡个好觉了。为了让睡眠更加香甜,我们还需要充分考虑到一些可能会影响睡眠质量的外界因素。

首先,**晚餐**对睡眠的影响非常大。很多人都有这样的感受:每当吃完一顿丰盛的晚餐之后,困意就会随之而来,这就是所谓的"食困"。出现这种情况的原理其实很简单:当胃肠道里充满食物时,就需要加速蠕动来促进消化,这时,大量血液回流到胃肠壁,一方面是为了增强胃肠道蠕动,另一方面是为了让食物中的营养成分尽快随着血液循环输送到全身。当大量血液涌向消化道时,流向头部的血液和氧气就会相对减少,必然导致脑供血不足,大脑就会因为处于缺氧状态而感到困倦。但是这也并不意味着吃得越饱睡眠就会越好,相反,如果胃肠道负荷过大,反而会增加身体负担,进而会降低睡眠质量。在《素问·逆调论》中就有"胃不和则卧不安"的说法,《医宗必读·不得卧》也将失眠原因概括为"一曰气盛,一曰阴虚,一曰痰滞,一曰水停,一曰胃不和"五个方面,所以,睡前尽量不要过饱或过饥,减轻消化道的压力,俗语说"少吃一口,舒服一宿",说的就是这个道理。

有些人喜欢在睡前喝一杯牛奶来改善睡眠,这确实有一定科学依据。牛奶中含有一种叫色氨酸的物质,它可以促进5-羟色胺的代谢。前文提到过,5-羟色胺是改善情绪和睡眠的重要神经递质,所以牛奶可以在一定程度上调节睡眠。需要注意的是,睡前喝牛奶,只喝半杯就足够了,喝太多反而会增加胃肠道和肾脏的负担。另外,尽量不要喝凉的牛奶,以免刺激胃黏膜造成胃痛。

可能有人会说，我睡前不需要喝牛奶，喝一杯红酒就能很快产生困意。的确，在20世纪中叶镇静催眠药发明之前，红酒是很多人用来助眠的"良药"。不过，在前文中，我们提到过，**酒精只能延长嗜睡期和浅睡期**，并不能延长中睡期和深睡期，所以很多依靠饮酒入眠的人都会发现，饮酒后虽然入睡快，但是并不缓解疲劳，而且长此以往，还容易形成酒精依赖。更危险的是，如果同时使用酒精和镇静催眠药，那么必然会陡然增加心脏的负担，很多心源性猝死的悲剧就是这样发生的。

除了酒精，还有几种我们会经常使用的精神活性物质：咖啡、茶、烟草，都会对睡眠造成一定的影响。

咖啡的发现充满了传奇色彩。据说从前有个牧羊人发现自己的羊在吃了咖啡树的果实（咖啡豆）以后，整夜欢蹦乱跳，于是他把这个发现告诉了修道院院长，院长让人用咖啡豆泡水给那些无精打采的牧师们饮用，结果牧师们整夜祈祷都不再犯困。从此咖啡逐步成了风靡全球的一种"提神"工具。

茶对睡眠的影响与咖啡非常类似，因为它们的主要成分——茶碱和咖啡碱（咖啡因），化学结构和药理作用都非常接近。咖啡碱的主要作用是兴奋中枢神经系统，而茶碱的作用更偏向于利尿。相比之下，茶叶是一种更健康的饮品，但其对睡眠的影响也不容忽视。有些人习惯晚饭后喝一杯茶或者咖啡，既能助消化，又能解油腻，但是对于一些对精神活性物质比较敏感的人来说，晚上喝了这些饮品可能会导致整夜不眠，影响睡眠质量。这类物质在体内的代谢周期很长，所以为了保证良好的睡眠，最好从午饭后就尽量避免接触这些精神活性物质。同时，对于长期服用药物的人来说，茶碱可能会与药物相结合，降低药效，《本草纲目》中提到，茶"又兼解酒食之毒"，所以不要用茶水来服药，这也是一个需要关注的常识。

至于说**烟草**，它实在是一种复杂的存在。自从哥伦布从美洲大陆将烟草带回欧洲，这个"潘多拉魔盒"就被打开了，烟草的传播变得一发不可收拾。1964 年，美国国会召开专题发布会，明确指出香烟有害无益，此后"烟草有害"成为全球共识。然而，香烟并没有因此被禁绝，反而成为许多国家的重要税收来源，其中的原因复杂多样，涉及药理、心理、政治、经济等多方面，很难简单地一概而论，我们在这里也不必深入讨论。总之，烟草的危害众多，但是作为一种精神活性物质，对待烟草成瘾问题却不能简单地"一戒了之"，而应该像大禹治水一样，疏堵结合，遵循逐渐减量的原则。尤其是对于那些长期吸烟的"老烟枪"来说，突然戒烟会引发明显的戒断反应，患者容易出现坐立不安、焦虑烦躁、心慌意乱等症状。有些老烟民在早晨醒来做的第一件事，就是点燃当天的第一支烟。这并不是他们烟瘾特别大，而是经过一夜代谢之后，体内尼古丁浓度下降，出现了戒断反应。所以，很多烟民会在睡前抽一支烟，这并非为了享受，而是为了缩短体内尼古丁的"空窗期"，缓解睡前的焦虑。当然，这些只是老烟民不愿意戒烟的借口之一。从降低烟草对身体的危害角度来说，彻底戒烟当然是最佳选择，但如果实在无法立刻完全戒烟，至少要把烟草对健康的影响降到最低。尤其需要注意的是，尽量避免让家人吸二手烟，也不要让卧室弥漫着烟草的气味。如果改变不了自己，就尽量不要伤害他人，这应该是对烟民最基本的道德要求。

我们都知道，卧室内不能充斥烟草的味道，那么能不能在卧室里释放一些有助于睡眠的气味呢？实际上，不同的**气味**会对人体产生不同的作用，有的会让人兴奋，有的会让人心情舒畅，也有一些气味会让人烦躁，甚至情绪低落。《孔子家语》中说："久居兰室不闻其香，久居鲍市不闻其臭。"虽然时间久了，人们在嗅觉上会对一种气味逐渐耐受乃至麻木，但是"香"与"臭"对人体主观感受的影响还是比较明显的。试想一下，在充满榴梿味或臭袜子味的房间里，我们怎么能安心入睡呢？即便是一些比较温和的气味，也不一定适合卧室，比如薄荷味，它的主要功效是醒脑开窍，让人越闻越精神，这对于准备入睡的人来说，反而会让人更清醒，失去困意。

法国人雷尼莫里斯·加德佛塞(Rene Maurice Gatteffosse)专门研究各种气味对人体的影响,并在1928年出版了一本专著,创立了"芳香疗法"的概念。这种疗法的核心是利用不同气味对人体的影响,来平衡和改善情绪、认知、睡眠等常见问题。他对于不同的气味对人体的影响研究范围较广,这里就不一一列举了,我们重点分析一种对睡眠比较友好的气味——薰衣草味。

薰衣草又称灵香草,最早产于法国和意大利。在法国普罗旺斯,有一个美丽的传说,说这种草可以用来验证爱情的忠贞。加德佛塞发现,当人们闻到薰衣草的香味时,情绪会明显放松,可以在一定程度上缓解焦虑,也可以改善睡眠。当然,我们不必将这种植物的功效过度神奇化,但是客观地说,薰衣草中含有的乙酸芳樟酯,确实可以起到改善情绪和睡眠的作用。在卧室里放一些富含薰衣草味道的香囊,或者睡前使用一些薰衣草精油,可以在一定程度上帮助改善睡眠。然而,必须要说明的是,薰衣草改善睡眠的作用虽然有效,但其功效不能被无限夸大,更不能替代药物治疗或行为矫正。

除了饮食和精神活性物质的使用,还有一个容易被忽略的睡前准备工作——**睡姿**。我们一直说,睡眠好与不好,更多的是一种主观感受,合适的睡姿能够提高睡眠效率,而不合适的睡姿则会增加睡眠中的觉醒次数。那么,到底哪种睡姿更好呢?仰卧?趴着?左侧卧?还是右侧卧?其实,在生活中,这四种睡姿都很常见。据统计,仰卧是最常见的睡姿,大约有60%的人选择这种睡姿,侧卧睡姿的比例约为35%,其中右侧卧的人稍多一些,约占人群的20%,而左侧卧位的占15%;喜欢趴着睡觉(俯卧睡姿)的人最少,大约只有5%。

大部分人喜欢仰卧的睡姿,四肢可以自由伸展,而且在这种睡姿下,脊椎能够得到最大程度的松弛,这也是很多人选择这种睡姿的原因。但是这种睡姿也有缺陷,尤其是对于有睡眠呼吸暂停综合征的患者来说,仰卧睡姿容易增加悬雍垂覆盖呼吸道的面积,从而加重了鼾症的发生率。所以,对于肥胖人群和鼾症患者来说,仰卧睡姿并不是理想之选。

可能有人会说,如果将身体翻转过来,采取俯卧位,这样就不会加重鼾症了。道理确实是这样,但是俯卧位睡姿也会带来其他问题。俯卧位时,整个脊柱和背部的肌肉全部压迫在心肺、胃肠等器官上,同时四肢的神经系统也容易因为受压而出现麻木症状。更关键的是,男性的泌尿生殖系统也会完全处于身体的重压之下,容易出现夜尿增多的情况。正是因为这些原因,只有约5%的人会选择俯卧位睡觉。

那么,选择侧卧睡姿的效果如何呢?其实,侧卧位一直是古人推荐的睡姿。孔子在《论语》中说:"睡不厌屈,觉不厌伸。"意思就是说蜷曲侧卧是比较科学的睡姿。孙思邈在《千金要方·道林养性》中也有描述:"屈膝侧卧,益人气力,胜正偃卧。"这也说明,侧卧比仰卧或俯卧更有利于气血循环。那么,同样是侧卧,是选择左侧卧还是右侧卧呢?很多人会马上想到:当然是右侧位更好,因为心脏位于胸腔左侧,右侧卧可以有效避免心脏受压造成的睡眠不踏实。事实也是如此,据统计,右侧卧睡姿的人做噩梦的频率比左侧卧睡姿低50%,这与减少心脏压迫有一定的关系。此外,右侧卧睡姿还有一个优势,那就是更有利于夜间消化道的蠕动。从人体的解剖学来看,胃和十二指肠的接口(也就是幽门),以及小肠和大肠的接口都朝向右侧。所以,左侧卧睡姿会减缓夜间食物从胃到小肠、从小肠到大肠的运转和传输,而右侧卧则能够促进胃肠道的消化和吸收。对于存在睡眠障碍的人来说,右侧卧睡姿相对更加科学。

但是,事物都有两面性,右侧卧睡姿也并不是适合所有人的。对于经常出现胃酸反流的人来说,恰恰需要选择左侧卧位,这样能有效避免胃肠道分泌物逆消化道而上,从而减轻反流症状。对于妊娠期女性来说,左侧卧睡姿也是最佳选择。处于妊娠中晚期的女性,如果采用仰卧位睡姿,胀大的子宫会右旋并压迫下腔静脉,导致回心血量减少,大脑的血液和氧供应也会随之减少,从而可能出现胸闷、头晕、虚汗、呼吸困难、恶心呕吐、血压下降等症状,这在医学上称为"仰卧位低血压综合征"。所以,妊娠期女性要尽量避免采取仰卧位睡姿。相对而言,左侧卧睡姿可以减少盆腔对胎儿的压迫,让胎儿在夜间更安稳,准妈妈们也能够睡得更好一些。因此,左侧卧位是妊娠中晚期女性的首选睡姿。

除了仰卧、俯卧、左侧卧、右侧卧,还有一些人喜欢选择身体蜷缩成一团的"婴儿卧",或者是四肢舒展的"渴望式"侧卧等。对于有肺心病的患者来说,甚至要采取半躺半坐的"端坐式"睡姿。其实,很难说哪种睡姿最正确,我们身体在夜间不自觉地来回翻身,目的就是在睡梦中让身体自己选择更舒适的姿势,所以无论是哪种睡姿,只要它最适合你的身体状况,它就是最科学的。

关于翻身,也是需要关注的事情。据统计,人在夜间平均要翻身40多次。在过去,人们认为翻身只是睡眠中的一种自然生理现象,如果排除了梦游症等深睡眠疾病的话,睡眠期间不停翻身,往往是因为睡眠姿势不舒服引起的。德国整形科专家托马斯·拉泽尔认为,当人平躺在床上时,整个脊椎和肌肉都会受到重力的影响,尤其是骨盆和尾椎部位受到的影响最大,这种压力也是导致夜间翻身的主要原因。因此,宇航员在空间站睡觉时,脊椎不会承受自身的压力,也就不需要翻身了。当然,这只是一家之言,实际上,睡眠翻身并不是某个单一因素导致的,可能是深睡眠不足,也可能是快速动眼期过长,甚至只是因为被子垫在身体下面让人感觉不舒服。不管怎样,如果夜间翻身次数过于频繁,睡眠质量肯定会受到影响。如果家人说你一夜之间都在不停地翻身,那就要注意了,可能是某些环节出了问题,影响了睡眠质量。

44. 建立睡眠秩序

大家有没有注意到，晚饭后到睡觉前这段时间，每个人利用的方式都不一样。有些人吃完晚饭就开始犯困，8 点左右就已经躺下鼾声如雷了，晚饭和睡眠几乎是无缝衔接；而有些人则在这段时间看电视、玩游戏，时钟过了 12 点还毫无睡意，对他们来说，晚上至少还有 4 个小时的空闲时间。我们在前文提到过，正常情况下，前一种人属于早睡早起型，后者属于晚睡晚起型。我们不能武断地判定这两种作息类型哪一种更加科学，但是合理安排晚饭后到睡前的这段时间，对于建立良好的睡眠秩序非常重要。

那么，晚饭后这段时间该如何科学度过呢？很多人首先想到的是**看电视**。20 世纪 80 年代初，电视对很多家庭来说还是个稀罕物，可供观看的节目也非常有限。因此，那时候人们的生活相对规律，晚饭后最常见的休闲方式是在院子里摆个躺椅，泡一杯热茶，和邻居们聊聊天、说说家常。等茶喝完了，也到洗漱、睡觉的时间了。然而，随着电视机大规模进入普通家庭，人们的生活方式发生了巨大的变化。为了纪念这项被称为"20 世纪最伟大的发明之一"，1996 年第 51 届联合国大会将每年的 11 月 21 日确定为"世界电视日"。尤其是互联网普及后，人们从以社区的大群体活动转变成以家庭为单位的小群体活动。现在，人们在家可以通过网络观看不同的电视剧，甚至不受电视台的限制，自己可以控制观看时间及剧集长度，这也直接导致原本还算相对规律的入睡时间和睡眠时长几乎完全失控。

此外，电视内容的选择也会影响睡眠质量。如果观看了悬疑、惊悚，甚至是恐怖的电视节目，会让本身睡眠质量不佳的人情绪亢奋，甚至会感到紧张和担忧，躺在床上时，脑海中可能还会不断浮现各种恐怖情节，这无疑会使入睡困难、睡眠深度不足的问题更加严重。因此，科学地控制睡前看电视的时长、合理选择电视内容，是确保良好睡眠的基础。

还有一个容易被忽视但更为严重的问题，那就是各类 LED 屏幕所散发的蓝光。在过去使用 CRT 显像管和大屏幕投影时，蓝光问题并不明显。然而，随着 LED（即发光二极管）屏幕广泛应用于电视机、电脑、手机、平板，甚至灯具等日常电子设备时，新的问题也接踵而至。LED 屏幕会释放波长为 400~450 纳米的蓝光，由于这个频段的蓝光波长较短，我们视觉的聚焦点会落在视网膜前方的位置，长时间接触这种蓝光，会引起视疲劳，严重的还会引起视网膜色素上皮细胞的萎缩甚至死亡，进而引发视力下降，甚至失明，而最令人担忧的是，这种损害是不可逆的。早在 1966 年，尼尔（Nell）教授就发现了蓝光对视网膜的潜在影响，但由于当时 LED 技术尚未大规模应用，这一结论并未受到充分重视。时至今日，LED 屏幕广泛应用于各种电子设备，使得这一问题愈发突出，科技发展的双刃剑效应在这里体现得淋漓尽致。除了对视力的影响外，这种短波长的蓝光还会抑制褪黑素的分泌，而褪黑素恰恰是改善睡眠的重要神经递质，因此，对于那些习惯在晚上使用电视、电脑、手机等设备的人来说，出现睡眠障碍几乎是不可避免的。综上所述，睡前尽量减少对各种屏幕的使用依赖，不仅有助于保护视力，更是建立良好睡眠秩序的关键。

有人会问，如果在睡前不使用电子产品，而是选择**看书**，是否有助于建立正常的睡眠秩序？我们先来回忆一下两个常见的睡前阅读场景。三四十年前，晚上看书确实是一种充满文化气息的休闲方式。那时候，除了图书馆，街头巷尾有很多租书摊，一本 300 页左右的武侠小说，租 24 小时只需要几角钱。那时的大学生们常常合租一套书，为了节约时间，赶在第二天能及时还书，大家挑灯夜读，直到宿舍熄灯后，还会相互讨论书中的情节，甚至梦中都可能在回味书中的惊险画面。在这种情况下，大脑还沉浸在紧张的情节中,怎么可能迅速进入休息状态呢? 第二天醒来,自然会感到精神疲惫、头昏脑涨。

第二个场景是学生们考试前的熬夜复习。在考试前一晚围灯苦读,甚至在熄灯后还会点着蜡烛继续看书,似乎成了那个年代考前的标配。但这种情况下,大家不仅学习效率低下,还容易越看越困。通常熄灯后的第一个小时还能勉强支撑,但从第二个小时开始就忍不住打瞌睡,甚至趴在桌上睡着了。以前的影视剧中经常会有这样的情节:某位赶考的秀才夜间读书,直到人睡着了,书本掉到地上,仍然迷迷糊糊坚持把书捡起来继续学习,而发榜之日,这位秀才往往名落孙山。显而易见,这种睡前阅读方式不仅无助于学习,反而会打乱睡眠节奏。那么问题来了,为什么睡前看书有时候让人兴奋难眠,而有的时候却让人昏昏欲睡呢? 我们读武侠小说和读专业书为什么是截然不同的两种状态呢? 什么样的睡前阅读才是有助于睡眠的呢?

其实,睡前阅读是否有助于睡眠,并不在于阅读这个行为本身,而在于阅读的内容。不知大家注意没有,当我们晚上读小说时,紧张激烈的情节会让大脑变得兴奋,就像追剧一样,故事的连贯性会让大脑处于持续的思考状态,负责大脑理解力、认知能力的颞叶始终在工作,促进了多巴胺等神经递质的分泌,这自然会降低困意,会让人感觉越来越精神。相反,当我们读一些篇幅简短、缺乏故事情节,甚至已经熟读多遍的书籍(如专业课本、诗歌散文)时,大脑的认知系统大部分进入休息状态,只有负责记忆的部分在缓慢运转。正如前文所说,睡眠期间,大脑会进行记忆重组和再造,因此看这些书时,大脑反而更容易进入休整状态,从而促进睡眠。我们也可以简单理解为:如果晚上睡不着,出现失眠状态,不妨找一本专业课本随手翻看,这类书既无情节也无连贯性,会让大脑逐渐停止思考,反而能产生助于睡眠的效果。我们耳熟能详的《三国演义》中关羽夜读春秋的故事,现在看来也许只是关夫子助眠的一种方式而已！毕竟关公每日手不释卷,一部《春秋》早已烂熟于胸,因此关公夜读的时候,只会启动大脑的记忆模块,认知模块处于休息状态,这只会让人一边看书一边打瞌睡而已。

如果晚饭后既不看电视也不看书,而是增加一些**运动**,是否对睡眠更有益呢？有人会说,自己每天饭后都会坚持去家门口的健身房里锻炼、跑步、跳操,常常累得大汗淋漓,这样晚上肯定能睡得香甜。其实,这种说法只说对了一半。适量的运动(如慢跑、散步、太极、瑜伽等)确实能够加快呼吸和心率,提高大脑、肝脏、骨骼肌的代偿能力,加速肌糖原和肝糖原的分解,从而改善深睡眠。这类运动的特点是通过消耗肌糖原来产生能量,而且这个过程必须有氧气的参与才能完成,因此被称为"有氧运动"。

但是可能很多人也有这样的经历:参加运动会的长跑比赛之后,晚上两条腿像灌了铅一样,浑身肌肉酸痛,晚上不仅没有达到酣然入眠的效果,反而更难入睡。这是为什么呢？那是因为这种剧烈运动不属于"有氧运动",而是与之相反的"无氧运动"(表6.1)。当我们进行需要爆发力的剧烈运动时(如百米冲刺、游泳、拔河等项目),肌肉需要在缺氧的状态下产生大量的三磷酸腺核(ATP)来为肌肉提供能量,而这个过程的副产品就会形成大量乳酸,这也是我们感觉肌肉酸痛的原因。如果大量的乳酸停留在体内来不及分解,就会导致乳酸堆积。正常情况下我们的体液是呈弱碱性的,而大量乳酸的堆积使体液变成了弱酸性,继而引发肌肉酸痛、头昏脑涨、浑身乏力等症状。在这种情况下,我们的机体在夜间忙于处理多余的乳酸,又怎么能让我们酣然入梦呢？所以,如果没有经过系统训练,希望仅凭着大量运动来改善睡眠,往往会适得其反。

表 6.1　有氧运动和无氧运动

	有氧运动	无氧运动
定义	又称心肺运动,通过葡萄糖和脂肪酸经有氧代谢产生能量,供肌肉收缩,增强心肺功能	又称力量训练,通过 ATP-磷酸肌酸和糖原无氧分解路径供能,通过肌纤维损伤修复的过程强化肌肉
特点	强度低、有节奏持续时间长	强度高、要爆发力、持续时间短
主要消耗	脂肪、碳水化合物、蛋白质	碳水化合物
运动类型	慢跑、跳绳、游泳、骑自行车	力量训练、短跑、搏击

那么,什么样的运动对睡眠既合理又有帮助呢? 其实,不需要复杂的跑步机、椭圆机等训练,简单的活动,如跳跳广场舞、散散步,只要能让人微微出汗、心跳加速,就能达到促进睡眠的效果。同时,运动时还有两个容易被忽略的重要因素:**户外和阳光**。

户外活动的益处主要有两方面:一方面是户外空间开阔,空气新鲜,能避免室内运动时二氧化碳的二次摄入;另一方面户外环境的转换能给大脑一个场景变化的暗示,这也就是我们后文要说的"限制卧室行为"的一个重要指标。

与"户外"相比,"阳光"的作用则更为关键。在阳光的照射下,我们的机体除了加速钙质的吸收,还能够促进 5-羟色胺和褪黑素的生成。5-羟色胺和褪黑素是两种重要的神经递质,前者能够改善抑郁或焦虑的情绪,而后者则有助于改善睡眠质量。可以说,阳光是大自然赐给我们的一剂免费良药,每天让皮肤在阳光下沐浴半小时,对改善睡眠质量能起到直接作用。

　　结合户外活动和阳光这两个因素，我为很多有情绪障碍和睡眠障碍的患者开过每天**三个"半小时"**的处方。具体内容是：每天早上在日出之后进行半小时的户外活动，最简单的做法就是早晨去市场买早饭；中午在室内或者户外晒半小时太阳，也可以在阳光下裸露半小时皮肤小憩片刻；晚上在日落之前进行半小时的户外活动，如晚饭前后在家附近散散步。一天下来，总的运动量不需太大，步数达到 6000 步就足够了。只要避开雾霾天气和汽车尾气，长期坚持这样的运动方案，就可以帮助建立愉悦的情绪秩序和良好的睡眠秩序。

　　除了运动，有意识地做一些**睡前的准备活动**也很有必要。比如，睡前泡泡脚，配合做一些睡眠操，按摩有助于睡眠的穴位，这些都是建立良好睡眠的准备工作。关于泡脚和按摩的具体方法，后文将会为大家详细解读。泡脚和按摩不仅能够舒筋活血，促进血液循环来改善睡眠，还有一个更重要的作用，就是给大脑传递一个准备入睡的信号，建立起一套条件反射的机制。每当我们开始泡脚或者按摩时，潜意识就会提醒大脑：再过半个小时就应该进入休息状态了，大脑也会自觉地关闭一些不必要的通道，放下一些尚未解决的问题，开始角色转换，做好睡眠前的准备。因此，如果大脑已经习惯于每天睡前半小时的泡脚或按摩，一旦某天泡脚或按摩后没有按时准备入睡，身体也会感到疲惫，大脑也会不自主地进入睡前状态，我们会哈欠连天、瞌睡不断，这些反应其实就是大脑的条件反射发挥作用的结果！

45. 先让药物走开

前文我们详细讨论了睡前准备工作,有人可能会想:如果我们都按照以上的要求合理地安排好各项睡前准备,那么我们的机体是否就能建立起一套相对完美的睡眠体系呢? 同时,如果我们的睡眠确实出现了问题,我们是否可以通过以上这些改变,在不使用药物的前提下,有效地将失调的睡眠引回正轨呢?

答案是肯定的。对于失眠者来说,需要建立一个清醒的认识:睡眠是人类与生俱来的一项生理功能, 初期出现的失眠往往是因为睡眠的节律出现了问题。如果我们能够通过规范睡眠行为, 让睡眠回到正常轨道上来,那么完全可以对睡眠药物暂时说不!

我们的机体每天都处于睡眠和觉醒两个状态,打个比方说,这二者就像是太极图中的阴阳鱼,睡眠状态和觉醒状态各占一半(其实严格地说,睡眠占三分之一,觉醒占三分之二),二者是相互对立、相互补充,又是可以相互转化的。我们的机体具有很强的自我修复能力,我们可以从优化和改变觉醒状态入手,让机体在白天合理分配精力和体力,进而改善夜间的睡眠状态和睡眠质量,让睡眠和觉醒形成和谐的对立统一关系。因此,当出现睡眠问题时,不要急于刀刃向内,一味盲目增加睡眠药物的种类和剂量,如果改变思路,首先调整白天的状态,治疗效果往往会事半功倍,这种治疗方法有点类似于三十六计中的"围魏救赵"。我将这种改善白天精神状态和调整夜间睡眠状态同步进行的治疗方法称之为**"睡眠心身同治法"**,在下一章节将对"睡眠心身同治法"的三原则进行详细阐述。

在决定系统使用药物治疗之前, 我们还可以参考国外专家尝试通过改善白天状态来改善睡眠的方法——失眠认知行为疗法。2012年，英国拉夫堡大学体育、运动与健康科学学院教授凯文·摩根（Kevin Morgan）和他的团队在英国经济与社会研究理事会（ESRC）的资助下，开展了名为"CBTI"的研究项目，CBTI（Cognitive Behavioral Therapy for Insomnia），即**"失眠认知行为疗法"**，其核心就是帮助患者在不使用药物治疗的情况下，通过行为矫正来改善患者的睡眠状态。经过十余年在英国乃至全球范围内的样本研究，实践证明这种方法是行之有效的，也成为失眠患者首选的非药物治疗方案。

从本质上讲，认知行为疗法是一种心理治疗方法。这种治疗方法并没有太多复杂的专业术语，操作起来也很简单，即便是没有精神科专业背景的普通医生也能轻松掌握，甚至各个年龄段的失眠患者都可以学习并使用，无论是急性失眠还是慢性失眠，都可以尝试这种疗法。大多数人在4~6周内都可以让睡眠质量得到优化和改善。也许有人会问，这么好的疗法为什么没有广泛普及呢？如果我们早知道利用认知行为疗法就可以治疗失眠，那我们还需要睡眠药物吗？

其实，所有的治疗方法都是一把双刃剑，认知行为疗法虽然安全有效，但在治疗的初始阶段，治疗进程是很缓慢的，甚至在治疗刚开始的前两周，患者因为原来不良的睡眠习惯受到限制，可能会感觉睡眠质量反而不如以前。而且，参加认知行为疗法的患者，相当一部分人因为长期失眠而伴有明显的焦虑抑郁症状，还有的患者已经长期服用镇静催眠药物，对药物形成了依赖，如果在这个阶段让患者立即完全摆脱药物，仅靠心理治疗和行为矫正来战胜失眠，显然是不现实的。所以，认知行为疗法的短板往往出现在治疗的初始阶段，很多患者因为无法接受认知行为疗法初期失眠和焦虑的加重，而导致脱落率升高，最终无法完成认知行为疗法的全疗程。

其实,药物治疗和认知行为疗法本身并不是完全对立的,有很多长期使用药物的患者,在睡眠和情绪都稳定的情况下,配合认知行为疗法,不但减少了药物使用剂量,甚至最终完全摆脱了睡眠药物,这也是认知行为疗法值得推广的另一个原因。所以,无论是药物治疗还是认知行为疗法,都不应该被过度神奇化或过度妖魔化,它们都是帮助我们战胜失眠的重要手段,合理运用好这两种方法,就能够改善我们的睡眠状况。如果过度强调和夸大某一种治疗方案,而忽略、贬低另一种方案的效果,最终受损的还是我们自己的睡眠质量。

说了这么多关于认知行为疗法的内容,可能很多读者已经迫不及待想知道,这一疗法到底是怎么操作的呢?别着急,且听我慢慢道来。

失眠认知行为疗法其实并不复杂,它主要包括 5 个方面的内容:一是睡眠卫生教育,二是刺激控制,三是睡眠限制,四是松弛疗法,五是认知疗法。接下来,我们逐一进行解析。

失眠认知行为疗法的第一个核心内容就是睡眠卫生教育。简单来说,就是告诉失眠者哪些事情可以做,哪些事情最好不要做。例如,睡前要布置好房间,调整好适合的温度、湿度、光线和气味;选择合适的床、被子和枕头等卧具;睡前尽量避免观看情节激烈的书籍和影视作品;不要接触影响睡眠的烟、酒、茶、咖啡等精神活性物质;要进行适量的体育锻炼等。有人可能会发现,这些不就是我们前文 4 小节所阐述的内容吗?确实如此,但我们前文详细讲述的内容只是日常睡眠卫生教育的一小部分,还有很多关乎睡眠的细节需要进一步深挖细研。虽然这些睡眠卫生教育内容看起来简单,但要真正严格执行并不容易。需要注意的是:每个人对睡眠的需求都不尽相同,因此,在日常睡眠中,还需要根据个人特点不断调整和细化,最终形成个性化的睡眠方案。例如,我们可以用**"午睡"**这个容易被忽视的睡眠卫生问题,来说明制订个性化睡眠方案的重要性。

　　我们平时是否应该午睡？如果需要午睡，应该睡多久？这些都是睡眠卫生教育需要关注的问题。

　　对于多数上午进行紧张工作或学习的人来说，往往会出现"中午不睡，下午崩溃"的情况，中午的小憩，就像是下午工作的续命良药，能让他们更好地进入工作或学习状态。需要说明的是，我们通常所说的一天需要8小时睡眠，指的是全天睡眠时长的总和，其中包括午睡和夜间睡眠的时长在内。机体对睡眠的需求是实行"总量控制"的，也就是说如果午睡时间达到2小时，那么夜间睡眠的实际需求就只剩下6小时了。因此，很多认知行为疗法指南中，都将"禁止午睡和小憩"作为改善睡眠的重要环节。但是，所有事物都具有两面性，对于"是否需要午睡"这个问题，不能一概而论地否定，而是需要根据患者的个体差异制订具体方案。比如，对于早睡早起型人群来说，午睡能让他们在下午的工作和学习中保持良好状态，是提升效率的重要手段。而且，随着年龄的增长，对于患有腰椎间盘突出、高血压等疾病的人来说，完全禁止午睡很可能会引起旧病复发。因此，对于这类人群来说，午睡不是该不该睡的问题，而是该如何更科学、更合理地享受午间时光的问题。

　　那怎样才能让午睡更加科学、合理呢？我们不妨重新回顾一下睡眠的结构。在第一章中曾提到过，一段完整的睡眠包括嗜睡期、浅睡期、中睡期、深睡期和快速动眼期5个阶段。其中，嗜睡期和浅睡期就像是睡眠的前奏，真正能够让大脑和机体解除疲劳的是紧随其后的中睡期和深睡期这两个慢波睡眠阶段，它们往往在睡眠开始后40~60分钟出现。同样，午睡时是否出现慢波睡眠，也决定着午睡是否会占用每天8小时睡眠时长的总份额，决定着是否会影响夜间睡眠时长。换言之，如果午睡只停留在嗜睡期和浅睡期，不进入中睡期和深睡期，就可以将午睡对夜间睡眠的影响降到相对最低；反之，如果午睡时间超过1小时，进入了慢波睡眠阶段，夜间睡眠的份额就会受到影响,夜间睡眠的质量和数量都会相应下降。因此,对于那些确实需要通过午睡来缓解身体不适的失眠患者来说,尽量将午睡时间控制在半小时左右, 这样才能最大限度地平衡好午睡和夜间睡眠的关系,这也很好地体现了"认知行为疗法需要根据个人特点不断调整和细化"的内涵。

如何科学午睡,只是睡眠卫生教育中的一个小方面,我们在这里只是抛砖引玉地简单讲述一个知识点, 睡眠卫生教育还有很多内容需要我们去深入探究、点滴积累,并结合每个人的自身特点量体裁衣。

失眠认知行为疗法的第二大核心内容是刺激控制。所谓刺激控制就是要建立人的身体和床之间的正确联系。如今, 随着躺在床上看手机、看电视的时间不断增加,对于多数失眠患者而言,或多或少都存在对床的过度使用问题, 这在脑电图测查中体现得尤为明显。在第二章中曾经提到过,脑电图能够客观反映睡眠和觉醒情况,正常情况下,在清醒状态时,如大脑在思考时,脑电图会呈现 β 波;如果这时我们闭上眼睛放松一下,振动频率相对较慢的 α 波就会出现;随着睡眠逐渐从嗜睡期、浅睡期进入中睡期、深睡期,频率更慢的 θ 波也会相继出现;而振动频率最慢的 δ 波只有在深睡眠时才会出现(前文反复提到的慢波睡眠中的慢波,指的就是 δ 波),大脑在清醒状态下是不会出现这种波形的(图 6.1)。

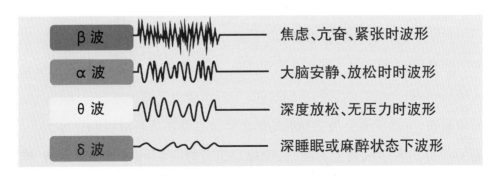

β 波	~~~	焦虑、亢奋、紧张时波形
α 波	~~~	大脑安静、放松时时波形
θ 波	~~~	深度放松、无压力时波形
δ 波	~~~	深睡眠或麻醉状态下波形

图 6.1 脑电波四种重要波形与大脑状态的关系。

现在，我们重新梳理一下睡眠和脑电图之间的关系，就能明白为什么要限制失眠患者对床的过度使用了。由于相对懒散的生活习惯，我们大量的空余时间都是在平卧的方式下度过的，这就使 α 波出现的频率大幅增加。也就是说，只要平躺在床上，哪怕是清醒地在看书、玩手机，但大脑已经默认进入了一期睡眠阶段。如果将这个阶段的时间也算进睡眠时间总量里，就会发现，很多失眠患者的睡眠总时长不是太少，而是太多了。有些失眠患者因为夜里睡不好，白天就抓住各种空闲时间躺下来补觉，仔细算算，可能每天平躺在床上的时间总和多达十几个小时！这种依靠延长卧床时间获得的睡眠，质量非常差，不但不能增加深睡眠时间，还会陷入一个怪圈：夜里越睡不着，白天就越想躺着；白天越躺着，夜里就更加睡不着，从此形成恶性循环。打个比方，我们每天的睡眠需求就像是一包奶粉，卧床时间就像是冲奶粉的水。水倒得越多，冲出来的奶粉就越稀。我们的深睡眠，也在长时间卧床中被稀释了！

因此在认知行为疗法的第二部分中，着重强调的是限制在床上的行为，或者说是**限制卧室行为**。大家一定要记住，床只能是用来睡觉和夫妻亲密相处的地方，如果没有困意，就千万不要到床上去！范围再扩大点说，如果没有困意，就尽量别待在卧室中！只有当你感觉眼皮发沉，脑袋昏昏欲睡的时候，再进入卧室上床。如果暂时没有困意，只是处于睡眠的准备阶段，就不要尝试着躺在床上看看自己能不能睡着。

可能有的读者会问，如果到了该睡觉的时间，可躺在床上一直睡不着，这时候该怎么办呢？其实办法很简单。如果躺在床上 20 分钟内仍没有入睡（这只是个粗略估算的平均时间，千万不要为了准确掌握这个时间而反复看表，不然反而会加重睡前的焦虑情绪），就不要再继续躺在床上了，赶紧起身到客厅或其他房间，甚至可以打开灯、打开电视，重新泡脚、按摩，再进行一次睡前准备工作，直到又有了困意为止。如果回到房间还是睡不着怎么办？那就继续重复这个步骤，直到能入睡为止。

也许有的读者会担心，这样折腾一晚上，早上怎么能起得来床啊？估计第二天又要躺在床上补觉了。其实这恰恰是刺激控制的绝对禁止项。刺激控制的核心是提高有效睡眠质量，因此即便夜间没有睡好，早上也要尽量按照日常制定的时间表在固定时间起床，千万不要因为夜间睡眠质量不高而随意延长卧床时间。进一步来讲，我们不仅不能养成晚上睡不好就早上赖床的坏习惯，还要建立每天都在固定时间起床的作息习惯，不要受睡眠质量、情绪、是否周末这些因素的影响，让大脑形成一个每天按时起床的良性反射。

总而言之，所谓刺激控制，归根结底就是要把失眠及失眠伴发的焦虑抑郁、沮丧挫败等负面情绪产物，都和"床"切断联系，培养出"躺在床上就是为了睡觉"的条件反射。这样一来，即便是偶尔出现失眠，我们也能够及时进行自我修复，而不会出现"怨睡尤床"的情况了。

46. 重新认识睡眠

在介绍了失眠认知行为疗法的前两部分内容后，相信大家对如何建立良好的睡眠习惯已经有了一定的了解。接下来，我们将深入探讨这一疗法的**第三个核心内容——睡眠限制**。

如果说刺激控制的目的是建立"人"与"床"之间的睡眠关联，那么睡眠限制的目的就在于优化我们的睡眠质量，就相当于滤掉睡眠这杯"牛奶"中多余的水分。正如我们之前所提过的，高质量的睡眠就像一包浓缩的奶粉，而卧床时间（包括浅睡眠在内的总睡眠时间）则是冲泡奶粉的水。水越多，奶的味道就越淡；反之，水越少，奶的味道就越浓郁。因此，提升睡眠质量的最直接方法之一就是减少总的卧床时间，这正是睡眠限制的核心思想。

然而，睡眠限制并不意味着盲目地减少睡眠时间，也不是睡得越少越好。它的关键在于在保障睡眠质量的前提下，适度减少睡眠时间。例如，对于一名 30 岁左右的男性来说，他的有效睡眠时间通常为 7.5 小时左右。如果存在睡眠障碍，可以通过睡眠限制将他每天的睡眠时间调整到 6.5~7 小时。这种方法类似于某些商品的"饥饿营销"策略，就是通过让每天的睡眠时间略微不足，来增强第二天对睡眠的需求，经过一段时间的调整，睡眠质量往往会有所提升。对于天生睡眠时间较短，或者睡眠修复能力较强的人，睡眠限制的力度可以适当加大，通过短周期内大幅压缩睡眠时间的方式，迅速提升睡眠质量。但需要注意的是，睡眠限制并非无限制地压缩睡眠时间，原则上其下限是每天的睡眠时间不少于 4.5 小时。如果压缩幅度过大,可能导致疲劳感增加、免疫力下降,反而适得其反,无法达到改善睡眠的效果。

在合理压缩睡眠时间后,睡眠有所改善,那么什么时候可以再恢复到正常的睡眠时长呢?这主要取决于我们的**睡眠效率**提升的程度。那么,什么是睡眠效率呢?简单来说,睡眠效率是指机体进入睡眠状态的总时间占总卧床时间的百分比。例如,老张晚上9点就躺在床上准备睡觉,但一直翻来覆去睡不着,直到12点才入睡,早上6点醒来后又躺到8点才起床。这样算下来,老张的实际睡眠时间只有6个小时(从12点到6点),而他的总卧床时间是11个小时(从晚上9点到早上8点)。因此,他的睡眠效率就是6/11,约为54.5%。相比之下,小李每天躺在床上不到半个小时就能入睡,一觉睡7个小时,闹钟一响就能马上起床,他的睡眠效率就是7/7.5,约为93.3%。

那么,在实际操作中,我们该如何利用睡眠效率这个指标来进行睡眠限制呢?这个基本操作原则就是,在睡眠效率低于80%或高于85%的情况下,以每次15分钟为单位进行定期的增减。举个例子来说明,假设小陈每天晚上11点上床睡觉,早上7点起床,睡眠总时长是8小时。如果他的睡眠效率达到85%以上,也就是实际睡眠时间超过6小时48分钟,那么他就可以将卧床时间延长15分钟,调整为晚上10:45上床或者早上7:15起床;而如果他的睡眠效率低于80%,也就是实际睡眠时间少于6小时24分钟,那么他需要减少15分钟的卧床时间,即每天推迟到晚上11:15上床或者提前到早上6:45起床。如果睡眠效率为80%~85%,则可以暂时保持现状,继续观察。通过这种精细的调整,我们的睡眠质量就能在波浪式前进的基础上,越来越趋于正常和稳定。

睡眠限制的理论看似简单,但在实际操作中却有一定的难度。要想取得良好的治疗效果,必须掌握好两把"金钥匙":一是精细,二是坚持。这就要求患者严格控制卧床时间,并以15分钟为单位,根据睡眠效率进行阶段性微调。因此,多数睡眠限制疗法需要在专业睡眠监测的基础上精准实施。当然,随着科技的进步,许多智能化穿戴设备也能提供深睡眠时长的数据。虽然这些设备的准确度无法与专业睡眠检测设备相比,但他们为精准实施睡眠限制提供了快捷的操作基础。

接下来,我们再来看看失眠认知行为疗法的第四方面——松弛疗法。

许多失眠患者都有类似的经历:失眠带来的最大困扰并不是漫漫长夜,而是躺在床上辗转反侧、难以入眠的煎熬。这种现象的核心问题其实就是睡前焦虑。你越是担心睡不着,就越容易紧张;越是紧张,脑子里就越容易胡思乱想;而越胡思乱想,大脑就反而越清醒,从而陷入恶性循环。你可能已经提前做好了充分的睡眠准备:铺了床,泡了脚,房间的温度、湿度、光线和味道都调整得舒适宜人,自己很早就躺在床上准备美美地睡上一觉,但是偏偏在这个时候,"数不清的往事涌上心头",脑子里像放电影一样,最终翻来覆去,折腾了一整夜也依然无法入睡。睡前焦虑不仅会导致精神高度紧张,还会让身体也进入紧张状态,原本舒适的被子仿佛变成了荆棘丛生的灌木丛,无论怎么翻身也找不到一个合适的入睡姿势。

当出现睡前焦虑时,不必过于慌张,治疗上有很多解决方案。其中一种方法是借助小剂量的抗焦虑药物,如苯二氮䓬类药物;另一种方法则是我们要重点介绍的松弛疗法,它可以帮助缓解焦虑带来的紧张情绪。

松弛疗法的目的,顾名思义,就是让机体在睡前进入放松状态。它的操作方式多种多样,甚至不需要严格遵守固定的操作流程,但核心目标是一致的:增强大脑对神经系统的控制能力,减少焦虑。例如,可以在睡前一小时调暗室内灯光,播放一些节奏舒缓的背景音乐,采取双腿自然下垂静坐或者盘膝打坐的姿势,闭目养神,调整呼吸,重点是放空大脑,让全身处于松弛状态,这就是最简单的放松疗法。

更专业的放松疗法操作则更加具体,包括肌肉放松、呼吸放松、意象训练和正念放松等几个方面。具体来说:**肌肉放松**就是在音乐或语音引导下,逐渐放松身体,一般的顺序是从肩部到手臂,再到头部和躯干,最后到腿部,最终达到全身放松的状态;**呼吸放松**是指在肌肉放松的同时,控制和减慢呼吸频率,想象空气在体内流动的状态,从而缓解情绪上的紧张;**意象训练**是指通过想象身体每一块肌肉的状态、每一次呼吸带来的身体变化,让思维和身体形成统一的放松状态;**正念放松**则是指通过以上一系列的方法,帮助大脑排除杂念,抛开不必要的思维和判断。正念放松的重点在于只需要关注当下的状态,而不要过多考虑其他影响因素,比如只专注于躯体的感觉,最终达到松弛的目的。这些方法听起来可能有些复杂,但实际操作起来非常简单。许多放松疗法的音乐和语音引导都可以从专业网站下载,只需要随着语音提示逐步操作即可,非常容易上手。如果想要进一步学习,也可以在专业老师的指导下进行,这样可以根据练习中的具体问题进行有针对性的调整,效果会更好。

当然,要想缓解睡前焦虑,仅仅依靠睡前的临时放松是不够的,我们还需要通过白天进行**冥想训练**来改善情绪和认知,修复白天的状态,从而为调整夜间的睡眠打下良好基础。

看到这里,有的读者可能会问:松弛疗法是不是和我们传统医学中的气功疗法非常相似?其实这二者确实有许多共通之处。气功,也被称为"导引",是传统医学的瑰宝。它通过肢体运动、呼吸运动和肢体按摩等方法,借助运气、行气来改善情绪和睡眠。传统气功中专门有一类卧功和坐功,就是针对性地用来调整睡眠的。明代高濂在《遵生八笺·延年却病笺》中专门提及了一幅左右睡功图,就是用来帮助改善睡眠的导引方法,与松弛疗法有异曲同工之妙。改善睡眠的气功导引同样强调"放松"二字,要求做到呼吸守意、思想放松、排除杂念、心绪安宁,同时还要虚胸实腹、气沉丹田、息息归根,才能内气充盈、生机横溢。当然,气功导引博大精深,篇幅所限,无法详细展开论述,有兴趣的读者可以在专业人员的指导下进行深入学习。除了睡前的松弛疗法,白天的放松训练同样重要。在这方面,中医气功导引提供了很好的借鉴,利用白天的时间,练习一些八段锦、五禽戏、太极拳等传统功法,有助于身心放松,对改善睡眠大有裨益。

最后我们来谈谈**失眠认知行为疗法的第五个方面——认知疗法**。

前面提到的失眠认知行为疗法的前四部分,主要是针对改善睡眠质量和效率的具体操作方法,而最后一部分的认知疗法,并不是针对失眠的治疗操作,而是帮助我们对自己的睡眠有一个清醒的认识。因为在临床上,我们经常遇到这样的患者,他们总是担心:"我已经连续三个晚上没有睡好了,我是不是已经不会睡眠了?""我每天早上一起床,就在担心今天晚上我再出现失眠怎么办?""医生给我开的药,我吃了还是睡不着该怎么办?""我夜里做了一整晚噩梦,今天白天肯定要出问题……"

这些都是失眠患者的常见心理状态,医生常常需要耐心地解释和安抚,但患者往往在反复追问中自信心愈加受挫,再加上夜间睡眠障碍本身带来的挫败感,更增加了患者对自己睡眠改善的失望,甚至是绝望感。

而认知疗法就是帮助我们对自身的睡眠状态和改善睡眠的目标有一个清醒的认识,也就是我们要对自己的睡眠状态进行合理评估,例如:我失眠多久了?目前每天能睡多久?通过行为治疗,我能够改善多少?离我的期望值还有多远?这些问题有助于我们更客观地看待自己的睡眠问题。

有的读者可能会说:"您说的这些有关睡眠的道理我都明白,但是实际操作起来却是困难重重,关键是自控力不够,很难坚持下来,达不到预期的目标,这个问题该如何解决呢?"

其实,认知疗法不仅仅是理论上的指导,它还包括一系列具体的措施,帮助大家纠正错误的睡眠观念。其中第一个重要的方法就是**写睡眠日记**。相信很多人都有记日记的习惯,而对于失眠患者来说,睡眠日记是检验认知疗法疗效的重要工具。通过记录每天的入睡时间、觉醒时间、午休时间等信息,甚至可以将自己的睡眠状况绘制成曲线图。经过 4~6 周的记录,你可以清晰地看到自己睡眠改善的轨迹,从而增强对认知疗法的信心,并更有动力坚持下去。

除了记录睡眠数据,睡眠日记还可以用来记录情绪变化,例如,"今天睡得比昨天好,我感觉很开心""这两天的睡眠有些波动,医生说是正常的,我还要继续努力改善,加油!"这些对情绪的真实记录虽然不像数据那样具体,但却能够从潜意识里激励失眠者的自信心,帮助他们树立改善睡眠的决心和信念。无论是高兴还是悲伤,情绪都能够影响我们的身体状态,激发内在的动力。因此,在睡眠日记中加入每天的心境变化——无论是睡眠改善后的喜悦,还是辗转难眠的苦恼——只要记录下真实的心理感受,都会对改善睡眠效果、激发机体潜能大有裨益。

第二个重要方法是**睡眠经验交流**。这个环节需要在专业人员的指导下进行。参加认知疗法集中训练的患者会在专业人员的带领下,定期召开座谈会,每位学员可以畅谈自己在认知疗法中的收获和经验,同时可以交流练习方法和心得体会。专业指导人员则会针对每个人的发言调整下一步的练习重点,及时纠正偏差,优化睡眠策略。

这样的形式是不是很熟悉?没错,它类似于许多经验交流会、企业年会。这种圆桌会议的目的是通过强化沟通的方式增进失眠患者之间的交流,让有共同问题的人群形成思想上的共鸣,增强每个人战胜失眠的信心和决心。通过参加这样的交流,失眠患者会感受到自己并不是孤军奋战,而是有一个专业团队和一群有相似经历的人在支持自己。

除了以上两种方法,认知疗法还有许多其他方案,核心目标都是相同的:增强患者的治疗信心,纠正不规范的睡眠行为,最终改变对睡眠的认知,从而帮助患者逐步恢复健康的睡眠模式。

47. 古人的智慧

前面的两个小节介绍了失眠认知行为疗法（CBTI）的基本操作方法，相信读者们已经感受到，凯文·摩根教授和他的团队对睡眠的理解确实有其独到之处。虽然我们的祖先未能与摩根博士进行思想上的交流，但是东方先贤对睡眠的思考与治疗方式，却与千年以后的摩根博士有着异曲同工之妙。《黄帝内经·灵枢·口问》中说："阳气尽，阴气盛，则目瞑；阴气尽而阳气盛，则寤矣。"这与失眠认知行为疗法中通过改善白天状态来调整睡眠的策略思路是基本一致的。历史的发展往往殊途同归。

谈到睡眠障碍的中医治疗，很多人首先想到的是中药治疗。的确，中医药是治疗睡眠障碍的宝库，其中有许多经典方剂可以直接拿来或者根据病情加减使用。然而，这并不是我们今天讨论的重点，读者们更关心的可能是与失眠认知行为疗法最接近的非药物治疗方法。因此，我们暂且将中药方剂的讨论留到下一章，先来看看在不使用药物的情况下，我们的祖先有哪些治疗失眠的智慧。

事实上，正如许多朋友所想到的，中医非药物治疗失眠的首选方法是**针灸治疗**。针灸因其博大精深而被誉为传统医学皇冠上最璀璨的明珠。在解释针灸治疗失眠的原理之前，我们需要先根据传统医学理论，简要介绍一下人体经络的基本常识。

中医将人体的经脉系统分为十二条正经和八条奇经。其中，正经包括手部的三条阴经和三条阳经、足部的三条阴经和三条阳经。位于四肢的十二条正经和位于人体前后正中线的两条奇经任脉和督脉，共同构成了首尾相连的人体十四条经脉大循环网，这也是气功理论中的"大周天"。在中医理论中,人体的五脏与情志密切相关。具体来说,心藏神、肺藏魄、肝藏魂、脾藏意、肾藏志,因此,失眠和情绪障碍往往与五脏功能的失调有关。明代医家张景岳在《景岳全书》中说:"寐本乎阴,神其主也,神安则寐,神不安则不寐。"这表明睡眠和"心神"息息相关。如果五脏之间阴阳失衡,出现心脾气虚、肝肾阴虚、气血两虚、心肾不交等诸多症状,都可能导致失眠。在治疗失眠时,中医常采用针灸疗法,主要选取五脏及心包经(即六条阴经)上的井荥输经合"五腧穴",并根据"虚则补其母,实则泻其子"的原则取穴治疗,最常用的主穴包括手厥阴心包经的内关穴、足厥阴肝经的太冲穴等。根据具体症状,还可以选取心俞、脾俞(适用于心脾两虚),或肝俞、间使(适用于肝火上炎),或丘墟、大陵(适用于心胆气虚)等穴位。说到这里,可能有些读者已经感到有些复杂了。不过别担心,我们不需要深究这些理论细节,只需要知道针灸师在治疗脑功能失调造成的失眠时,不只会"头疼医头",只在头部取穴,还会"脚疼医脚",在四肢上扎针治疗。

除了这些循经辨证的取穴外,有没有更简单易懂、对失眠有治疗特效的穴位呢?答案是肯定的。在后颈部有一个叫作**"安眠穴"**的经外奇穴(图6.2)。所谓经外奇穴,是指不属于正经或奇经上的 361 个经穴之外的穴位,它们虽然不在经脉上,但对某些疾病有特殊疗效。安眠穴位于翳风穴和风池穴之间。要找到这个穴位,可以将四指并拢,小指顶在耳垂后方,手指指向后发际线,中指所在的位置就是安眠穴。这个穴位具有平肝熄风、镇惊安神的功效。在专业针灸师的指导下,每天睡前针灸一次,可以有效缓解头晕目眩、失眠焦虑等症状。我现在正在和陈强主任团队及相关机构研发一款"安

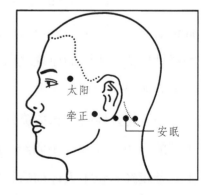

图 6.2　安眠穴。

神定志"精油，睡前涂在安眠穴上，通过捻按、揉搓等手法，让精油的有效中药成分从穴位吸收，从而起到稳定心神、改善睡眠的功效。

针灸治疗失眠的效果确实较好，而且与药物治疗相比，没有副作用和宿醉感。然而，针灸治疗必须在专业医生的指导下进行，没有行医经验的人自行操作不仅效果不佳，还容易发生危险。那么，有没有适合中医初学者自行操作的简便验廉的方法呢？

我们可以试试**按摩治疗**。在失眠认知行为疗法的第四部分——放松疗法中，我们也曾提到过按摩和导引。由此可见，虽然中医和西医的理论基础有所不同，但在实际操作中，两者其实有很多相通之处。

按摩治疗的取穴原则与针灸疗法相似，但由于按摩没有创伤性，危险系数大大降低，因此取穴范围可以更广。尤其是头部的穴位，如印堂、神庭、睛明、攒竹、太阳、头维、风池等，都可以在睡前用双手轻轻揉推、捻压，力度不必太大，以感到酸胀、发热为宜。如果有条件，还可以配合使用一些芳香类精油，帮助穴位充分吸收精油，达到治疗效果。除了头部穴位，还可以根据症状选择腹部和四肢的穴位进行按摩。例如，腹部的中脘、关元、气海、天枢等穴位，对于阳气不足、胃肠功能欠佳伴发的睡眠障碍有一定的改善作用。四肢的取穴范围更广，可以根据经络理论，选用内关、大陵、神门、足三里、丰隆、三阴交等腧穴，对于心脾气虚、肝火上炎、心肾不交等不同病因进行针对性治疗。治疗手法上，腹部的可以采取推、揉等手法，而四肢的穴位可以点、按、压、捻等方法并用。

说到四肢的按摩，我们自然会拓展一下思路：如果先用热水泡脚，再针对性地进行按摩，这不就是常见的足疗吗？其实，足疗并不是现代才流行的新发明。中医认为，"脚为精气之根"，因此泡脚的方法在古代就已经被广泛应用。热水可以促进足部的血液循环，如果在泡脚后按摩足太阴脾经、足少阴肾经和足厥阴肝经的穴位，可以更好地改善肝肾功能，平肝潜阳。如果条件允许，还可以在泡脚水中加入一些具有活血行气、安神助眠的药物，这样既能通过热水促进药物的吸收，又能借助药物增强足部的血液循环，从而达到改善睡眠的效果。

　　除了按摩和足浴，我们还可以尝试**耳穴治疗**(图 6.3)。耳穴理论是 20世纪 80 年代在中医经络理论和人体全息理论基础上发展起来的一套治疗体系。简单来说，就是将耳朵视为人体的一个缩影，五脏六腑在耳朵上都有对应的反射区域。通过持续刺激相应区域，可以治疗某些与脏腑相关的慢性疾病。目前，经过国家标准认证的耳穴共有 91 个。

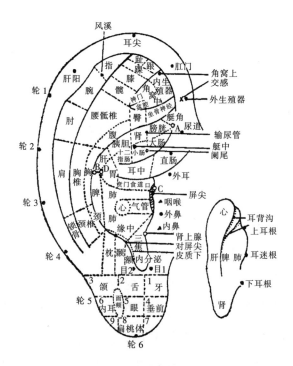

图 6.3　耳穴。

耳穴的操作比较简便，只要把粒状植物种子用胶布贴在相关位置，每天适度捻揉，达到酸胀发热的效果即可。这种粒状种子可以是白芥子、急性子、益智子等药物，甚至可以用绿豆、磁珠等，当然比较讲究的还是使用王不留行籽，治疗效果相对最好。当然，也有的医生可以使用毫针针刺、三棱针、皮内针等方法，但实际操作上并不简便，还有感染风险，因此今天并不作为主要方案推荐给大家。

耳穴治疗失眠的主要取穴包括皮质下、脑干、枕、肝、肾、内分泌等穴位，与传统中医理论一致，这些穴位可以根据患者的具体症状变化进行调整。例如，对于多梦的患者可以加胆穴，对于食欲不佳的患者则可以加脾、胃等穴位。

除了物理疗法，我们是否可以通过一日三餐来改善睡眠呢？当然可以。中医认为，每一种中药材都对应相应的"四气五味"，能够优先被所属的脏腑吸收，这就是所谓的"药物归经"。事实上，我们日常食用的许多食材也符合药物的归经原则，只是与药物相比，食材的药性更为温和。《黄帝内经》中说："空腹食之为食物，患者食之为药物"，这是对"药食同源"的最早的解释。《本草纲目》中记载了 48 大类、1897 种药物，其中很多药物是我们日常生活中常见的食材。因此，药性温和、毒副作用小的药物完全可以作为日常食材使用。2002 年，我国卫生主管部门也公布了 87 种既是食物也是药物的清单，进一步肯定了"药食同源"的理念。然而，需要注意的是，药物和食物在法律上有明确区分，一些商家打着"药食同源"的旗号，在普通食物中添加明确属于药物的成分，如罂粟壳、朱砂等，这种行为不仅在道德上不可接受，更是会触犯法律红线。当然，这些内容属于题外话，这里就不展开讨论了。

对于失眠问题，可供选择的药物或者食材种类繁多，我们只着重介绍一种最常见的食材——**酸枣仁**。酸枣仁是鼠李科植物酸枣的干燥成熟种子,在普通药店,甚至农贸市场都可以买到。因其具有养心补肝、宁心安神的功效,历代医家都将它作为治疗失眠的首选药材。《金匮要略》中记载的"酸枣仁汤",就是用来治疗虚烦失眠的经典方剂。酸枣仁味甘酸、性平,通俗来说就是没有什么特殊气味,因此我们可以用酸枣仁来煮粥或泡水代茶饮用,尤其对心脾气虚引起的失眠效果显著。由于酸枣仁的药品安全系数较高,只要不过量使用,日常作为治疗慢性失眠的辅助用品,是比较安全可靠的。

当然,除了酸枣仁,莲子、百合、大枣等药食同源的食材,也可以根据症状酌情使用。但需要注意的是,即便是食物,使用时也需辨证施治。例如,莲子主要用于心火上炎引起的失眠,百合主要用于虚烦失眠,大枣用于血虚失眠。如果不根据症状随意使用,可能会适得其反,甚至产生负面效果。

48. 未来怎么睡

　　除了传统的物理治疗和食疗方法，睡眠这一主题也蕴含着丰富的文化和科学内涵，值得深入探索和研究。"今人不见古时月，今月曾经照古人。"古人的睡眠结构、失眠症状和现代人基本相似，尽管时代不同，但人们对睡眠质量的追求从未改变。古人虽然不知道"睡眠产业"为何物，但在与睡眠相关的产品开发上，他们同样展现了非凡的创造力。从古至今，随着时代的进步和发展，人们也逐步认识到，睡眠不只是一个简单的生理行为，和睡眠相关的产品，其实大有开发可为。

　　还记得前文在卧具中所提到的各种枕头吗？枕头应该就是最早的睡眠周边产品之一。最早对失眠有治疗作用的**药枕**，记载于晋代葛洪的《肘后备急方》，其中记载了使用蒸熟的黄豆填充枕头用来治疗失眠的方法。这一方法的疗效可能并不显著，因此后世对这个处方知之甚少。到了唐代，孙思邈在《千金要方》中借鉴了这一方法，不过这种黄豆枕不是用来治疗失眠，而是用来治疗落枕。

　　此外，古人还发现用决明子、菊花、灯芯草、磁石等材料作为枕芯内容物，均具有不同程度的改善睡眠的功效。南宋诗人陆游在《老态》一诗中提到的"头风便菊枕，足痹倚藜床"，反映了宋代菊花枕的普及。随着认知的进步，人们对枕芯内容物的选择也更加科学化、精细化。枕芯内容物应该根据一年四季的变化及时更换，如春季正是肝气生发的季节，可以选择桑叶青蒿枕；夏季多暑热，可使用菊花蚕砂枕；秋季多燥，适宜使用绿豆枕；冬季容易热郁于内，适合使用灯芯草枕。这听起来有点像传统相声《怯讲究》中的"一夜五更被"，古代的大户人家也未必能够如此繁复地更换枕芯，但从一个小小的枕头也可以看到，古人已经相当关注睡眠周边产品的使用。

不难发现，除了枕头外，与睡眠相关的产品种类非常丰富，就像前文提到的，许多改善卧室气味的香薰、精油等产品，都可以从购物网站上轻松购买；前文提到的各类催眠音乐、白噪音等音效资源，也能通过手机应用商店下载使用。此外，像水床、阳光闹钟等概念性产品，虽然目前市场上较为少见，但它们已经吸引了大量关注，未来很可能会成为睡眠周边产品的重要选择。

然而，在选择香薰、精油等产品时，需要注意两点：一是要有科学的理论依据，二是要选择知名品牌。市场上有些不良商家会在香薰中添加廉价的化学合成物质，如稠环芳烃类化合物。这些物质虽然能产生香味，但却是致癌物，长期使用不仅对健康无益，反而可能带来危害。纯中药精油可以通过特定穴位透皮吸收，从而起到改善情绪、调整睡眠的功效，多数可以长期使用，在安全性上可以保证。

随着科技的进步，人们对睡眠的呵护早已不满足于枕头、香薰、音乐等传统睡眠介质。近年来，**睡眠手环**的兴起成为睡眠领域的一股新潮流。在门诊中，我经常遇到患者用手机软件向我展示他们的睡眠数据，这些软件通常能够精确记录浅睡眠、深睡眠的时间，甚至还能统计夜间翻身次数和做梦频率。相比于患者主观描述的"我一夜没睡"，这种监测方式确实提供了更客观的数据支持。不过，正如"尽信书不如无书"，对失眠症状的诊断也不能完全依赖于睡眠手环的监测结果，毕竟这种监测与我们在医院进行的睡眠监测原理上有很大不同。医院的睡眠监测以脑电图为基础，通过脑电波的波形变化来判断睡眠深度，结果更加精准、客观。而睡眠手环则是依靠手环内置的陀螺仪和监测芯片来监测手部的位置变化及心率的改变，以此来判断睡眠质量，因此两者的数据可能存在明显差异。我通常会建议患者,睡眠手环监测的数据可以作为参考,但如果需要更精确的监测,还是应以医院的多导睡眠监测仪为准。

既然我们可以通过大脑产生的脑电波来评估睡眠质量,那么反过来思考,是否可以通过外界的电磁刺激来改变脑电波,使其从无序状态转变为有规律的快波、慢波交替出现的模式,从而帮助诱发睡眠呢?

1985 年,英国科学家贝克(Barker)基于这一思路创立了英国磁刺激公司,并成功研制出一台能够通过电磁刺激改变脑电波的仪器,这就是后来广为人知的**经颅磁刺激仪**。现在看来,磁刺激的原理并不复杂:高频刺激可以增强大脑的兴奋性,而低频刺激则有助于放松。这种技术通过针对大脑的兴奋或抑制状态对症施治,达到治疗目的。尽管如今看来这一技术并不神秘,但在当时,它却被认为是一项可以与 PET-CT 相媲美的革命性临床发明。我国在 2000 年前后引入了这项技术,并在全国多家精神专科医院开展了相关治疗。由于经颅磁刺激依靠改变电磁刺激的频率治疗兴奋和抑郁,因此,临床上应用比较广泛,常用于辅助治疗精神分裂症、抑郁症、躁狂症及睡眠障碍等。随着经颅磁刺激仪的普及,许多原理相似的脑功能调节仪器也相继问世,如脑电生物反馈同步仪、磁场导仪、大脑电刺激仪等。然而,这些仪器中良莠不齐,既有真正有效的设备,也不乏打着高科技旗号,实则欺骗患者的产品。有些甚至堆砌晦涩难懂的专业术语,误导患者并从中牟利。因此,在使用这些设备时,务必在专业医生的指导下,根据具体病情合理使用。需要明确的是,尽管这些电磁刺激仪器可以作为精神疾病的辅助治疗手段,但是以目前的科技水平,它们还无法完全替代药物治疗。如果有人宣称仅凭仪器就能彻底治愈疾病,甚至无须药物,那么这种说法极可能属于虚假宣传。因此,患者和家属在选择治疗方式时,应保持理性,避免被不实信息误导。

尽管目前尚未实现,但不代表将来也不会有。被称作"硅谷钢铁侠"的埃隆·里夫·马斯克(Elon Reeve Musk)在致力于太空探索和电动汽车研发的同时,近年来也将目光投向了一个全新的领域——**脑机接口**,这一领域的研究或许会改变睡眠的根本结构。

那么,什么是脑机接口呢? 简单来说,它是一种通过外科手术将细如发丝的"神经蕾丝"植入大脑,并与外部电脑连接的技术。通过这种接口,即使是全身瘫痪的患者,也可以仅凭大脑意念操控外接电脑控制的机械手臂,完成高难度的复杂动作。而这样的连接不只是大脑指令的单向传输,它还可以完成信息向大脑的输入。也就是说,只要程序能够匹配,外接电脑就可以让我们的大脑感受到视觉、听觉、嗅觉、触觉等各类感知觉。更深层次来说,通过脑机接口可以实现大脑局部区域的放电,实现慢波睡眠;或者调整快速动眼期,帮助人们塑造自己想要的梦境。随着科技的不断进步,这些曾经只存在于科幻电影中的场景,或许在不久的将来就会成为现实。

然而,这样的未来也让人心生顾虑。试想,如果我们仅凭脑机接口就能体验到丰富多彩的虚拟世界,那么我们是否还需要真实的生活? 更令人担忧的是,如果脑机接口被不法分子控制,我们的思维和情感是否会受到操纵? 就像电脑的磁盘接口一样,一旦对方获得权限,理论上可以随意读取和写入我们大脑存储的记忆,那么我们的隐私和安全又将如何保障? 科学技术如同一把双刃剑,在为我们带来福祉的同时,也引发了诸多前所未有的伦理问题。

当然,我们也不必对新技术过度担忧。利用脑机接口读取记忆,不仅面临伦理上的争议,还存在技术上的巨大挑战,因此真正实现这一目标可能还需要很长时间。相比之下,利用脑机接口实现**"单半球睡眠"**则更为现实,这项技术或许能更快地为人类带来实际益处。

什么是"单半球睡眠"? 正常情况下,我们人类大脑的两个半球是同步觉醒、同步休息的。如果两个半球不是同步休息,而是"交替休息",一个半球觉醒，另一个半球休息，这就是所谓的"单半球睡眠"。事实上，许多动物已经具备了"单半球睡眠"的能力，例如，咸水鳄、海豚、鲸鱼等动物在睡觉时，常常一只眼睛睁开，一只眼睛闭合。一旦视野中出现危险，它们能迅速从睡眠状态清醒过来。另一个典型的例子就是大雁这样的候鸟，它们在迁徙的过程中往往要连续飞行几天甚至几周，在这个过程中，它们的大脑就是一半保持清醒，另一半则进入休息状态。这种能力使它们既能保证飞行安全，又能让身体得到必要的休息。

这些动物之所以能够实现"单半球睡眠"，是因为它们的大脑两个半球在进入睡眠状态时存在显著差异，神经系统能够协调一半大脑休息，另一半保持清醒。事实上，人类也并非完全不能拥有这种能力。在对部分睡眠状态下左右半球的脑电图进行对比研究后发现，人在进入睡眠的过程中，大脑的两个半球并非完全同步，往往一半已经进入了慢波睡眠，而另一半仍处于浅睡眠阶段。这一发现为脑机接口的应用提供了可能性。如果通过脑机接口技术调节两个半球进入深睡眠的进程，那么人类的两个大脑半球也可以拥有不同步的睡眠，或许也能实现"单半球睡眠"。如果这一技术得以实现，将会带来怎样的改变呢？我们可能不再需要传统意义上的长时间睡眠了，而是可以让大脑的一半工作，另一半休息，必要时二者再进行交替，只要身体能够适应，理论上我们可以全天保持清醒，将每天可利用的时间从 16 小时延长至 24 小时。想象一下，这将会对社会形态产生多么深远的影响啊！

当然，一切并非都是那么完美，随之而来的可能是一系列生理问题和社会问题，例如，长期缺乏完整的睡眠可能导致慢性疾病的发病率大幅上升；同时，由于人们不再需要睡眠，粮食和能源的消耗也会成倍增加……这些负面影响可能会带来更为复杂的挑战。

但无论如何，未来可期。

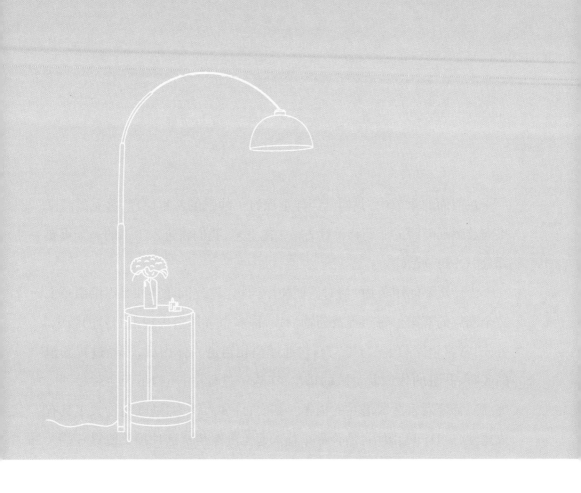

第七章 身药与心药

49. 五个半问题

在前面的章节中,我们已经详细探讨了睡眠的基本原理、常见的睡眠疾病及睡眠障碍的非药物治疗方法。接下来,我们将进入本书的一个重要部分——药物治疗。

为什么要使用药物?何时需要使用药物?这些问题往往难以给出令人完全满意的答案。每当提及药物治疗,许多患者都会表现出明显的顾虑。首先,常言道"是药三分毒",药物通过消化道进入体内后,需经过胃肠道的吸收、肝脏的代谢及肾脏的排出,在这一过程中,药物是否会对心、肝、脾、肺、肾等器官造成潜在的损害? 其次,许多人认为,助眠药物大多具有成瘾性,一旦开始服用,是否意味着永远无法停药? 这种担忧使得一些人将药物与毒品相提并论,甚至选择从一开始就拒绝服用药物。第三,无论是睡眠障碍还是抑郁焦虑,许多人认为这些问题的根源在于心理因素,属于"心病",心病还须心药医,因此更倾向于通过心理调节来解决问题,并不想立即使用药物治疗。凡此种种,如果进一步深究,可能还会有更多类似的疑虑。

事实上,面对这些疑问,即便是专业的临床医生有时也难以准确把握。一方面,医生担心用药过晚可能会贻误了最佳治疗时机;另一方面,又担心过度用药可能导致药物滥用。那么,药物究竟是敌是友? 何时才是药物介入的最佳时机呢? 针对这些由专业医生和患者提出的问题,我们将在接下来的内容中逐一解答。

第一个问题,对于睡眠障碍和情绪障碍,我们应考虑何时使用药物? 首先需要说明的是,睡眠是人体的正常生理节律之一,既遵循一定的客观规律,也允许出现短时间的波动。人类作为社会性动物,生活中的突发事件或情绪波动都可能直接引起失眠。然而,人体并非一台精密到毫无误差的仪器,许多情况下,机体对环境改变的容错能力远比我们想象的要强大。因此,在失眠发生的初期,我们不必过于焦虑,完全可以信赖自身的调节系统,观察一段时间。如果在失眠的最初几天内,随着生活事件的影响因素降低、自身的情绪调整完善及生活节律的逐渐稳定,睡眠问题往往会自然改善,此时无须立即使用药物,通过自我调节即可使睡眠回归正轨。

　　然而,"出现失眠先不用药"这一原则也有其适用范围。对于年轻人而言,试错周期通常不超过一周。也就是说,如果失眠持续一周且自我调整未能奏效,就应在医生的指导下考虑使用药物来改善睡眠。而对于老年人,这一试错周期则更短。人体的睡眠调节能力随着年龄增长而逐渐减弱,年龄越小,纠错能力越强;反之,年龄越大,机体的自我调节能力越差。我们在前文曾举过这样的例子:许多年轻学生在大学期间可以熬夜观看球赛,整夜情绪高涨,即使一夜未眠,第二天补个午觉后,晚上仍能继续熬夜。但随着年龄的增长,这种睡眠修复能力会显著下降。到了五六十岁,不仅熬夜看球难以坚持,甚至睡前观看一部情节紧张的电影,也可能导致整夜辗转难眠。因此,对于老年人而言,一旦出现睡眠问题,药物治疗的重要性往往超过自身调节,成为应对失眠的首选方案。

　　第二个问题,如果决定使用药物,助眠药物能使用多久? 许多患者在用药后睡眠得到改善的第二天,便急切地前来复诊,询问:"医生,我的睡眠已经好转了,什么时候可以停药呢?"当我反问:"您为什么急着要停药呢?",常见的回答是:"我担心这些药会成瘾,形成药物依赖。"如果我再问:"如果这些药物没有成瘾性,或者成瘾性比较低,您还会急着停药吗?"患者往往会犹豫一下,回答:"虽然不着急,但我总觉得每天依赖吃药入睡,这种状态不太正常。"这时,我会进一步引导:"如果您出现的问题不单纯是睡眠障碍，而是高血压或者糖尿病这样的慢性病，您还会急着停药吗？"患者通常会回答："那肯定不行，如果停了药，血压升高，我就会头晕，什么事情都干不了，所以必须要每天服药。"我接着问："高血压发作时，您会感觉很难受，那么失眠后第二天，您是否也会感到很难受？"患者点头："确实难受。"于是，我会总结道："其实，睡眠障碍和高血压、糖尿病一样，都属于慢性病，如果高血压、糖尿病不适宜马上停药，睡眠障碍用药也是如此。所以在确保药物使用安全的前提下，我们不要急于停药。因为停药导致的症状复发对机体造成的损害，远大于药物本身可能带来的副作用。"患者通常会恍然大悟："您这么一说，我就明白了，谢谢医生！"这样的对话在睡眠门诊中几乎每天都在上演，这说明许多人对睡眠障碍和药物治疗仍存在一些常识性误解。

长期的睡眠障碍本质上也属于一种慢性疾病，因此在考虑停药问题时，我们应该像对待慢性病的态度一样来审视。部分患者在系统用药后，睡眠质量显著改善，经过一段时间的治疗，确实可以逐步减药甚至停药；然而，也有相当一部分患者短期内难以完全摆脱药物，实现自主睡眠。对于这些患者来说，药物成了需要长期依赖的"伙伴"，很难达到他们心理预期的"速战速决"。客观而言，虽然长期用药可能对肝肾功能产生一定影响，但是睡眠障碍本身也会导致心脑血管负担加重、免疫力下降、情绪波动等问题。在"两害相权择其轻"的原则下，相较于睡眠障碍对机体造成的负面影响，药物带来的影响甚至可以忽略不计。因此，尽管长期服药对许多患者来说是一种无奈之举，但对于睡眠障碍这种慢性疾病来说，这往往是最优的选择。

当然，我们不必对这一结论感到过于悲观。因为对于大多数需要长期服药的精神科症状来说，还普遍存在一个"季节性服药"的概念。例如，精神分裂症和双相障碍患者在春秋两季往往症状高发，此时必须足剂量、足疗程地服用药物,以避免因为药量不足而引发症状波动。而对于症状比较稳定的患者,在冬季和夏季通常可以进行药物剂量的调整。同样,对于焦虑和抑郁患者,秋季和冬季由于日照减少,体内 5-羟色胺代谢水平下降,这两个季节是抑郁和焦虑的高发期。因此,在此期间即便症状稳定也不应随意减药,甚至还应酌情增加药量,以避免症状反复;但在春夏两季,往往是症状稳定下的减药窗口期。

或许有读者马上会提出**第三个问题:虽然我接受睡眠障碍属于慢性疾病,但是我仍想知道何时可以停药,是否真的需要终身服药?**事实上,许多睡眠障碍患者经过系统治疗后,是可以完全停药的。例如,随着治疗的推进,若患者的睡眠状况持续改善,甚至出现连续两周以上的睡眠过多现象,此时就应该在医生的指导下逐渐减少药物用量。那么,什么是睡眠过多呢? 是否早上不愿意起床就可以称为睡眠过多? 实际上,判定睡眠是否过多,不能仅看总睡眠时长,还需要关注另一个重要指标——首次觉醒时间,即入睡后第一次醒来的时间。

许多读者反映,自己入睡并不困难,但是一般两三个小时后就会醒来起夜,有时能够继续入睡,有时却再也无法入眠。这里提到的"两三个小时"就是首次觉醒时间。如果入睡后仅仅两三个小时便醒来,但之后仍能继续睡眠,则可判定为"首次觉醒时间过短";而若醒来后无法再次入睡,则往往是抑郁症中"早醒"症状的表现。若经过治疗后,首次觉醒时间超过 6 小时,便可以尝试小剂量减药。

有读者可能会问:成年人的平均睡眠时间不是 8 小时吗? 为什么将这一指标定义为 6 小时而不是 8 小时? 还记得我们在上一章中提到的"睡眠限制"的概念吗? 适当地缩短睡眠时间,有助于提升睡眠质量。在治疗过程中,我们无须将睡眠时间拉得过满,而应为机体留出自我调节的空间。正如前文所述,机体的自我调节能力类似于汽车的避震系统,面对小幅波动时，能够迅速恢复至稳定状态。因此，在药物治疗解决主要问题的同时，我们应留出一部分空间，让机体发挥自我调节的主观能动性，并根据病情变化逐渐增加自我调节的比例，压缩药物发挥的空间，这样才能够达到最终减药或者停药的目的。《菜根谭》中有云："花看半开，酒饮微醺。"这种古人的智慧，同样适用于当下的药物治疗。适度而为，留有余地，方能达到最佳效果。

50. 白天不懂夜的黑

书接上文,我们继续探讨患者可能提出的**第四个问题:我出现了睡眠障碍和情绪障碍,是否仅靠睡觉药物就能解决所有问题?** 在临床实践中,我们常常发现失眠患者存在一个共性的问题:前一天睡眠不佳,第二天往往精神不振,同时伴随情绪低落、心烦意乱、容易发怒等抑郁焦虑症状。许多患者认为,这些情绪问题完全是由于睡眠不足引起的,只要睡眠质量改善,情绪自然会好转。然而,问题真的如此简单吗? 事实上,睡眠障碍引发抑郁焦虑的比例远超我们的想象。一项针对某地区神经内科失眠患者的统计显示,到神经内科就诊的患者中,没有主诉失眠的患者抑郁焦虑的发生率为 30.5%;而在主诉中有失眠症状的患者中,这一比例上升至 52.8%!此外,在已经确诊为睡眠障碍的患者中,抑郁焦虑的发生率是无失眠症状患者的 3.5 倍。由此可见,睡眠障碍显著增加了抑郁焦虑的风险,成为情绪健康的重要威胁。如果从另一个角度来看睡眠障碍与抑郁焦虑的关系,问题则更为明显。在已经确诊的抑郁焦虑患者中,睡眠障碍几乎涵盖了情绪障碍的症状谱系,至少 64.6% 的情绪障碍患者都伴有睡眠障碍。即便是经过系统治疗,许多患者的情绪问题得到明显改善,但是睡眠障碍仍作为残余症状存在于 70% 的抑郁焦虑患者中,甚至可能终身难以治愈。可以说,睡眠障碍与抑郁焦虑之间形成了一种互为因果、相互影响的复杂关系,难以明确区分孰先孰后,在治疗上也很难确定哪个症状需要优先处理。

基于此,我提出一种治疗睡眠障碍与情绪障碍共病的方法,称为"**睡眠心身同治法**"。顾名思义,这一方法旨在同步解决睡眠问题和情绪问题,而非分开处理。为什么要采取这种同步治疗的方式呢? 简单来说,睡眠和情绪的关系如同黑夜和白昼,彼此交织、相互影响。正如我们在讨论生物钟时提到的,24 小时内的昼夜交替如同太极图中的阴和阳此消彼长,循环不息。睡眠和情绪的关系也是如此:白天的情绪越积极,夜晚的睡眠就越深沉。"睡眠心身同治法"的药物治疗核心在于:白天使用抗抑郁药物,帮助患者保持情绪开朗;夜晚使用镇静催眠药物,促进深度睡眠。通过这种日夜交替的治疗方式,形成"白天活跃–夜晚安静"的日夜转换关系,消长相容,周而复始。

也许有读者会问:如果我白天情绪并不低落,是否也需要使用抗抑郁药物进行治疗情绪障碍?事实上,情绪和睡眠对疾病的影响并不是各占50%的均等关系。正如我们讨论双相障碍时提到的,在双相障碍患者中,有的以躁狂症状为主(称为双相一型),有的则以抑郁症状为主(称为双相二型)。然而,在治疗上,无论哪种类型,都以心境稳定剂为基本治疗原则,并根据躁狂与抑郁的转换情况配合使用相应药物。同理,对于睡眠–情绪障碍患者,也可分为以睡眠障碍为主的患者(我们暂且称为一型)和以情绪障碍为主的患者(称为二型)两大类。对于一型患者,镇静安眠药的使用比例较高,而抗抑郁抗焦虑药物仅需使用初始剂量,以调节白天的情绪状态即可。相反,如果患者属于以情绪障碍为主的二型,则应以抗抑郁抗焦虑治疗为主,辅以小剂量镇静催眠药物。有读者可能会问:如果我的症状属于白天情绪低落、不愿意活动的二型,而晚上睡眠尚可,甚至出现了抑郁症诊断中"睡眠过多"的症状表现,是否还需要使用镇静催眠药物?严格来说,抑郁症伴发的"睡眠过多"症状实际上更多表现为"卧床时间过长"。若对患者进行睡眠监测,会发现其慢波睡眠(即"深睡眠")所占比例并不高。因此,适当使用小剂量镇静安眠药以改善中睡期和深睡期,对调整白天的情绪状态同样有益。

说到这里,读者可能会发现,对于睡眠–情绪障碍患者,给一型睡眠障碍患者使用抗抑郁药物，以及给二型情绪障碍患者使用镇静安眠药的治疗理念，类似于中医方剂中的"引经药"——虽然剂量较小，却能引药入经，起到画龙点睛的作用。这是否让人联想到太极图中"阳中有阴、阴中有阳、阴阳转化、阴平阳秘"的理念？事实上，"睡眠心身同治法"虽脱胎于中医理论，却是一种纯粹的西医治疗方案，属于典型的"中学西用"。在这一观点上，中医和西医可谓殊途同归。若仔细观察美国睡眠医学会的标志，会发现其设计与太极图颇为相似：在"阴"的半球标注"SLEEP"（睡眠），在"阳"的另一半标注"WAKE"（觉醒）。这表明，在昼夜转换的关系上，西方同行也发现了二者的相生相克关系。正所谓"红花绿叶白莲藕，中西原来是一家"。因此，回到本节的主题：如果对睡眠障碍患者仅使用镇静安眠药物，而忽视白天的情绪问题，便成了"头痛医头、脚痛医脚"，白天的情绪问题将无法得到有效解决。这也引出了**"睡眠心身同治法"的第一条原则——改善睡眠药物和调整心境药物需同步使用**。其实"睡眠心身同治法"还包括另外两条原则，我们将在后续章节再详细展开。

接下来，我们继续探讨第五个问题：**除了睡眠问题，我还患有高血压、心肌缺血和胃肠道功能紊乱，为了全面改善症状，我还找了一位名中医开了汤药，每天我需要服用大量的药物。这些药物在体内会不会相互冲突？**客观而言，虽然不同药物的治疗作用各有侧重，但是药物之间的相互作用却是无法忽视的现实问题。有些药物可能相互促进、增强疗效，有些则可能相互抵消、减弱效果，甚至有些药物之间存在明确的禁忌。因此，对于跨系统治疗的药物，避免同时使用是需要特别注意的关键问题。以酒精和安定类药物为例，二者在体内通过同一类受体代谢，酒精还会放大安定类药物在体内的作用效力，导致药效近乎翻倍，严重时甚至可能引发心源性猝死。因此，对于这类存在相互作用的药物，基本原则是尽量避免同时使用，即"饮酒不吃药，吃药不饮酒"。

那么,在使用西药的同时,配合中药治疗是否安全呢? 应该说,在医生的指导下,按照中西医结合治疗的基本原则,合理使用西药与中药,既能增强治疗效果,又能减少药物副作用,还能够提高患者的依从性,可谓一举三得。然而,我也经常提醒患者,尽管中医和西医在理论和用药上存在差异,但许多药物在体内发挥治疗作用的有效成分是相同的。例如,治疗风寒感冒的中药方剂麻黄汤以麻黄为君药,而西药中用于缓解感冒鼻塞的药物也常含有麻黄碱成分。如果盲目合用,可能导致药物有效成分的叠加,增加风险。因此,我常告诫患者,中医固然是宝贵的医学资源,但不应盲目认为中药一定比西药更安全。既不能因担心副作用而"不敢吃药",也不能因急于求成而"恨病吃药"。毕竟,**"没有永远安全的药物,只有相对安全的医生"**。

最后我们来回答一个简单的问题,姑且称为**"半个问题"**:**由于睡眠不佳,导致心脏不适、食欲缺乏,是否需要服用心血管和消化系统相关的药物?**正如前文所述,人体内最易受到情绪影响的两大系统是心血管系统和胃肠道系统。我们经常在影视片中看到的剧中角色因为生气而"气得胃疼"或是"气得心脏病发作"往往就是这个道理。同样的,由于睡眠障碍引发的情绪障碍,往往也会牵一发而动全身,导致心血管和胃肠道功能失调,出现心悸、供血不足、血压升高、胃疼、肠易激综合征等症状。如果这些症状是因失眠继发而来,大多属于"心身疾病"范畴。随着睡眠和情绪问题的改善,心血管和胃肠道症状通常也会逐步缓解。然而,如果患者本身已长期患有心血管或胃肠道疾病,则需通过多学科联合会诊(MDT),将不同系统药物之间的相互作用降到最低,以确保治疗的安全性。但归根结底,从源头上减少非必需药物的使用,才是解决问题的根本之道。

51. 歪打正着

在前面的两个小节中，我们探讨了药物治疗的一些基本原则。然而，从精神疾病和睡眠障碍的治疗史来看，药物治疗实际上是最后被发现的治疗手段。在 20 世纪初氯丙嗪问世之前，人们对抗精神疾病和失眠的方法可谓五花八门，直到抗精神病药物的出现，才真正为这类疾病的治疗带来了希望。接下来，我们将用几个小节来回顾这些药物的"前世今生"。

在过去的二百年里，合成的精神科药物多达上百种，但临床上常用的药物不过几十种。其中，有些药物是早期研发药物的衍生物，通过增加一个左旋支或去除一个侧键等微小改动而成为新药，整体上与原有药物大同小异；而另一些药物则是针对特定疾病的首创产品，在精神疾病治疗史上具有划时代的意义。传统的药物教科书通常按照化学结构来对药物进行分类，如将抗精神病药分为吩噻嗪类、丁酰苯类、二苯氧氮平类、苯酰胺类等。这种分类方式即便对化学专业背景的人士来说也颇为晦涩难懂。因此，我们不妨打破这种模式，从治疗精神分裂症的抗精神病药、治疗双相障碍的心境稳定剂、治疗抑郁症的抗抑郁剂及治疗睡眠障碍的镇静催眠药这四大类药物中，选取几种具有里程碑意义的药物，回顾它们的合成历史，探讨其发展脉络。首先，我们从"抗精神病药"开始谈起。

事实上，人类对精神疾病的认识历史很久远。无论是东方还是西方，早在古代就已发现类似于精神分裂症、躁狂症、抑郁症、焦虑症等精神异常表现。许多哲学家和医学家还对各种精神疾病进行了详细的分类和病因阐述。例如，古希腊著名医学家希波克拉底提出，人体内包含 4 种最基本的体液：黏液、血液、黑胆汁和黄胆汁。他认为，这 4 种体液的不同构成比例形成了人们复杂多样的性格基础，而某种体液过多则会衍生出相应的精神疾病。

在这种朴素的精神疾病认识观影响下，古代西方医生曾尝试各种对精神疾病的治疗方法，尽管收效甚微，但医生和患者至少仍将其视为需要共同面对的"疾病"。然而，进入中世纪后，人们对精神疾病的认知发生了根本性扭曲。"邪祟致病"学说成为精神疾病病因学说的主流，人们普遍认为精神失常是魔鬼附体的结果，当时的治疗手段充斥着荒诞与残酷：患者被施以火烧、鞭笞、烟熏等驱魔仪式，更有甚者通过颅骨钻孔试图"释放邪灵"。在这种愚昧的治疗下，许多精神疾病患者最终在痛苦中丧生。更令人痛心的是，一些所谓的"精神病患者收容所"，将行为异常的患者囚禁于铁笼中，如同动物园般对外售票展示——在当时人们的眼中，精神疾病患者与马戏团小丑没什么区别。

转机出现在1793年，法国医生菲利普·皮内尔（Philippe Pinel）率先打开了巴黎比塞特医院精神疾病患者身上的锁链，赋予他们基本的人格尊严，让他们能够像正常患者一样自由地生活。这一标志性时间被后世称为"近代精神医学元年"。尽管解除了身上的枷锁，但由于缺乏有效的治疗手段，面对患者的疾病，皮内尔和他的团队依然束手无策。在那个没有特效药物的年代，尽管精神疾病患者不再被社会歧视，但无论是贵族还是平民，都难以逃脱精神疾病的折磨。19世纪巴伐利亚国王路德维希二世便是典型例证：这位饱受精神疾病困扰的君主，由于精神失常而大兴土木，将庄严的皇宫改建为梦幻的童话城堡，最终内阁以路德维希二世患有严重的精神疾病为由而将其废黜，这位可怜的国王最终在1886年投湖自尽。

这样的局面持续了近200年，直到现代化学的兴起，许多新型化学药物相继问世。科学家们开始思考：能否发明一种能够控制兴奋的药物来治疗精神疾病？许多药物企业投入大量资源进行临床试验，但收效甚微。然而,历史总是充满戏剧性——当第一款抗精神病药物真正问世时,它的发明者竟是一位对精神疾病毫无兴趣的医生,而这一发现纯属偶然。

这位幸运的法国医生名叫亨利·拉博利特(Henri Laborit)。1949 年,35 岁的拉博利特在突尼斯一家医院工作。当时,许多需要手术的士兵因为术中疼痛出现了休克症状,如何适度而又合理使用麻醉剂成为医生面临的最大的难题。拉博利特尝试了多种药物,但效果均不理想。于是,他开始思考,能否利用抗组胺药物来增强现有麻醉药物的效果? 在众多备选药品中,拉博利特选择了罗纳普朗公司合成的吩噻嗪类药物"异丙嗪"。出人意料的是,在服药之后,原本躁动不安的患者变得异常安静,手术过程也表现得极为放松。吩噻嗪类药物的镇静作用让拉博利特对抗组胺药物在精神疾病治疗中的潜力产生了浓厚兴趣,并促使他进一步尝试更多同类药物。1951 年夏天,罗纳普朗公司的吩噻嗪类专家保罗·沙尔庞捷(Paul Charpentier)合成了一种新的吩噻嗪类药物,代号为 4560RP。拉博利特将这种药物用于躁狂患者,发现许多患者在注射后变得安静,经过一段时间治疗,部分患者甚至能够平静地打桥牌,基本恢复到了正常状态。这种神奇的 4560RP 后来被命名为"**氯丙嗪**",也就是划时代的首款精神科药物——"冬眠灵"。

精神病学史专家将氯丙嗪的发明与青霉素的发现并列为现代医学史上的里程碑事件。那么青霉素在医学史上的地位如何? 有一种观点认为:"在青霉素问世之前,几乎所有药物都只能算作安慰剂!"由此可见,能够与青霉素相提并论,氯丙嗪在精神疾病治疗领域的历史地位不言而喻。

氯丙嗪虽然具有如此显著的疗效,但是现在临床上的使用率逐渐被新一代抗精神病药物所替代,为什么如今它不再是精神疾病治疗的首选药物? 问题的根源在于吩噻嗪类抗精神病药物的长期、大量使用伴发的一系列问题上。随着治疗的推进和药物剂量的增加,拉博利特发现,许多精神疾病患者出现了肌张力增高、口角流涎、步态蹒跚等类似于帕金森病的症状,部分患者还因药物加重心血管负担而引发一系列躯体化症状。这些副作用导致许多患者及其家属对药物产生恐惧,甚至拒绝服药。经过研究发现,这些类似于帕金森病的症状是由于吩噻嗪类药物作用于脊髓锥体束,导致肌肉不自主运动,因此这类副作用被命名为"**锥体外系反应**",长期出现锥体外系反应还会演变成为"迟发性运动障碍"。如今,我们已经掌握了缓解锥体外系反应的方法,如肌肉注射东莨菪碱,或者口服苯海索,均可有效缓解不适症状。然而,这类药物的副作用也确实降低了患者的依从性,影响了药物治疗的效果。为了解决这些问题,医学界从未停止研发的脚步。在氯丙嗪之后,奋乃静、氟哌啶醇、舒必利、氯氮平等药物相继问世,抗精神病药物的作用机制进一步细化:有的对阴性症状疗效显著,有的对激越的阳性症状效果更佳,有的则将锥体外系反应控制在患者可接受的范围内。20世纪90年代后,以利培酮、喹硫平、奥氮平为代表的新型抗精神病药物陆续出现,同时缓释片、口服液、口崩片的发明,最大限度地降低了药物的副作用和服药后的不适感。抗精神病药物由此进入了一个百花齐放的新时代。

前面提到,有一类精神疾病的症状就像一枚硬币具有正反两面,时而表现为兴奋躁动,时而表现为抑郁沉闷,这就是令许多精神科医生感到棘手的双相障碍。从症状上看,双相障碍患者在躁狂发作时应使用抗精神病药物控制兴奋,而在抑郁发作时则应该使用抗抑郁药物来提升情绪。然而,临床实践表明,这种治疗方案往往导致患者从一种极端状态迅速转向另一种极端状态,这就是我们在临床治疗中常说的"转郁"或"转躁",也就是所谓的"过犹不及"。那么,是否存在一种既能控制兴奋躁动,又能缓解情绪低落的药物呢?答案是肯定的,这就是我们要介绍的精神科第二大类药物——"**心境稳定剂**",其中最具代表性的就是碳酸锂。而**碳酸锂**在精神疾病治疗中的应用,实际上也是一次"歪打正着"的意外发现。

事实上,早在 1817 年,碳酸锂就被用于临床治疗,但当时的适应证并非双相障碍,而是痛风。直到 1948 年,澳大利亚精神病学家约翰·凯德(John Cade)提出,双相障碍和痛风的致病机制可能相同,均与尿酸水平过高有关。于是,他开始尝试将含有不同药物的尿液注射到躁动的小动物体内,观察哪种药物能使动物安静下来。结果发现,碳酸锂在众多药物中脱颖而出,既能有效镇静动物,又不会使其陷入昏睡。由此,碳酸锂被确立为治疗双相障碍的首选药物。这一切看似遵循了科学实验的逻辑,那么又为何称之为"歪打正着"呢?因为如今我们已明确,碳酸锂治疗双相障碍的机制在于抑制去甲肾上腺素和多巴胺的再摄取,从而稳定情绪,与尿酸水平并无直接关联,但是碳酸锂的研发初衷却是基于控制尿酸的理论。因此,碳酸锂被用于治疗双相障碍,堪称精神科治疗史上的一次意外收获。

迄今为止,碳酸锂仍然是治疗双相障碍的首选药物,其治疗有效率高达 70%。然而,这种药物也有其天然的缺陷:治疗剂量与中毒剂量非常接近。这意味着,当患者服用两片药物时,症状可能未能得到有效控制;而当药物增加到 3 片时,虽然症状得以缓解,却可能引发锂中毒。这一特性使得医生在使用碳酸锂时常常有掣肘之感,因此在很长一段时间内,碳酸锂被视为一种令医生既依赖又担忧的药物。幸运的是,随着医学的进步,丙戊酸钠、丙戊酸镁,以及低剂量的新型抗精神病药物均可作为心境稳定剂治疗双相障碍。这些药物的出现极大地丰富了医生的治疗选择,使得面对双相障碍这一复杂疾病时,治疗方案更加灵活多样,不再捉襟见肘。

52. 镇静药物前世今生

精神科药物的研发历史往往充满戏剧性的巧合，正如氯丙嗪和碳酸锂的发现一样，我们将要介绍的第三大类精神科药物——抗抑郁药物的诞生，也源于一次意外的医学发现。随着氯丙嗪的成功问世，医学界对药物治疗精神疾病重燃信心，多家制药公司将合成抗抑郁剂视为下一个亟待攻克的医学高峰。

1956年，瑞士嘉基制药公司（也就是后来大名鼎鼎的诺华制药公司的前身）的精神病学家罗兰·库恩（Roland Kuhn）研发出一款与氯丙嗪化学结构相似的药物。在临床试验阶段，库恩意外发现，这种药物对幻觉、妄想等精神病性症状并无明显疗效，却能明显改善患者的抑郁情绪。基于这一发现，嘉基制药公司将其作为全球第一款抗抑郁剂推向市场，这便是现代抗抑郁剂的鼻祖——**丙咪嗪**。从命名不难看出，丙咪嗪与氯丙嗪具有同源性的化学结构。但是严格来说，丙咪嗪和氯丙嗪在药理学分类上截然不同：氯丙嗪属于抗精神病药物，而丙咪嗪则被归类为三环类抗抑郁剂。尽管三环类抗抑郁剂疗效显著，但也存在明显的缺陷，尤其是其具有突出的抗胆碱能副作用。患者在服用这些药物后，口干、便秘、视物模糊等副作用严重影响了患者的治疗体验和服药的依从性。在丙咪嗪发明后的几十年中，科学家们在三环抗抑郁剂的基础上持续改良，先后研发出多塞平、米安色林、曲唑酮等四环类抗抑郁剂。与三环类药物相比，这些新型药物副作用更小，患者耐受性更佳，至今仍在临床上作为特定类型抑郁症的首选治疗药物，发挥着重要作用。

　　为什么说丙咪嗪的发现也带有一定的偶然性呢？这是因为抗抑郁药物的研发关键并非像搭积木一样简单地组合特定化学结构，而是需要找到与抑郁有关的靶点神经递质。在丙咪嗪研发之初，医学界普遍认为抑郁症是由于患者体内儿茶酚胺水平不足造成的，因此许多抗抑郁药物的研发都围绕这一理论展开。然而，经过多年研究，科学家们发现，5-羟色胺和**多巴胺**才是抗抑郁药物发挥作用的关键神经递质。而确立5-羟色胺与抑郁的关系经历了一个逐步深入的过程。早在1952年，哈佛大学的女博士特瓦格罗首次发现了与情绪密切相关的神经递质——5-羟色胺。1953年，英国精神药理学专家加德姆进一步提出，5-羟色胺是维持情绪稳定的重要神经递质。5年后，瑞典隆德大学的卡尔松发现了另一种重要的神经递质——多巴胺。自此，几乎所有抗抑郁药物的研发都围绕这两种神经递质的作用展开。

　　俗话说"付出总有回报"，这对于坚持以5-羟色胺为研究主线的抗抑郁药物研发团队而言，无疑是至理名言。经过20年的不懈努力，1974年，礼来公司以"**5-羟色胺再摄取抑制剂**"（SSRI）为主要研究方向的研究团队终于取得了突破性成果，成功研发出一款编号为"礼来110140"的药物，这便是划时代的抗抑郁剂——**氟西汀**。如果对这个药品的化学名称感到陌生，那么它的商品名大家一定有所耳闻，那就是大名鼎鼎的"百忧解"（关于这种药物的命名还有一段小插曲：礼来公司最初将氟西汀的中文名称命名为"百忧解"，但由于20世纪末国家规定药物名称不得与药品作用直接关联，于是礼来公司在1998年将"百忧解"更名为"百优解"。）自1988年上市以来，百优解迅速成为抗抑郁药物的主流选择，包括戴安娜王妃等诸多名人都曾服用过这种抗抑郁剂。时至今日，氟西汀、帕罗西汀、西酞普兰、氟伏沙明和舍曲林这5种"5-羟色胺再摄取抑制剂"被誉为抗抑郁药物的"五朵金花"，仍然是临床首选的抗抑郁药物。由于阳光是5-羟色胺代谢的重要途径之一，在瑞典、芬兰等北欧国家，由于日照时间较短，居民体内 5-羟色胺水平普遍偏低，这些地区也因此成为全球抑郁症的高发地区。在这些国家，以百优解为代表的抗抑郁剂甚至像口香糖一样摆放在超市货架上售卖，足见"五朵金花"在全球范围内的广泛影响力。

在 5-羟色胺再摄取抑制剂（SSRI）类抗抑郁剂取得巨大成功的同时，药学家们并未将抗抑郁剂的研发局限于 5-羟色胺这一单一靶点。随后，具有 5-羟色胺、多巴胺、去甲肾上腺素等多受体通路的新型抗抑郁药物，例如文拉法辛、度洛西汀和瑞波西汀等相继问世。这类双通路甚至多通路的药物能够通过多种神经递质发挥作用，即使 5-羟色胺的治疗通路效果不佳，仍可以通过改善其他神经递质发挥药物的抗抑郁效果，确保达到治疗作用。

此外，许多药学家发现，部分抗抑郁药物具有较强的镇静作用，不仅能有效改善情绪和心境，还可显著提升睡眠质量。例如，作用于褪黑素受体的阿戈美拉汀、四环类的曲唑酮，以及同时作用于去甲肾上腺素和 5-羟色胺的米氮平等。这类药物通常半衰期较长、成瘾性较低，对改善深睡眠具有显著效果，因此，这类药物的抗抑郁作用有时反而被忽视，更多被用作改善深睡眠的镇静催眠药物，这可谓抗抑郁药物研发中的意外收获。

最后，我们隆重介绍精神科第四大类药物——镇静催眠药。与许多"歪打正着"研发出的抗精神病药和抗抑郁药不同，镇静催眠药（俗称"安眠药"）的研发目标从一开始就非常明确：缩短入睡时间、延长睡眠时长。正因如此，镇静催眠药的研发历史远早于其他精神科药物。

追根溯源，近现代医学中最早应用于临床的"元老级"安眠药当属水合氯醛了。由于其合成方法简单，早在 1832 年，科学家便通过乙醇和氯气的反应成功合成了这种物质。然而，将水合氯醛作为安眠药使用，则是 1869 年由德国药物学家奥托·利布莱希（Otto Libreich）首次提出的。水合氯醛能够在极短的时间内使患者快速入睡,因此一经问世,便成为长期失眠患者的福音。利布莱希的同事甚至提议在神庙中给他设立感恩牌位,以纪念这一医学创举。

然而,事物往往具有两面性。对于镇静催眠药而言,镇静效果越迅速,成瘾性往往越高,这一规律至今依然适用。在水合氯醛风靡临床的同时,药物滥用问题也逐渐凸显,成为其最受诟病的缺陷。许多患者的用药剂量不断增加,但治疗效果却越来越差。此外,高成瘾性药物在突然停药时还会出现撤药反应,部分患者可能出现心血管和胃肠道症状,严重者甚至会出现幻觉、妄想等精神症状。据说,德国著名哲学家尼采——那位曾自诩为"太阳"的思想家——便是水合氯醛滥用的典型受害者。

随着水合氯醛的种种副作用逐渐暴露,药物学家开始寻找更为安全的镇静催眠药。1903 年,化学家埃米尔·费歇尔(Emil Fischer)和医生约瑟夫·冯·梅林 (Joseph von Mering) 共同研发了一种划时代的镇静催眠药——巴比妥,费歇尔因此项成就荣获诺贝尔奖。巴比妥还有另一个可爱的名字"佛罗那",这源于费歇尔的一次火车之行:他在思考为新药命名时,不知不觉睡着了,醒来时火车恰好停靠在佛罗那车站,于是他便以此为名。而"巴比妥"一词在德语中的含义是"芭芭拉的尿酸",其背后的故事则更为有趣。早在 1864 年,化学家阿道夫·冯·贝耶尔(Adolf von Baeyer)便合成了化学成分相近的巴比妥酸。令人难以置信的是,最初的巴比妥酸是从尿液中提取的, 而贝耶尔的女友——慕尼黑咖啡馆的女招待芭芭拉——无私地为他的研究提供了大量尿液,因此,这种合成的白色结晶被命名为"巴比妥"(芭芭拉的尿酸)。

当这种从尿液中提取的白色晶体应用于临床时, 人们发现其安全性远高于水合氯醛。此外,巴比妥类药物的半衰期(即药物在体内代谢一半所需的时间, 现代医学常用半衰期来衡量镇静催眠药改善睡眠时长的效果:半衰期较长的药物对延长睡眠时间效果更佳,而半衰期较短的药物则更有利于改善入睡问题)比水合氯醛更长。因此,巴比妥不仅能有效解决入睡问题,还可显著改善早醒。基于这些优势,巴比妥及其各类衍生物,如苯巴比妥、异戊巴比妥、司可巴比妥等,被统称为第一代镇静催眠药。

随着对镇静催眠药研究的深入,医学界逐渐达成共识:理想的安眠药至少应具备两个优点:一是能够快速解决入睡困难和早醒问题,二是对肝肾功能影响较小且成瘾性低。然而,无论是水合氯醛还是巴比妥,在第二方面均存在明显的不足。因此,研发更安全、更高效的第二代镇静催眠药成为医学界的迫切需求,并被提上研究日程。

1957 年,罗氏公司的化学家施特恩巴赫(Leo Sternbach)在清理实验室废弃物时,意外发现了一支试管底部的药物结晶。这些结晶是他在两年前的实验中合成的镇静药物残渣,由于当时未进行动物实验,这些药物一直被搁置。施特恩巴赫不想错过每一次实验机会,他并未将这些药物结晶随意丢弃,而是决定在动物身上进行测试。他选择了一只处于狂躁状态的猴子作为实验对象,结果令人惊喜:注射了这种药物后,原本兴奋暴躁的猴子明显安静了下来。这本是意料之中的效果,但是出乎施特恩巴赫意料之外的是,猴子虽然四肢乏力,软瘫在地上,但是并未陷入深度睡眠,反而保持了较为清醒的意识,甚至在受到针刺刺激时它仍能够行走躲避。这种药物很快引起了罗氏公司市场部门的重视。1960 年 2 月,罗氏公司将这种化学名为甲氨二氮䓬的药物以"**利眠宁**"的商品名推向市场,成为首个上市的苯二氮䓬类药物。

利眠宁的成功并未让施特恩巴赫停下继续研发的脚步。3 年后,罗氏公司在利眠宁的基础上,再次推出了由施特恩巴赫研发的第二款苯二氮䓬类药物——地西泮。尽管这个化学名称可能不为大众所熟知,但是大家一定听说过它的另一个广为人知的名字——安定。

53. 爱恨交织说安定

作为一种抗焦虑和镇静催眠药物,安定(地西泮)及其衍生物的成功无疑是现象级的。从短效的咪达唑仑、三唑仑、奥沙西泮,到中长效的艾司唑仑、劳拉西泮、阿普唑仑、硝西泮、氯硝西泮等,安定类药物的半衰期覆盖了 2 小时至 40 小时的作用时长,几乎能够满足从解决入睡困难到延长睡眠时间的所有临床需求。自 1963 年问世以来,安定及其衍生药物一直占据了镇静催眠药市场的主导地位,据统计,仅在美国,每年安定类药物的处方就高达 700 万张。在临床应用中,与第一代镇静催眠药巴比妥类药物相比,安定类药物被认为更加安全、更为高效,因此被誉为史上最成功的镇静催眠药之一。

然而,安定类药物广泛应用的背后,潜藏着不容忽视的风险——**药物依赖性**问题。随着使用量的不断增加,这一问题逐渐浮出水面。

什么是药物依赖? 通俗而言即药物成瘾。我们知道,药物之所以能够在体内发挥作用,依靠的是体内的受体与药物相结合。而药物之所以会出现成瘾性,往往是和它们的受体结合率较高有关。我们可以通过一个比喻来理解这一过程:药物分子如同需要被运送到"战场"(作用部位)的"士兵",而受体则如同运送士兵的"卡车"。受体结合率就如同是士兵和卡车之间的黏合度。受体结合率低的药物,士兵到达目的地后会迅速"下车"发挥作用;而受体结合率高的药物,士兵则对卡车产生依赖,部分士兵即使到达战场也不愿下车,导致卡车在返程时仍载有部分士兵。这样一来,卡车在运输下一批士兵时,装载能力下降,导致战场上士兵不足,需要不断增派援军。然而,由于返程卡车已满载,新增派的援军无法登车,最终在登车处形成大量聚集,造成恶性循环。在临床上,这种机制表现为药物剂量不断增加,而治疗效果越来越差,最终导致药物依赖和滥用的严重后果。

我曾经诊治过一位氯硝安定(氯硝西泮)成瘾的患者。最初,他因失眠问题每晚睡前服用半片氯硝安定,效果显著,能够保证 8 小时的睡眠。然而,随着时间的推移,半片药物的效果逐渐减弱,睡眠时间缩短至 6 个小时。于是,他将氯硝安定的剂量从半片增加至一片。起初,这一调整确实改善了睡眠,但是很快药效再次减弱,迫使他不得不继续增加药量。随着药物剂量的不断增加,他的睡眠质量变得时好时坏,而白天则因为药量过多而常常感到头晕脑涨、浑身乏力、昏昏欲睡。氯硝安定的半衰期长达 36 小时,这意味着第一天晚上服用的药物,直到第三天早上才代谢掉一半! 因此,这位患者几乎每天都处于一种半睡半醒的迷糊状态,白天生活状态混乱,夜间睡眠治疗也未见改善,反而每况愈下。

他曾尝试减少药量甚至停药,但每次减药后,不仅睡眠问题加剧,还出现了打哈欠、流眼泪、大汗、心慌、烦躁等戒断症状。无奈之下,他只能继续增加药量,最终来到我的门诊就诊时,他的氯硝安定用量已达到一次24片!

读到此处,或许有人会质疑: 氯硝安定是否是一种害人毒药? 为什么不禁止其销售? 事实上,氯硝安定是一种非常优秀的抗焦虑药物,尤其在癫痫缓解期的治疗中,更是首选药物。正如我在前文所说:"没有永远安全的药物,只有相对安全的医生。"氯硝安定本身并无过错,问题在于部分医生对药物的滥用。2009 年,摇滚巨星迈克尔·杰克逊因失眠和焦虑问题,反复要求其私人医生康拉德·莫里为其注射多种超剂量的苯二氮䓬类药物,最终因药物过量不幸离世。而康拉德·莫里也因过失杀人罪被判入狱 4 年。这一案例警示我们,药物如同一把双刃剑,医生应该成为患者合理用药的守护者,而非一味迁就患者的不合理需求,否则不仅害了患者,也可能毁了自己。

那么，如何判断一种药物是否具有成瘾性？有人可能会认为，长期服用且无法停药即为成瘾。然而，这一观点并不完全准确。例如，高血压患者需要长期服用降压药以维持血压稳定，这显然不能称之为"降压药成瘾"。问题的关键不在于是否长期服药，而在于疾病本身是否需要药物治疗。

要判断一种药物是否具有成瘾性，可以从两个易于辨别的指标入手：**一是在长期服用药物时是否会因为药效降低而不断增加药物剂量；二是在减少或者停用药物时是否会出现戒断症状。**这与我们在前文"美酒飘香"一节中分析的精神活性物质成瘾的表现是一致的，药物成瘾其实也遵循着相同的原则。以上文氯硝安定成瘾的患者为例，为了持续发挥药物作用，他只得不断增加药物剂量，而一旦尝试药物减量，便会出现打哈欠、流泪、大汗、心慌等戒断症状。相比之下，高血压、糖尿病等慢性疾病患者虽然也需要长期甚至终身服药，但由于这些药物的受体结合率较低，不会导致剂量持续增加，且停药或减药只会引发病情的反复，而不会出现戒断症状，这正是二者最根本的区别。

那么，在临床实践中如何避免药物成瘾呢？是否应全面禁止苯二氮䓬类药物的使用呢？这就涉及我们前文提到的"睡眠心身同治法"的第二个治疗原则——**短效镇静催眠药和中长效镇静催眠药联合使用，避免长期使用苯二氮䓬类药物。**

在苯二氮䓬类药物的研发过程中，短效药和中长效药各有其特点。例如，短效药的代表三唑仑，其半衰期只有约 1 个小时，起效时间可短至 5 分钟！对于某些药物敏感的人群，服用这类药后几乎可以"秒睡"。因此，三唑仑、咪达唑仑等短效苯二氮䓬药物曾广泛用于外科手术麻醉。然而，大量临床病例表明，由于三唑仑和咪达唑仑的成瘾性太高，连续服用后极易形成药物依赖并产生耐药性，导致人们对这类短效苯二氮䓬类药物的安全性产生了质疑。目前,像三唑仑、咪达唑仑这样的超短效苯二氮䓬类药物已经不再适用于入睡困难患者的治疗。为此,许多制药公司开始研发苯二氮䓬类药物以外的新型短效镇静催眠药。20世纪末,法国罗纳普朗克乐安公司成功研发出**第三代镇静催眠药**的代表药物——佐匹克隆。此后,唑吡坦、扎来普隆等第三代短效镇静催眠药相继问世,为安全、可靠地解决入睡问题提供了更为稳妥的方案。

佐匹克隆、唑吡坦、扎来普隆等药物的化学结构与苯二氮䓬类药物截然不同,其半衰期一般为2~4个小时,能够有效帮助患者快速入睡,且成瘾性较低。与苯二氮䓬类药物普遍具有抗焦虑作用不同,这些新型镇静催眠药主要作用于改善入睡问题,抗焦虑效果则相对较弱,因此在治疗安全性上更具优势。由于这三种药物的化学名称均以字母"Z"开头,因此被统称为"Z药"。

然而,Z药也并非十全十美,许多患者在服用佐匹克隆后,次日会出现口干口苦的现象,这是由于佐匹克隆的代谢产物在舌下静脉析出,产生一种类似铁锈的味道,导致许多患者对其评价不佳。此外,唑吡坦在高龄患者中的使用也需谨慎,大剂量服用后可能出现认知和记忆障碍,甚至出现类似醉酒后的失忆症状。这些问题只能期待药学家在研制下一代镇静催眠药时进行针对性的优化和解决了。

尽管Z药为入睡问题提供了相对稳妥的解决方案,但如何安全地改善深睡眠仍然是一个挑战。以往,我们通常选用中长效的苯二氮䓬类药物,如艾司唑仑、阿普唑仑、氯硝安定等。然而,现已明确,这类苯二氮䓬类药物不宜作为长效药物长期、大量服用。原则上,只要不是长期、大量服用,苯二氮䓬类药物连续服用时间控制在两周之内还是安全可控的。但对于长期失眠的患者而言,短短两周的治疗时间往往不足以彻底解决早醒问题。因此,我们需要将目光转向其他类型的中长效药物。

在介绍抗抑郁剂的研发史时,我们曾简要提及阿戈美拉汀、曲唑酮和米氮平等药物。这类抗抑郁剂不仅有较强的镇静效果,且半衰期较长、成瘾性低,在改善深睡眠方面效果较好。那么,这类药物是否可以作为中长效镇静催眠药长期使用呢?

答案是肯定的。这正是"睡眠身心同治法"第二条原则的核心要旨,即**短效镇静催眠药和中长效镇静药物同服**。例如,佐匹克隆加阿戈美拉汀的组合,或者是唑吡坦与米氮平的组合等。延伸开说,根据每位患者对药物的不同耐受程度,适合的药物组合也会有所差异。随着新型药物的研发与上市,未来还将出现更多可供选择的组合方式。然而,万变不离其宗,药物组合的目的在与让两种药物像跑接力一样发挥协同作用:一种药物负责快速入睡,另一种负责延长睡眠时间,正如一个和谐的家庭分工明确——"我负责挣钱养家,你负责貌美如花",两种药物相互配合,共同实现全过程改善睡眠的治疗效果。

在这一治疗过程中,许多失眠患者常伴有睡前焦虑。因此,在治疗初期,可以短期选择短效镇静催眠药与中长效苯二氮䓬类药物联合使用,而一旦睡眠相对稳定,睡前焦虑逐渐缓解,便应停用苯二氮䓬类药物,转而使用中长效且具有镇静作用的抗抑郁剂。这种调整不仅能够维持治疗效果,还能在低成瘾环境中实现药物的长期安全使用。

54. 百草争艳

在前面的章节中，我们反复强调了"睡眠身心同治法"的治疗原则。让我们简要回顾一下：第一条原则是"改善睡眠药物和调整心境药物同步使用"，主要涉及镇静催眠药和抗抑郁抗焦虑药物的联合使用问题；第二条原则是"短效镇静催眠药和中长效镇静催眠药联合使用，避免长期使用苯二氮䓬类药物"，强调的是长效、短效睡眠药合理配合、安全使用的问题。在遵循这两条原则的基础上，若睡眠质量有了明显的改善，接下来的问题便是：在巩固治疗期，我们应该配合使用哪些方法？这正是**"睡眠心身同治法"的第三条原则："合理使用中医和物理疗法，配合心理治疗和行为矫正"。**

细心的读者可能已经注意到，本书始终贯穿着中西医结合预防和治疗睡眠障碍的理念。实事求是地说，中医是祖先留给我们的宝贵遗产。然而，遗憾的是，仍有一些人戴着有色眼镜，只关注中医的不足之处，尚未深入理解便草率得出"中医不行"的结论。如此先入为主，又何谈继承和发展呢？还有一些人习惯用西医的理论和方法作为标尺来衡量中医的信度与效度，这无异于让跆拳道选手去参加拳击比赛，按照别人的规则玩游戏，从一开始便处于劣势。

当然，中医并非万能。几千年的传承中，有精华，也有糟粕。我们既不随意否定中医的优势，也不盲目崇拜，容不得别人质疑。若一味坚持"老祖宗留下来的都是对的"，并将任何对中医的批评视为数典忘祖、大逆不道，这种做法非但不能拯救中医，反而会加速中医的消亡。

事实上，中医和西医的界限并非如我们想象的那般泾渭分明，这种划分更多是人为的，进而引发了"究竟谁比谁更好"的伪命题。举例来说，前文提到的抗抑郁剂人多属于 5-羟色胺再摄取抑制剂,均为化学合成药物(即通常所说的"西药")。部分患者认为这类药物副作用较大,可能对肝肾造成损害,因此倾向于使用天然植物药(即传统意义上的"中药")。此时,一种备选药物浮出水面,就是"圣约翰草提取物"。这种药物原产于德国,属于纯粹的"西药",但是圣约翰草还有一个我们熟悉的名字——贯叶连翘。在治疗热伤风的中药处方中,连翘是常见成分。那么,它究竟是西药还是中药呢?

再比如,临床上常用的一种改善脑功能的药物"银杏叶片",其主要成分是银杏叶提取物。国内中药厂家和国外原研药企均有生产。那么,这种药物究竟属于西药还是中药? 这种困惑不仅令患者难以选择,甚至专业药剂师也难以明确区分,最终只能将国外生产的银杏叶片归为"西药"范畴,将国内生产的归为"中成药"范畴。然而,无论生产厂家是国内还是国外,药品的有效成分并无差异。由此可见,中医和西医本就是"你中有我,我中有你"的关系。

言归正传,让我们从传统中医的视角,重新审视古人是如何看待睡眠问题的。

首先,我们需要明确一个基本概念:在中医理论体系中,世界由阴和阳两大阵营构成。这二者的关系是对立且统一的,既可以相互转化,又可以相互制约。太极图中两条头尾相接的阴阳鱼消长循环,生动地描绘了阴阳相生相克的关系。作为中医世界观的重要组成部分,人体同样由阴和阳两部分组成。白天,阳气占据主导,人体各项机能都比较活跃;夜晚,阴气渐盛,机体进入安静的睡眠状态。正如《黄帝内经》所言:"阳气尽,阴气盛,则目瞑;阴气尽而阳气盛则寤矣。"

从这一角度解释睡眠障碍,问题便变得清晰明了。中医将睡眠障碍称为**"不寐"**,其主要病因是**"阳盛阴衰,阴阳失交"**。通俗地说,就像太极图中的阴阳无法正常转化,阳气占据了大部分空间,导致阴阳失衡。正常情况下,白天阳气充足,人体精力充沛;夜晚阴气主导,机体进入睡眠状态。然而,若夜晚阳气仍然占据上风,人体的感知觉器官便会持续活跃,最终导致出现睡眠问题。因此,《黄帝内经》中解释道:"今邪气客于五脏六腑,则卫气独行于外,行于阳,不得入于阴。行于阴则阳气盛,阳气盛则阳跷陷,不得入于阴,阴虚则目不瞑。"

既然睡眠障碍是由"阴阳失交"引发的,那么我们该如何改善这样的症状呢? 这便涉及中医学的另一重要基础理论——**藏象学说**。这里的"藏",即指五脏的"脏"。读者们或许还记得第一章中提到的五行相生相克理论,藏象学说正是基于这一理论,结合脏腑的功能特点,将人体的各项生理功能分配到各个脏腑,形成了一套系统的"使用说明书"。例如,心主血脉、主神志;肺主气、司呼吸、主宣发肃降、通调水道、朝百脉主治节;脾主运化、主升清、主统血;肝主疏泄、主藏血;肾藏精、主生长发育与生殖、主水、主纳气。通过这种分类,人体各项功能的正常运转都有了明确的"归口单位",治疗用药也遵循"上下一致、融会贯通"的基本原则,从而做到有章可循。藏象学说的另一重要学术内涵在于,各脏腑之间严格遵循五行相生相克的关系。换言之,没有任何一个脏腑是独立运行的,它们的功能发挥和疾病发生都与相邻脏腑密切相关。正如《伤寒论》中所言:"见肝之病,知肝传脾,当先实脾",这正是五脏间相互影响的典型实证。

那么,睡眠障碍主要涉及哪些关键脏腑呢? 首先,最重要的脏器就是**心**。因为"心为五脏六腑之大主",承担着"主神志"的重要职责。因此,一切与神志相关的疾病,大多与心的功能失衡有关。对于睡眠障碍的治疗,也主要围绕"心"的功能失衡展开。例如,最常见的失眠实证——痰火扰心证,往往在不寐的基础上伴随心烦、胸闷、头晕目眩、口苦嗳气等痰火上炎的症状,治疗上则以"黄连温胆汤加减"为主。

正如前文所述,在机体的正常运行过程中,心的功能发挥并非孤立存在,而是与其他脏腑相互影响。虽然病位主体在心,但也与其他脏腑密切相关。首当其冲的脏器是肝。肝脏的主要功能是藏血和调达情志,而"肝藏魂"的作用与睡眠息息相关。《黄帝内经》中说:"肝藏血,血舍魂。""肝气盛则梦怒。"由此可见,肝脏的功能发挥对睡眠有着重要影响。如果肝脏功能失调,也会影响心的功能,这就是所谓的"心肝共病"。在睡眠障碍中,最常见的证型是"肝火扰心证",通常由肝郁化火、痰热内扰所致,最终导致心神不安,引发睡眠障碍。这类患者除了整夜难眠外,还常伴有急躁易怒、头昏脑涨、目赤耳鸣、口干口苦、不思饮食、大便秘结、小便黄赤等肝火上炎的症状。治疗上可采用"龙胆泻肝汤加减"来进行治疗。

说到这里, 或许已有读者按图索骥, 查阅了龙胆泻肝汤的组成和功效,并产生疑惑:网上资料显示,龙胆泻肝汤主要用于治疗"头痛目赤、胁痛、口苦、耳聋、耳肿"等症状,并未提及可治疗失眠啊? 这正体现了中西医治疗理论的差异:西医治疗通常针对"病",而中医治疗则针对"证"!

那么, 什么是"证"呢? 中医的"证"并非指疾病表现,而是指导致疾病的原因。例如,我们提到的"肝火扰心证",在"病"的层面可能表现为头晕、便秘或失眠。然而,无论是什么"病",其根本原因都是"肝火扰心"这种"证"。因此,治疗上都以龙胆泻肝汤作为底方,再根据"病"位的偏重进行"加减",这正是中医"异病同治"的理论依据。

除了心和肝外,还有两个主要脏器与失眠密切相关,即脾和肾。脾为人体后天之本,"脾在志为思",如果脾脏受损而出现气血生化不足,患者就容易出现烦躁、焦虑、失眠、健忘等症状。如果心和脾相互影响,造成心脾两虚,则表现为入睡困难、多梦易醒、心悸健忘、神疲体倦、四肢倦怠、腹泻便溏等症状。此时,治疗应以"归脾汤"为底方进行加减。

另一个与睡眠有关的重要脏器是肾。前文提到,脾为后天之本,而肾则属于先天之本。肾主骨,生髓,通于脑,大脑古称"髓海"。大脑功能是否健全,与肾精是否充足密切相关。《黄帝内经》有云:"髓海不足,则脑转耳鸣,胫酸眩冒,目无所见,懈怠安卧",指的就是肾虚导致大脑失养时出现的一系列症状。从睡眠医学的角度来看,"心"与"肾"关系密切。正常情况下,心火需下降于肾,以温煦肾阳,使肾水不寒;同时,肾水需上济于心,滋养心阴,制约心火,使之不亢,这便是"心肾相交,水火相济"。而如果出现所谓的"心肾不交",则表现为入睡困难、心烦不寐、心悸多梦、腰膝酸软、五心烦热等症状,治疗上可采用"六味地黄丸"合"交泰丸",以交通心肾。

在探讨与睡眠相关的脏腑时,除心、肝、脾、肾外,还有一个需要特别关注的器官——胆。为什么要单独强调胆呢?因为胆不属"五脏"之列,而归属于"六腑"之一。《黄帝内经》有言:"胆者,中正之官,决断出焉。"因此,易惊善恐、失眠多梦等症状,多与胆腑功能失调有关。《太平圣惠方》中对此进行了详细的阐述:"夫胆虚不得睡者,是五脏虚邪之气干淫于心。心有忧奎,伏气在胆,所以睡卧不安。心多惊惧,精神怯弱,盖心气忧伤,肝胆虚冷,致不得睡也。"如果患者诊断为心胆气虚证,常表现为虚烦不寐、处事易惊、终日惕惕、胆怯心悸、气短自汗、倦怠乏力等典型症状,此时可采用"安神定志丸"合"酸枣仁汤"来进行治疗。

需要特别说明的是,中医分型和治疗用药原则绝非机械套用。在临床实践中,医生需结合患者实际情况,通过望、闻、问、切四诊合参,系统辨证施治。如果只是盲目照搬、照抄古方,简单套用理论,知其然而不知其所以然,不仅难以奏效,更会背离中医辨证论治的精髓。所以中医治疗必须从"因人制宜"的核心思想出发,正所谓:"用药得法,砒霜水银皆是救命良药;配伍不当,甘草陈皮也成索命毒方。"

55. 自信与乐观

上前一小节中，我们探讨了睡眠心身同治法的第三个原则的前半部分——"合理使用中医和物理疗法"。关于"物理疗法"的具体内容，已在"寻找健康睡眠"章节详细阐述，此处不再赘述。实际上，该原则的后半部分更为关键："配合心理治疗和行为矫正"。

随着本书的深入阅读，各位读者会逐渐认识到一个重要事实：睡眠并非简单的独立行为，而是与生理、情绪、思维、情感等人体多方面功能密切相关的复杂过程。正如"蝴蝶效应"所揭示的："一只南美洲的蝴蝶扇动翅膀，结果可能引发美国得克萨斯州的一场龙卷风。"睡眠亦是如此，任何一个微小因素的波动，都可能引发连续的失眠问题。其中，心理和情绪的变化往往是影响睡眠的关键变量。例如，一些容易焦虑的人，在面对压力事件（如上级检查）时，可能会连续数日难以入眠；而一旦压力解除，即便未使用药物，睡眠也会逐渐恢复正常。由此可见，心境和情绪不仅是造成睡眠障碍的重要原因，也是解决睡眠障碍的金钥匙，正所谓"心病还须心药医，解铃还须系铃人"。因此，"心理治疗和行为矫正"在"睡眠心身同治法"中占据着不可或缺的地位，甚至在某些情况下，心境和情绪的调整比药物干预还要重要。

心理治疗和行为矫正听起来或许有些抽象，但其核心并不复杂。心理治疗，即心理治疗师通过言语沟通来改善患者的思维和行为模式，常被称为"话疗"。而行为矫正，则是通过调整不恰当的生活习惯，改变环境与行为方式。这两种方法相辅相成，如同人的双腿，在实际操作中缺一不可。简而言之，心理治疗旨在"改变思维方式"，而行为矫正则是"改变生活方式"。二者共同作用,为改善睡眠提供了全面的支持。

心理治疗和行为矫正的方法种类繁多,若以"心理治疗"为关键词在搜索引擎中查找,便会发现数以千计的结果,内容各异。尽管"各村有各村的高招",但这些方法的核心目标并无本质区别,结合睡眠障碍患者最常见的症状,我们可以将适用的心理治疗和行为矫正疗法归纳为16个字:相信自己、乐观人生、豁达情绪、重写认知。

首先,让我们探讨第一个关键词:**相信自己**。这个词看似平淡无奇,甚至显得有些老生常谈。然而,正如王阳明所言:"破山中贼易,破心中贼难。"破解自己内心的困惑与纠结,往往是人生中最艰难的挑战。这一点在古希腊奥林匹斯山德尔菲神庙的石碑上得到了深刻的印证。石碑上刻着"认识你自己"这句名言,每年吸引无数游客驻足深思。就连古希腊先哲苏格拉底也将其视为自己的哲学宣言。由此可见,"认识自己"并非易事,而是值得深入思考的永恒主题。从心理学的角度来看,这句话同样蕴含着深刻的智慧。美国著名心理学家、合理情绪疗法创始人阿尔伯特·艾里斯(Albert Ellis)早在1979年就提出了一条重要的心理学假设:"自寻烦恼是人的本性。"换言之,我们所面临的焦虑、烦恼,并非完全由客观因素引起,而更多源于内心的纠结。正如古语所云:"世间本无事,庸人自扰之"。

那么,我们该如何破除内心深处的"心魔"呢?最有效的方法莫过于树立自信,坚定地相信自己。

或许这样的表述显得有些枯燥,我们可以借助心理学史上的有趣案例来阐释"相信自己"的深刻内涵。让我们回顾一个著名的"**罗森塔尔实验**",这一实验也被称为"丑小鸭实验"。实验的设计并不复杂:1968年,美国著名心理学家罗伯特·罗森塔尔(Robert Rosenthal)带领团队来到一所乡村小学,随机从一年级到六年级中各选取了3个班级,进行了一项所谓的"未来发展趋势测验"。测验结束后,罗森塔尔教授随机挑选了其中20%

的学生,并郑重其事地向校长宣布:这些被选中的学生通过严谨的测试,显示出极高的学习潜力和卓越的能力潜质,他们将是美国未来的栋梁之材。他还特别叮嘱校长,务必重视这些学生的培养,并强调这份名单属于国家级机密,不得泄露。随后,罗森塔尔教授及其团队便离开了学校。

8个月后,罗森塔尔教授重返这所乡村小学,观察那些被他"钦点"的"未来精英"的变化。结果发现,这些学生的成绩优异、充满自信、性格开朗,学习能力也大幅增强。校长激动地向罗森塔尔教授表示,自从老师和学生们通过各种途径得知这份名单后,每个人都信心倍增,学习成绩突飞猛进,如今几乎都成了班级中的佼佼者。面对校长的赞誉,罗森塔尔教授平静地揭开了实验的真相:这份名单完全是随机选取的,他们从未查看过任何学生的测验结果。面对校长惊讶的表情,罗森塔尔解释道,每个人都有无限的潜能,关键在于让学生相信自己能够做到,这才是他进行这项实验的真正目的。

"罗森塔尔实验"的核心启示在于:对自己说"行",只要朝着既定目标的方向去努力,梦想终将实现。相传,古代塞浦路斯国王皮格马利翁倾注心血雕刻了一尊美丽的少女雕像,并对其产生了深厚的爱慕之情,他每日茶饭不思,他的专注与深情感动了天神,最终让雕像化为真正的少女并嫁给了他。皮格马利翁的执着让他如愿以偿,而罗森塔尔实验中的学生则因自信取得了优异的成绩。这二者有着异曲同工之妙,因此,"罗森塔尔效应"也被称作"**皮格马利翁效应**",这也是"只要树立自信、就能战胜困难"的一个缩影。

在探讨了"相信自己"这一心理治疗原则后,我们接下来聚焦第二个方法:"**乐观人生**"。除了自信,乐观是我们战胜困难的重要法宝。以红军长征为例,即使在极其艰苦的条件下,战士们依然通过唱歌、表演节目等方式保持乐观,鼓足了战胜困难的意志和决心,展现了"革命的乐观主义精神"。这种乐观、积极的态度，不仅能够帮助我们树立信心，更能切实影响疾病对机体的作用，甚至改变其发展轨迹。

为了进一步说明乐观的力量，我们可以借助另一个心理学实验。20世纪80年代，美国得克萨斯大学奥斯汀分校的詹姆斯·彭内贝克（James Pennebaker）教授进行了一项关于"**书写情绪体验**"的有趣实验。实验对象为大学一年级新生，实验内容很简单：每天写20分钟的日记。彭内贝克教授将学生们随机分成两组，两组学生采用截然不同的书写方式。第一组学生被要求以客观的方式记录自己的日常生活，如上课时间、授课教授、用餐场所、午餐内容、学习安排等，只能写"流水账"，禁止加入任何主观感受。而第二组学生则被鼓励在记录中加入自己的主观体验，如对当日授课内容的兴趣、用餐的感受、自习时的心情等，要求通过日记展现自己的喜怒哀乐。

每天短短20分钟的书写，看似微不足道，但长期积累却能够带来显著的变化。7个月后，彭内贝克教授对两组学生的学习成绩和就医记录进行了对比分析，结果显示，第二组学生无论在学业表现还是健康状况上，都明显优于第一组学生。基于此，彭内贝克教授得出结论：以真情实感面对生活，保持乐观态度，往往会收获意想不到的回报。

类似的实验在国内也有学者进行过。在一项针对乳腺癌患者情绪的实验中，患者被随机分为两组。除了常规治疗外，其中一组患者还接受了心理行为干预，具体方法是在治疗过程中加入冥想练习。患者被引导想象自己赤脚漫步在洁净的沙滩上，温暖的阳光洒在脸上，轻柔的海水漫过脚面。与此同时，他们还被鼓励想象体内的免疫细胞正在消灭癌细胞，并将死亡的癌细胞排出体外，被脚下的海水冲刷得无影无踪。这种看似简单的想象练习，究竟能否对治疗产生帮助？实验结果远超专家预期。经过3个月的实验，接受冥想治疗的患者在白细胞计数、NK细胞活性和免疫球蛋白等指标上均显著优于对照组患者。更令人惊讶的是,这组患者的生活质量也得到明显改善,放疗带来的副作用也大幅减轻。事实上,通过冥想治疗,患者不仅增强了战胜疾病的信心,还形成了更加积极的生活的态度。这种乐观的生活态度,正是推动身体各项指标发生改善的内在动力。

网络上曾流传一篇名为《宽心谣》的作品,其中有一句话令人印象深刻:"日出东海落西山,愁也一天,喜也一天。"当我们面对令人辗转反侧的困境时,若能真实地表达内心的感受,并以乐观的态度面对生活,还有什么难题是无法克服的呢?

值得一提的是,关于这首《宽心谣》的作者,网络上盛传其为赵朴初老先生92岁时的戏作。然而,当有人专门为此登门求证时,赵老却只是淡然一笑予以否认,并且表示自己没有向冒名者的追责的打算,名与利不过是身外之物,"只要有人喜欢,就随它去吧。"倘若我们都能拥有如此豁达的胸怀,世间还有什么难关是无法跨越的呢?

56. 解铃系铃

接下来,我们继续探讨第三个方法:**豁达情绪**。许多患者在就诊时常常流露出类似的情绪:"我明知这样不好,却总是钻牛角尖,难以自拔。""医生,您说的树立自信、乐观人生,这些道理我都懂,但一遇到具体问题,我还是拿不起放不下,这该怎么办呢?"这些困惑正是"豁达情绪"需要解决的问题。

豁达是一种人生态度,并非与生俱来,而是通过后天的阅历逐渐培养而成。豁达并非体现在大事上的放任,而是表现在细微之处的超脱。举例来说,有些人购物时喜欢讨价还价,无论商品价值高低,总要砍价一番才觉得尽兴。当然,砍价的目的未必是为了节省多少钱,而是享受这一过程,这也是一种生活态度,无可厚非。然而,另一些人购物时从不还价,他们的理由是,与其每天买菜时费尽口舌砍价,平均每天也就能节省二三角钱,一年下来最多也只能省下一百块钱。相对砍价本身而言,这点钱完全可以承受,所以干脆懒得为此耗费精力。再比如,乘坐公交车时,常有人为争抢座位而争执不休,甚至拳脚相向。但是也有一类人从不抢座,他们的原则是:只要车上还有人站着,自己就不去坐。正如老子所言:"以其不争,故天下莫能与之争。"这种洒脱和豁达的态度,其实就存在于我们的日常生活中,值得我们细细品味。

接下来,我们讲述一位豁达人格的代表人物——唐代著名诗人刘禹锡。刘禹锡被后人誉为"诗豪"他不仅是文学家,还是政治改革家。他与王叔文、王伾、柳宗元合称为"二王刘柳集团",曾为唐顺宗李诵提出多项革新建议。然而,改革难免触动既得利益者的利益。在藩镇、宦官、官僚等势力的反对下,顺宗退位,王叔文被赐死,包括刘禹锡在内的 8 位司马遭到贬谪。刘禹锡被贬至朗州(今湖南常德一带),但这并非他人生最低谷。元和九年,新皇帝念及刘禹锡、柳宗元等人的功绩,将他们召回京师。重返京城的刘禹锡感慨万千,酒后写下《元和十年自朗州至京戏赠看花诸君子》:"紫陌红尘拂面来,无人不道看花回。玄都观里桃千树,尽是刘郎去后栽。"言外之意,你们这些当朝权贵资历还很浅啊,结果再次遭贬,先后被贬黜到播州、连州、夔州、和州等地。在和州,当地知县受上级授意,对刘禹锡"特别关照"。按照级别,刘禹锡应该享有"三室一厅"的待遇,但是这位知县却将他安置在城南江边的一间破屋中。历经风雨,尝遍世间百态的刘禹锡并未因此沮丧,反而展现出豁达洒脱的一面,写下诗句:"面对大江观白帆,身在和州思争辩。"他在表达纵使自己被流放和压迫,但依旧在关注京城,依旧还想念着朝廷的改革。知县见状,认为给刘禹锡的待遇过于优厚,便命人将他迁至更破旧的房屋。然而,刘禹锡依然泰然自若又写下:"垂柳青青江水边,人在历阳心在京。"知县恼羞成怒,最终将他安置在城中一间仅有一张床和一张桌子的简陋小屋中。即便如此,刘禹锡依然不改其志,以豁达的心态面对逆境,写出了千古奇文《陋室铭》:"山不在高,有仙则名。水不在深,有龙则灵。斯是陋室,惟吾德馨。苔痕上阶绿,草色入帘青。谈笑有鸿儒,往来无白丁。可以调素琴,阅金经。无丝竹之乱耳,无案牍之劳形。南阳诸葛庐,西蜀子云亭。孔子云:何陋之有?"区区 81 个字,顿时让我们读懂了刘禹锡心中的豁达。扪心自问,如果我们也身处那样的困境,是否也能用这样的豁达来笑对人生呢?

"豁达"二字,看似深奥,实则是一种看待问题的态度。我们常从励志故事中听到"半杯水"的比喻:桌上放着半杯水,悲观者感叹:"可惜,只剩半杯了!"而乐观者则会欣喜:"太好了,还有半杯水可喝!"这正是豁达人生态度的体现。

值得一提的是,当年因"尽是刘郎去后栽"一诗而被贬至播州的刘禹锡,14年后重返京城,忆起往事,又写下《再游玄都观》:"百亩庭中半是苔,桃花净尽菜花开。种桃道士归何处,前度刘郎今又来。"原来豁达人生也有幽默的一面。

在前文中,我们通过故事阐述了心理治疗和行为矫正的三种方法:相信自己、乐观人生、豁达情绪。这些方法的最终目的,都是为了实现第四个方法——**重写认知**。我们的大脑深处往往存留着许多先入为主的观念,即便明知某些行为"不健康"或"不应该",却因陋习难改而缺乏改变的驱动力。例如,前文提到,为了避免手机干扰睡眠,建议不要将手机带入卧室。然而,理论虽然简单,实践却困难重重,尤其是对入睡困难者而言,更难下定决心将手机留在卧室外。又如,谈及豁达情绪时,许多人会赞叹"刘禹锡真了不起",但若将主角换成自己,却往往摇头苦笑:"我做不到啊"!这正是"习得性无能"——一种深植于脑海中的消极认知模式在作祟。

什么是"习得性无能"呢?这一概念源于美国宾夕法尼亚大学心理学教授马丁·塞利格曼(Martin E.P. Seligman)于1967年开展的一项具有启发性的动物实验。塞利格曼教授首先将一只小狗置于一个带有喇叭的笼子中,当喇叭响起时,笼子会通电。虽然电流不会对小狗造成实质性伤害,但也足以使其因疼痛乱叫并试图逃离笼子。然而,笼子的门被锁住,小狗无论怎样冲撞都无法逃脱电击。经过多次失败后,小狗逐渐放弃了逃跑的尝试,转而被动接受电击。这种放弃抵抗、接受现实的行为,正是"习得性无能"的最初表现。尽管初步得出了这一结论,但塞利格曼教授并未止步,进一步开展了更为深入的实验。他在笼子中安装了一块隔板,隔板的高度刚好能让小狗一跃而过并逃到安全的另一侧。随后,塞利格曼教授又引入了一只新的对照组小狗,与之前那只小狗一同接受电击。与第一次实验中那只小狗的反应类似,新来的小狗在遭受电击后也惊慌失措,但由于隔板并未上锁,它轻松地跳过隔板就逃离了电击,跑到了笼子的另一侧。然而,那只经历了多次失败的小狗却早已失去了逃跑的意愿,只能眼睁睁地看着同伴逃离,自己却依旧被动地一边接受电击一边无助地哀号。

通过这一系列实验,我们得以清晰地认识到"习得性无能"的可怕之处。很多时候,阻碍我们前进的并非是能力的不足,而是隐藏在内心深处的"心魔"在不断暗示我们"放弃吧,没有用的",从而让我们失去了改变现状的勇气和动力。因此,要打破这种困境,我们必须从战胜"习得性无能"这一心魔开始,这正是我们所说的"重写认知"。

有读者可能会问:我们的认知源于感觉器官对现实世界的反馈,这样的认知真的能够被重写吗?在回答这个问题之前,让我们先了解一个有趣的心理学实验。美国著名记忆研究专家伊丽莎白·洛夫特斯(Elizabeth Fishman Loftus)曾进行了一项关于记忆可塑性的实验。实验选定了几名受试者,在正式开始之前,洛夫特斯教授首先与受试者的家人进行了沟通,收集了受试者童年时期的一些真实经历,如查理因未完成暑假作业而被父亲严厉批评,亨利向同桌玛丽表白却遭到拒绝等。与此同时,洛夫特斯教授还特意询问了这些受试者是否曾在商场走失过,并确认所有受试者均没有此类经历。随后,实验正式开始。洛夫特斯教授向每位受试者发放了一份问卷,要求他们详细回忆四段童年往事。其中前三段是基于受试者家人提供的真实事件,而第四段则是虚构的情节——要求每位受试者描述自己小时候在商场走失的详细经过。

实验结果既令人惊讶又发人深省,25%的受试者不仅跟着洛夫特斯教授的思路,坚信自己曾在商场走失,还生动地描述了当时的场景。例如,有人回忆自己是在某个商场的某一层走失后焦急大哭,随后被一位戴礼帽、穿制服的老人安慰并赠送其糖果,最终将其安全送回家。这些细节栩栩如生,仿佛真实发生过一般。这一现象背后的机制是什么呢?事实上,前三道真实问题的设置就是在暗示受试者这些问题是真实可靠的，在潜意识中默认了第四道问题的真实性。然后，我们的大脑开始挖掘记忆宝库里的蛛丝马迹，尽可能让这个残存缺损的，甚至是莫须有的故事修补得合情合理乃至天衣无缝。值得注意的是，这些受试者并非有意撒谎，而是他们的记忆在暗示下发生了重构。这一实验清楚表明，人类的记忆并非如我们想象的那样可靠，它具有一定的可塑性。如果连记忆都能被改变，那么"重写认知"又有多难呢？

正如前文所述："心病还需心药医，解铃还须系铃人。"改变习惯、改变认知，这才是心理治疗和行为矫正的最终目的。那么，具体应如何实施呢？简而言之，可归纳为三个关键词：倾诉、宣泄、转移。

这三种操作技巧其实是心理治疗最基本的方法。**倾诉**，就是将内心的困扰表达出来，以减轻心理负担。在此过程中，需要注意两点：其一，倾诉的主要目的在于情绪的释放，而非寻求就解决方案。因此，倾诉对象不必局限于亲密友人，也可以是电影《非诚勿扰》中的神职人员或心理医生等陌生人，这样既能保护个人隐私，又能避免给他人带来困扰。其二，倾诉应适度，过度倾诉可能导致负面情绪反复强化，反而会加剧焦虑症状。

宣泄，则是一种情绪释放的方式。例如，有些女性在与伴侣发生争执后，通过购物或享受美食来平复情绪，这便是最简单的宣泄。比如，日本企业因工作节奏快、压力大而闻名，据传日本的公司会在地下层设置宣泄室，内置模拟企业高管的橡胶人，供员工下班后发泄情绪。这种方式有助于员工转天以平和的心态重新投入工作。但适可而止，不将不好的情绪带到第二天，这是宣泄的重要原则。

转移，是心理治疗的最高境界，它既不干扰他人，也无害于自身。当情绪低落时，可以通过观看电影、郊游等活动转换环境与心情，做一些自己喜欢的事情，在大家还没有发现你的沮丧时，就已经调整好了自我状态，这是最理想的治疗方式。

　　总之，作为"睡眠心身同治法"的重要环节，关于心理治疗和行为矫正的话题还有很多内容需要挖掘，因篇幅所限，本文仅写了个冰山一角。关于睡眠的小道理，至此也接近尾声。未来，我们或许可以从不同角度继续和大家探讨与睡眠有关的故事，愿每位读到这本书的读者都能够心身愉悦、睡眠无忧！

参考书目

1. 美国精神医学学会.《精神障碍诊断与统计手册(第五版)》[M]. 张道龙,肖茜,邓慧琼,等,译. 北京:北京大学出版社,2014.

2. 美国睡眠医学会.《国际睡眠障碍诊断与分类第三版(ICSD-3)》[M]. 高和,译. 北京:人民卫生出版社,2017.

3. 郝伟,陆林.《精神病学(第8版)》[M]. 北京:人民卫生出版社,2018.

4. 贝瑞.《睡眠医学基础》[M]. 高和,王莞尔,段莹,等,译. 北京:人民军医出版社,2014.

5. 刘艳娇,高荣林.《中医睡眠医学》[M]. 北京:人民卫生出版社,2003.

6. 爱德华·肖特.《精神病学史:从收容院到百忧解》[M]. 韩健平,胡颖翀,李亚明,译.上海:上海科技教育出版社,2007.

7. 佩雷兹·拉维.《睡眠之谜:一个魔幻的世界》[M]. 张烈雄,张海阳,冯寅,译. 上海:上海科学技术出版社,2001.

8. 高宣亮.《药物史话》[M]. 北京:化学工业出版社,2009.

9. 弗洛伊德.《梦的解析》[M]. 孙名之,译. 北京:商务印书馆,2020.

10. 埃米尔·迪尔凯姆.《自杀论》[M]. 谢佩芸,舒云,译. 北京:台海出版社,2016.

11. 山东中医学院,河北医学院,校释.《黄帝内经素问校释》[M]. 北京:人民卫生出版社,2019.

12. 河北医学院,校释.《灵枢经》[M]. 北京:人民卫生出版社,2018.

13. 南京中医学院,校释.《诸病源候论校释》[M]. 北京:人民卫生出版社,2009.

14. 南京中医药大学.《伤寒论译释 (第四版)》[M]. 上海:上海科学技术出版社,2010.

15. 李克光,张家礼.《金匮要略译释(第二版)》[M]. 上海:上海科学技术出版社,2010.

16. 吴谦.《医宗金鉴》[M]. 北京：人民卫生出版社，2021.

17. 叶天士.《临证指南医案》[M]. 北京：中国中医药出版社，2018.

18. 曹庭栋.《老老恒言》[M]. 北京：中国中医药出版社，2022.

19. 孙思邈.《备急千金要方校释》[M].李景荣，等，校释. 北京：人民卫生出版社，2014.

20. 李时珍.《本草纲目（校点本）》[M]. 北京：人民卫生出版社，2004.

21. 李中梓.《医宗必读》[M]. 北京：人民卫生出版社，2006.

22. 高濂.《遵生八笺》[M]. 王大淳，校注. 杭州：浙江古籍出版社，2017.

23. 张介宾.《景岳全书》[M]. 北京：中国中医药出版社，2023.

24. 葛洪.《肘后备急方校注》[M]. 沈澍农，校注. 北京：人民卫生出版社，2016.

25. 王璐，李成文.《万全妇科二书校注》[M]. 郑州：河南科学技术出版社，2020.

26. 王怀隐.《太平圣惠方（校点本）》[M]. 郑金生，等，校点. 北京：人民卫生出版社，2016.

部分资料来源自网络，如有侵权，请及时联系作者。

后　记

　　当我在电脑上敲完最后一个字符的时候,终于长长地舒了一口气,大有一种心里的石头终于落地的如释重负感。做了 20 多年的睡眠科医生,终于给自己的职业生涯交出了第一份"年终总结"。

　　当初决定着手写这本书的时候,心里还有很多不明确的因素:到底想写一本什么样的书呢? 科普书籍? 医学史闲话? 还是临床经验总结? 抑或只是睡眠医生随笔? 最后干脆想到哪就写到哪,但是这本书还是按照从疾病到治疗,从常识到专业的角度抽丝剥茧、逐步递进的关系去写的,在风格上尽量做到既不像教科书那样晦涩难懂,也不像网络上的文章那样天马行空,所以最终写成了这本内容虽较为丰富,但其中还是有脉络可循的科普图书。

　　之所以会以这种形式体现,其实还是和睡眠这个学科自身的特点有一定关系。套用一句已成俗套的句式,用在睡眠学科上就是——"做科普难,做睡眠科普更难。"为什么这么说呢?因为睡眠医学入门的门槛很低,稍有医学常识的人都知道人每天要睡 8 个小时、无法入睡可以服用舒乐安定。睡眠医学虽然入门简单,但是我一边写作一边发现,要想把睡眠的道理讲透彻了还真不是那么容易的事。

　　以前做健康教育的时候,有一位记者朋友说的话我现在还记得:当专家,踏踏实实地做学问很难;但是做科普,把大家听不明白的事用通俗的语言说出来更难。这是什么原因呢?一方面是因为做科普太占用时间,而且还很难出彩。写一本科普读物的影响力虽然远远不及发表一篇 SCI 文章,但是耗费的精力却丝毫不亚于写作一篇专业论文,还很可能达不到很好的科普效果。另一方面,大众科普和专业科研是两种截然不同的思路,面对的是两类完全不同的受众群体。科研评审面对的是同领域的专家,对于专业知识都是熟练掌握的;而科普面对的是老百姓,他们评判好与不好的最简单的标准就是你所做的科普,他们是否能听懂。因此,科普其实是一块难啃的硬骨头,做得不通俗反而会弄巧成拙,甚至会影响这个学科在群众中的传播和发展。

同时,我在出门诊的时候,也会遇到这样的情况,不同的患者会反复问一类问题:我早上醒得很早是不是患了抑郁症?吃这个药会不会成瘾?有一家民营医院说的不吃药能睡好觉的方法靠不靠谱?同样的问题被问过几十次后,我就在想,这些问题对于一名专科医生来说并不复杂,一名具有中级职称的医生就能回答得中规中矩。但对于老百姓来说,缺的就是这位水平不用很高的医生,差的就是这张能把事情说清楚的"明白纸"。我一直在思考,能不能写一本简简单单的科普读物,没有条条框框的专业图表,没有整页的协定处方,不用向老百姓讲深奥的学科理论,只是把睡眠这个小事说清楚?书里没有普通读者难懂的晦涩名词,完全就像我在给大家讲一堂科普讲座,顺便讲一讲医学史上的有趣故事,让大家读得进去、看得明白,于是逐渐才有了写这本书的想法。我们不谈大道理,只说小道理。

这本科普读物从策划到出版,得到了各方面朋友的支持和鼓励,首先感谢天津市第三中心医院的各位领导、同事给我各方面的支持和帮助;感谢天津科技翻译出版有限公司的各位同仁为拙作的编辑修改尽心竭力;感谢田红军书记百忙之中为拙作作序;感谢陈强主任为拙作提出的许多中肯意见;感谢宫廷画派传人朱兆煜老师为拙作题写书名。

最后重点要感谢我的夫人张金梅和女儿李惟然,是她们鼓励我在最困难的时候继续坚持把书写完。同时,她们也是我这本书的第一读者。我的女儿刚刚踏入医学专业的大门,还是医学界的"小白",凡是遇到她看不明白的章节时,我就尽量把佶屈聱牙的字眼换成更通俗易懂的词汇。我的女儿是白居易的粉丝，她告诉我，白乐天写完一首诗后首先要读给不识字的老妇人听，老人听懂了，这首诗也流传下来了。我希望我的书也能让没有医学背景的"小白"读者看明白。

这是我写的第一本科普读物，因为时间和精力的原因，这本书断断续续、磨磨蹭蹭写了好几年，才勉强成稿，其中借鉴了许多前辈的理论和研究成果，也汲取了很多网上的资料，难免还有很多舛误和不足，请各位专家前辈和广大读者批评指正。如果读者喜欢这种写作形式和风格，我会尝试着从另一个角度和大家继续聊一聊精神心理科的其他故事。

天津市第三中心医院睡眠障碍门诊

2024 年 5 月 27 日

共同交流探讨
守护睡眠健康

▪▪■ 智能阅读向导为您严选以下专属服务 ■▪▪

加入【读者社群】 与书友分享阅读心得，
交流探讨睡眠健康相关知识。

领取【推荐书单】 推荐医学科普好书，
助您收获健康人生。

🗃 操作步骤指南

微信扫码直接使用资源，无需额
外下载任何软件。如需重复使用
可再扫码，或将需要多次使用的
资源、工具、服务等添加到微信
"📦收藏"功能。

扫码添加
智能阅读向导